School Comic スクールコミック

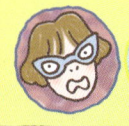

知ってる？
認知症

マンガ ニンチショウ大使 れも参上！

高橋由為子●作／マンガ
菊地蔵乃介●解説／監修

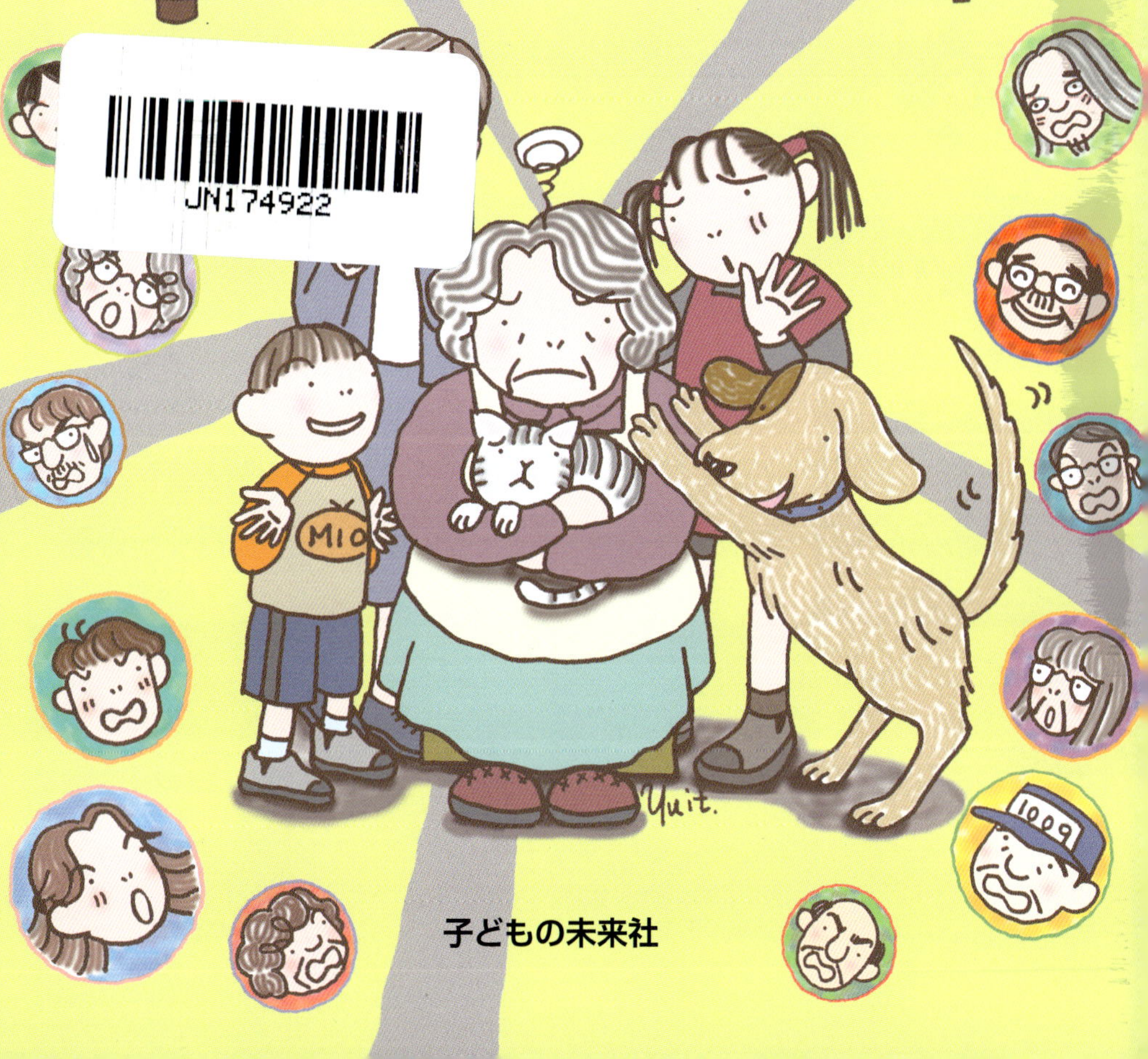

子どもの未来社

目次

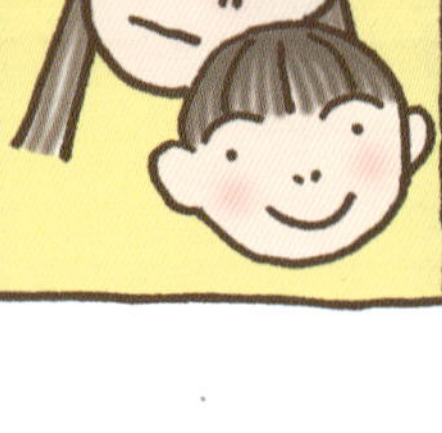

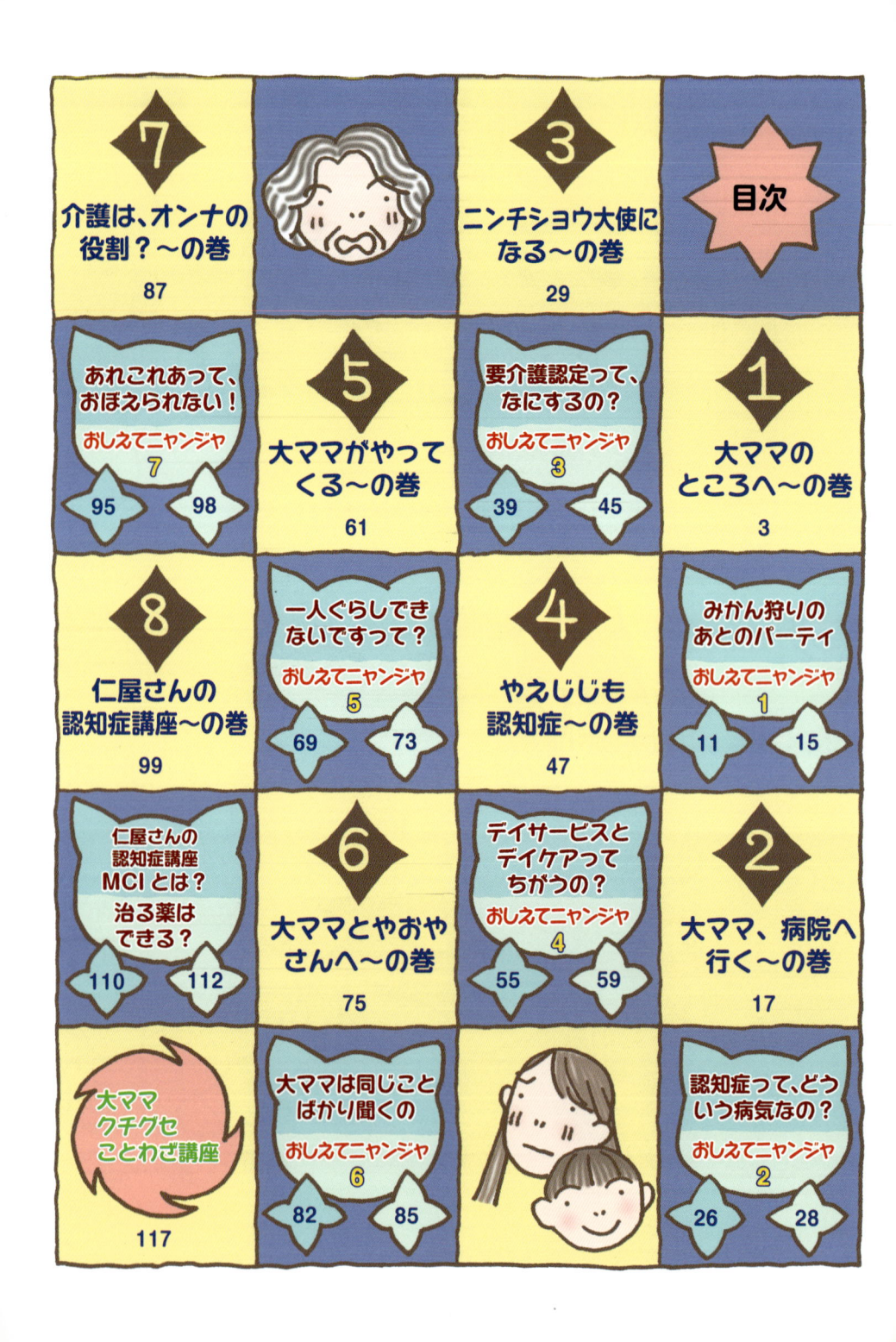

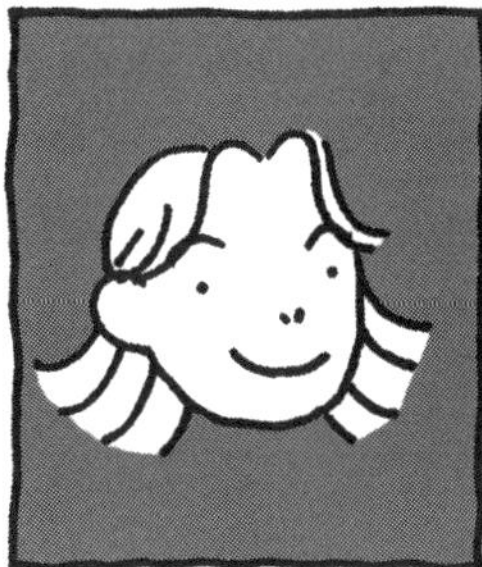

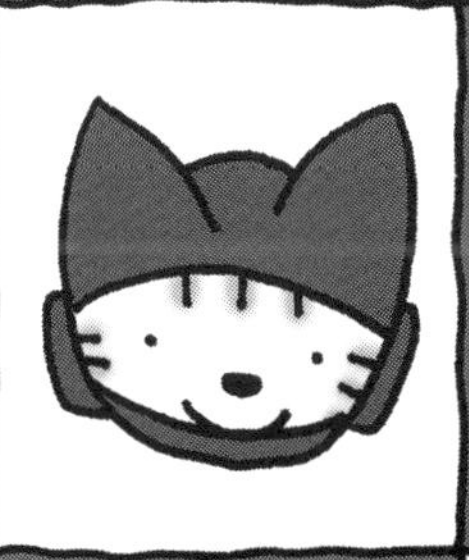

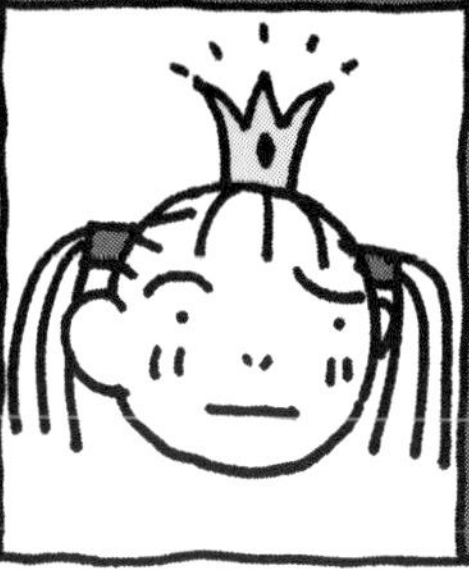

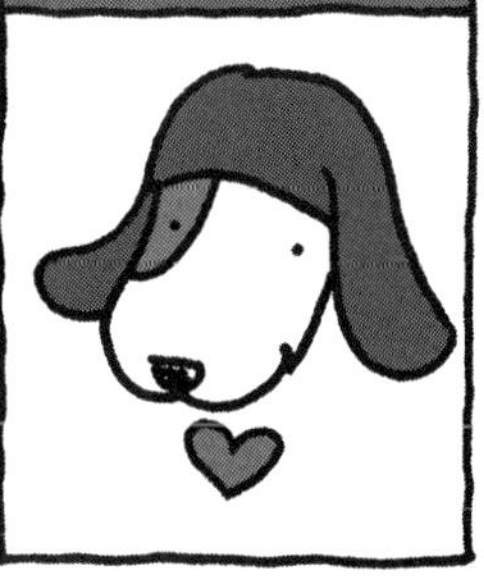

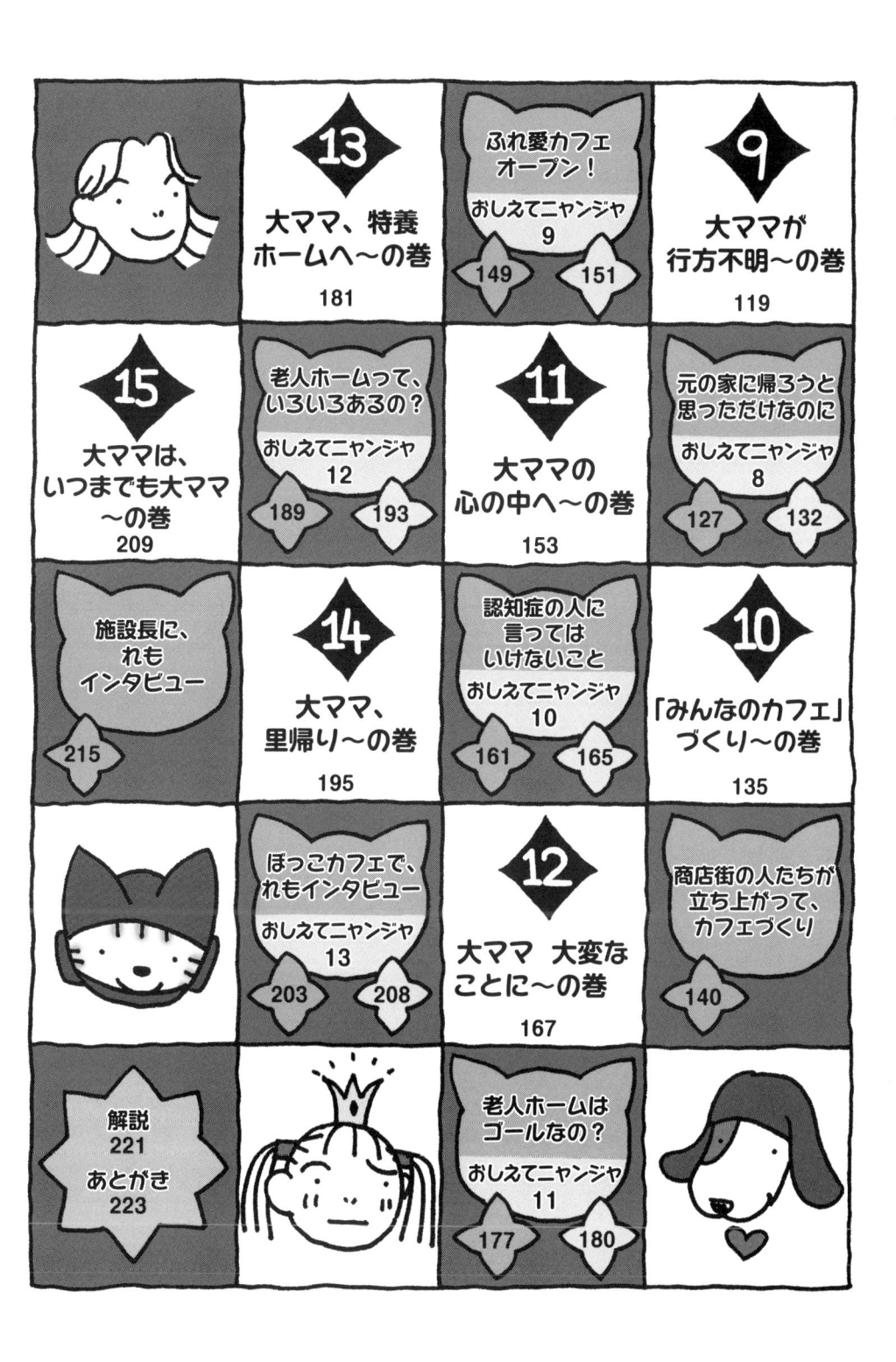

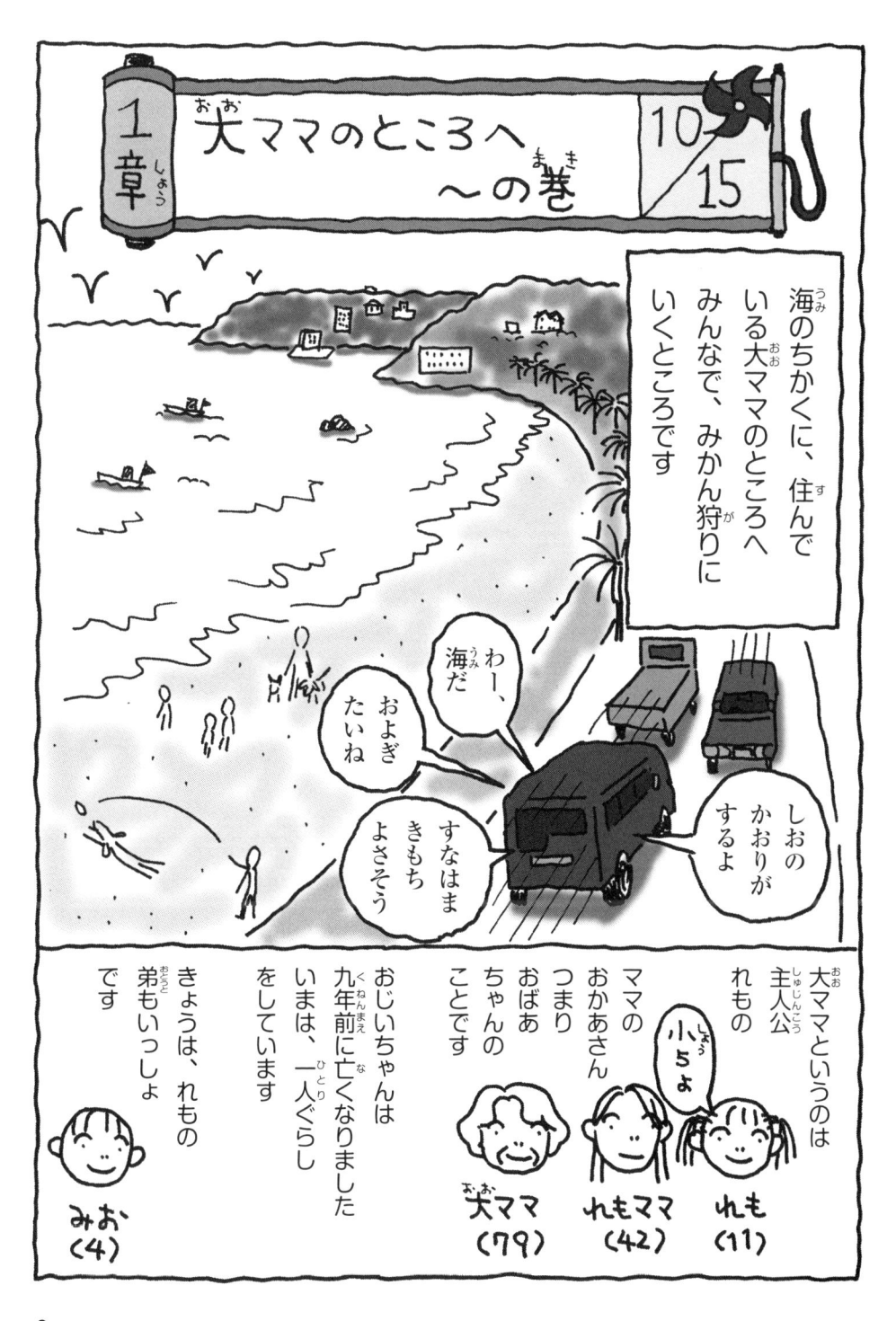

1章《しょう》 大《おお》ママのところへ～の巻《まき》 10/15

大《おお》ママというのは主人公《しゅじんこう》れものママのおかあさんつまりおばあちゃんのことです

おじいちゃんは九年前《くねんまえ》に亡《な》くなりましたいまは、一人《ひとり》ぐらしをしています

きょうは、れもの弟《おとうと》もいっしょです

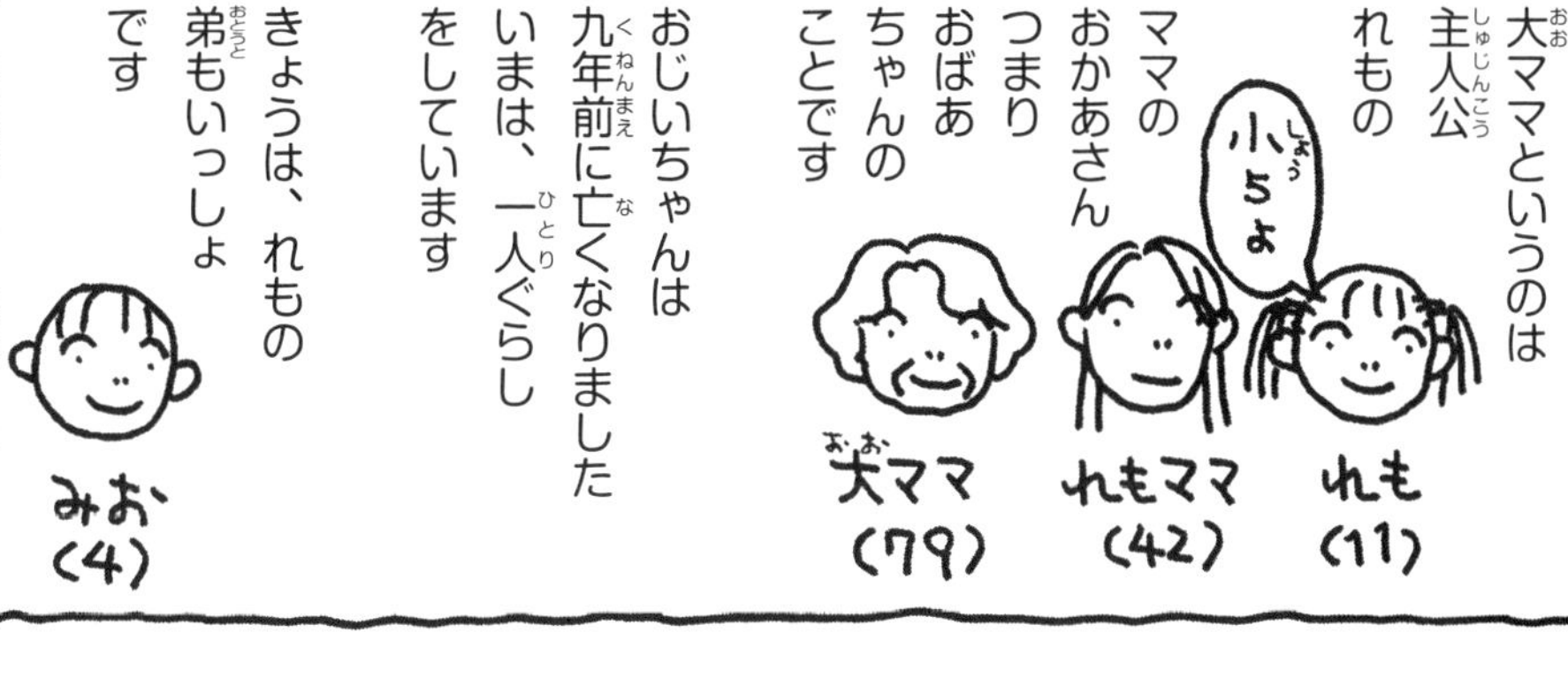

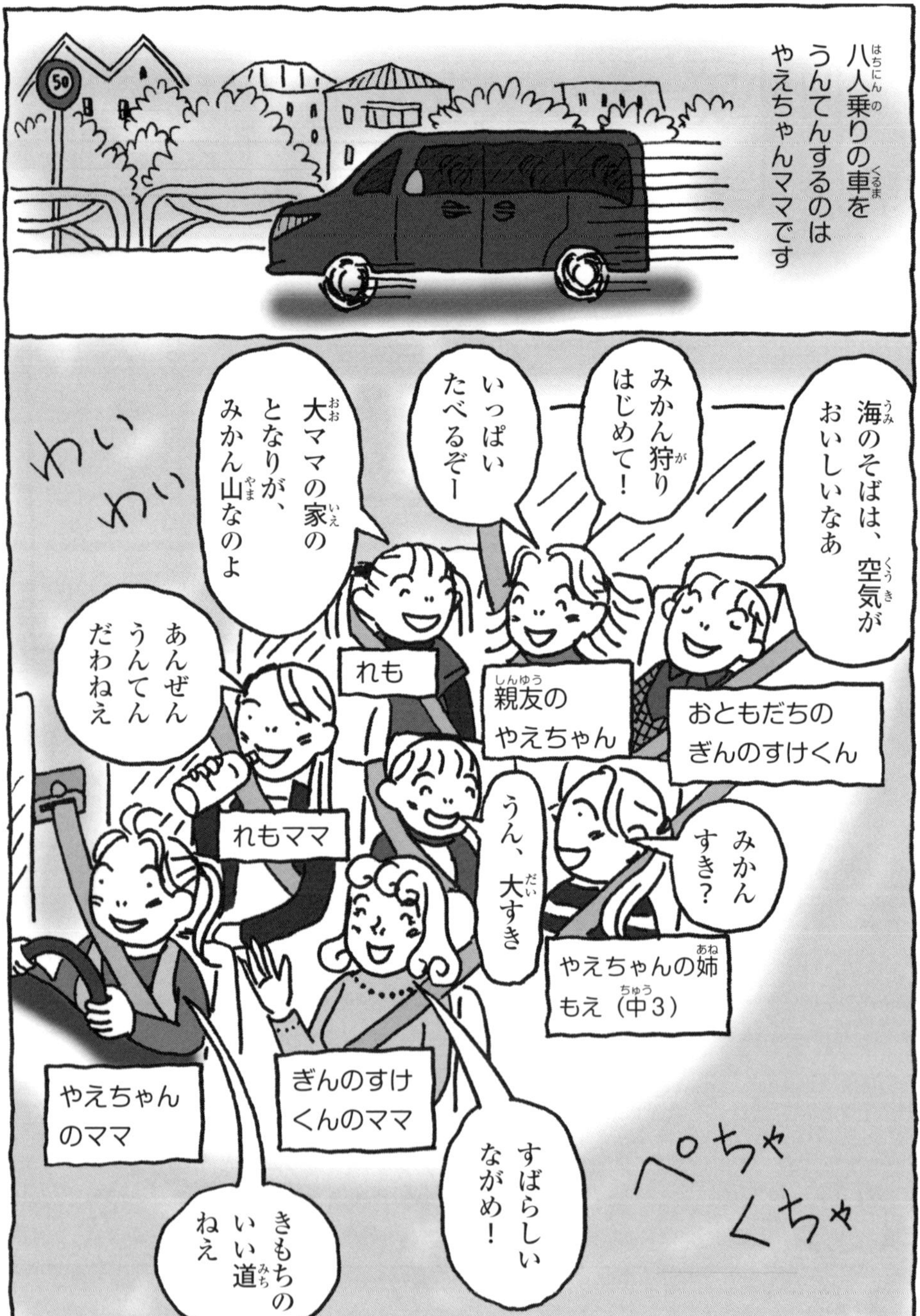
八人《はちにん》乗《の》りの車《くるま》を うんてんするのは やえちゃんママです
海《うみ》のそばは、空気《くうき》がおいしいなあ
みかん狩《が》り はじめて！
いっぱい たべるぞー
大《おお》ママの家《いえ》の となりが、みかん山《やま》なのよ
わいわい
あんぜん うんてん だわねえ
おともだちの ぎんのすけくん
親友《しんゆう》の やえちゃん
れも
れもママ
みかん すき？
うん、大《だい》すき
やえちゃんの姉《あね》 もえ（中《ちゅう》3）
ぎんのすけ くんのママ
やえちゃん のママ
ぺちゃ くちゃ
すばらしい ながめ！
きもちの いい道《みち》 ねえ

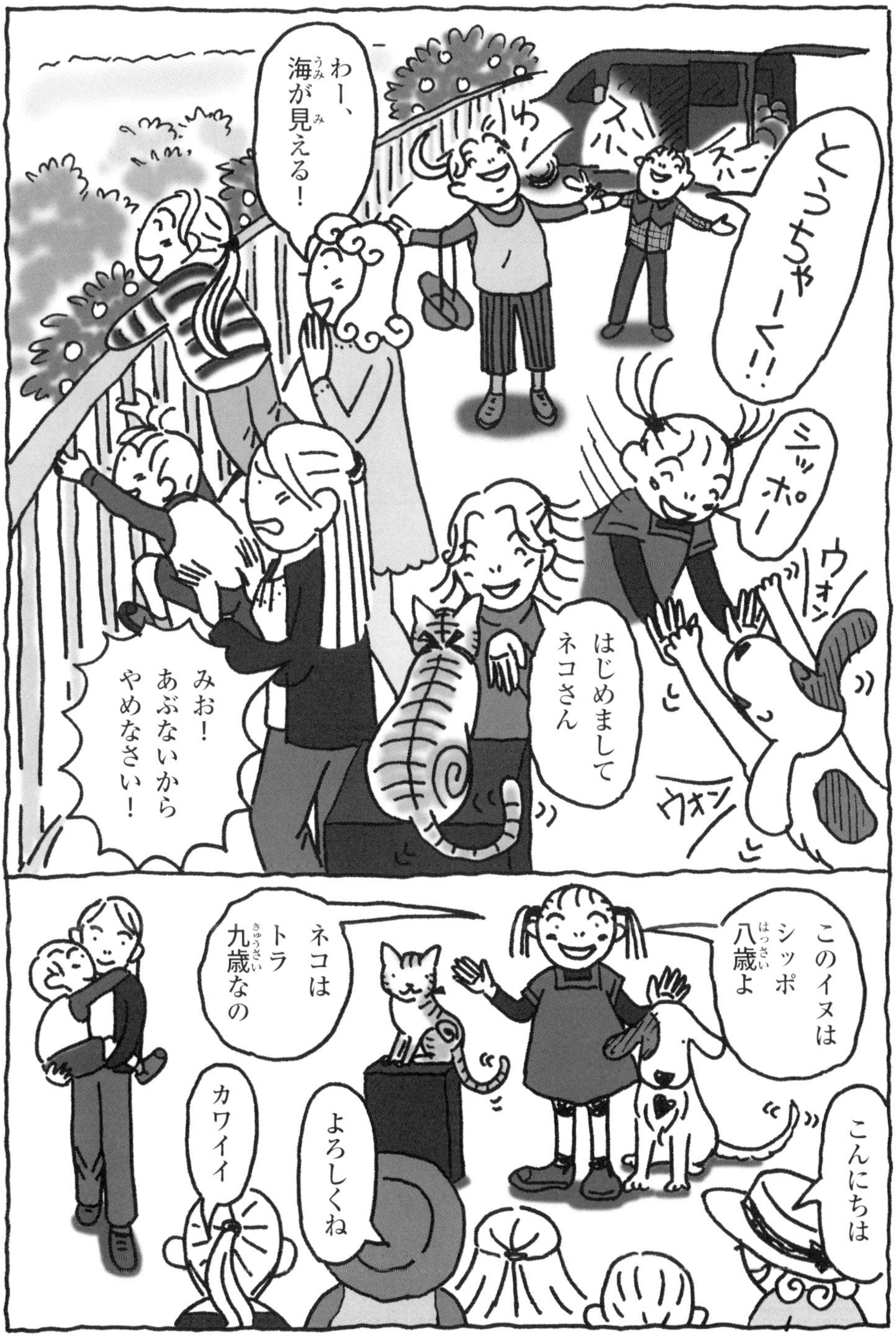
とうちゃーく!!
わー、海《うみ》が見《み》える！
シッポー
ウォン
ウォン
はじめまして ネコさん
みお！ あぶないから やめなさい！
このイヌは シッポ 八歳《はっさい》よ
ネコは トラ 九歳《きゅうさい》なの
こんにちは
よろしくね
カワイイ

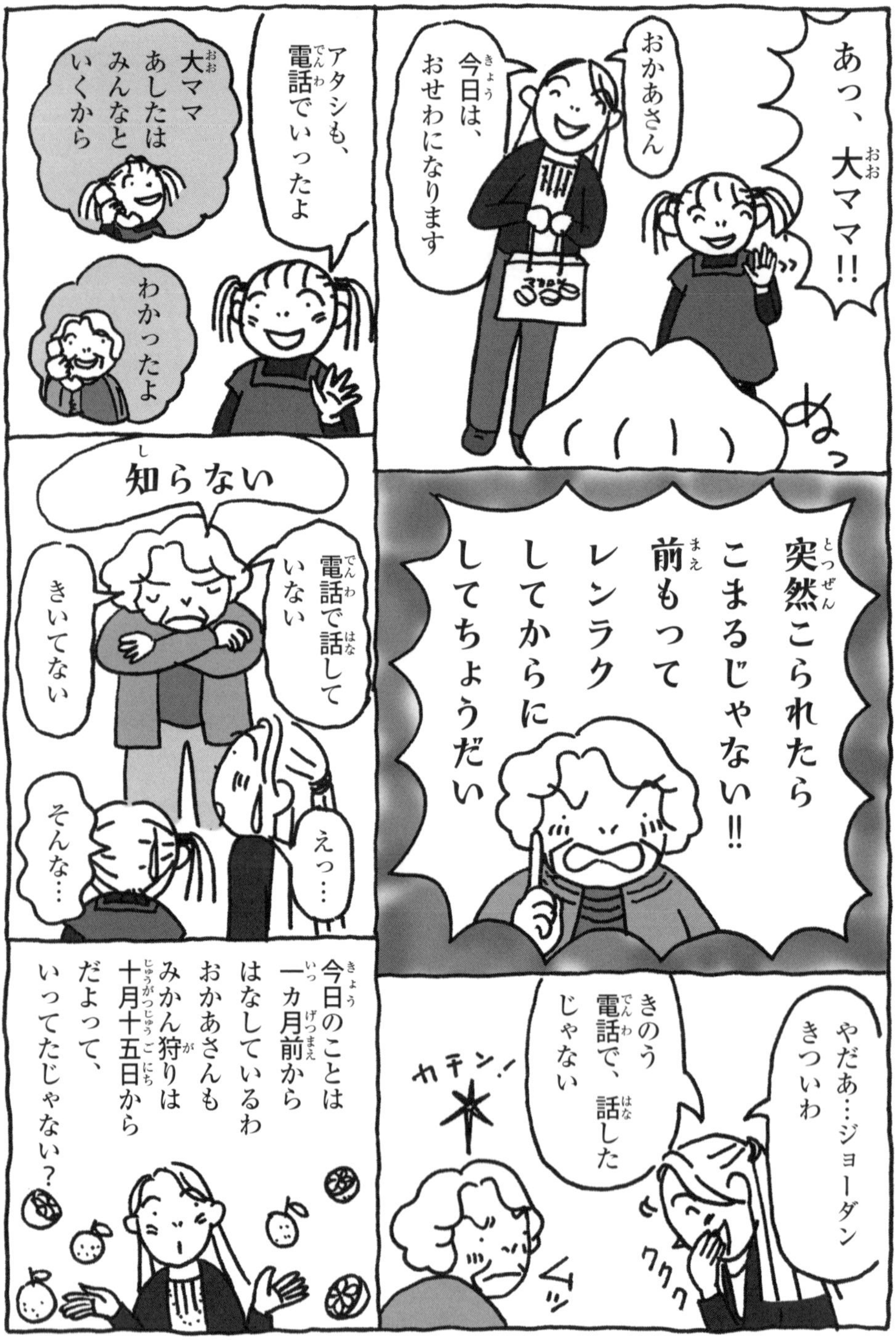
あっ、大《おお》ママ!!
おかあさん
今日《きょう》は、おせわになります
ぬっ
アタシも、電話《でんわ》でいったよ
大《おお》ママ あしたは みんなと いくから
わかったよ
突然《とつぜん》こられたら こまるじゃない!! 前《まえ》もって レンラク してからに してちょうだい
知《し》らない
電話《でんわ》で話《はな》していない
きいてない
えっ…
そんな…
やだあ…ジョーダン きついわ
きのう 電話《でんわ》で、話《はな》したじゃない
カチン!
ククク
ムッ
今日《きょう》のことは 一《いっ》カ月前《げつまえ》から はなしているわ おかあさんも みかん狩《が》りは 十月十五日《じゅうがつじゅうごにち》から だよって、いってたじゃない?

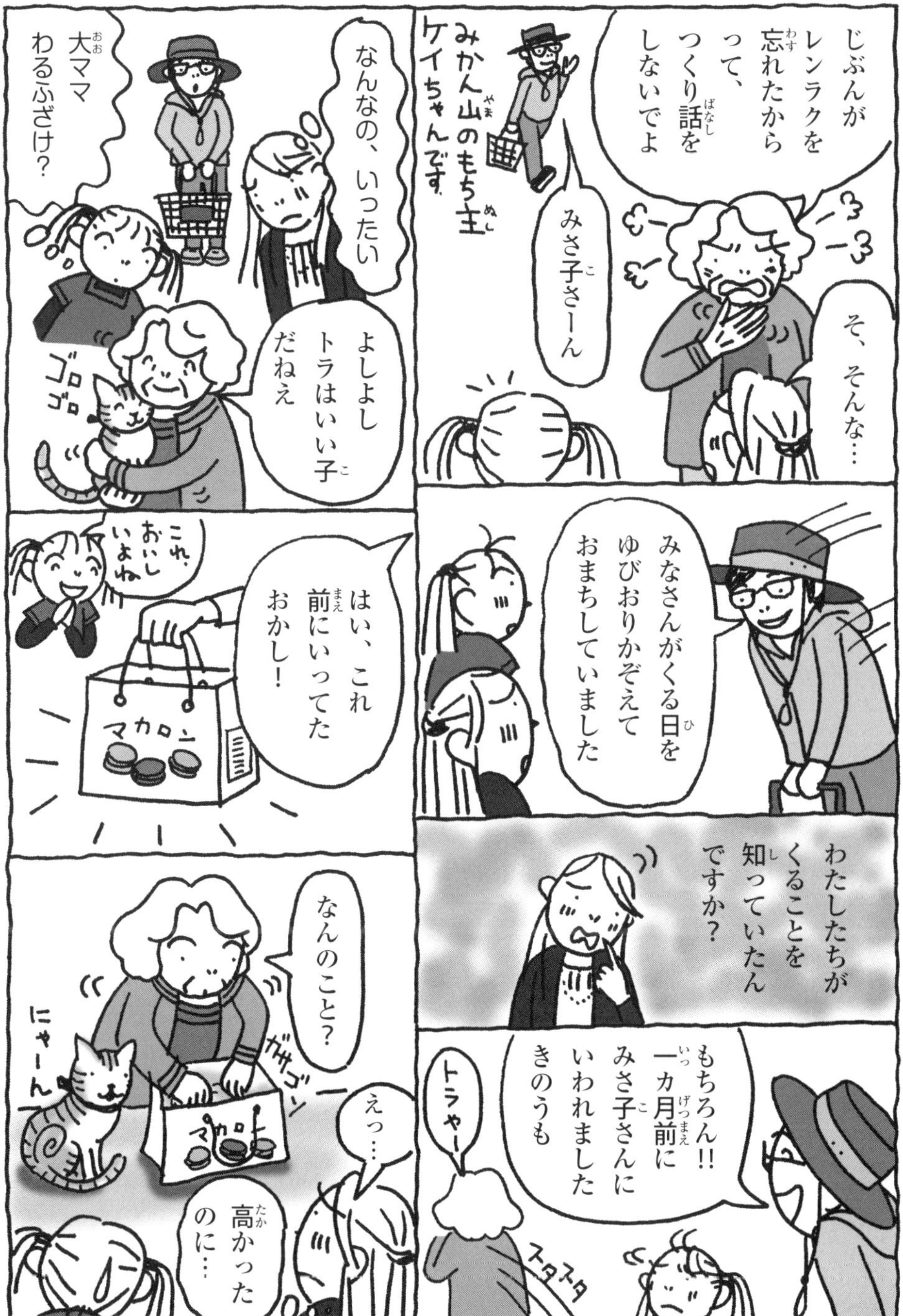
じぶんがレンラクを忘《わす》れたからって、つくり話《ばなし》をしないでよ
みさ子《こ》さーん
みかん山《やま》のもち主《ぬし》ケイちゃんです。
そ、そんな…
みなさんがくる日《ひ》をゆびおりかぞえておまちしていました
わたしたちがくることを知《し》っていたんですか？
もちろん!! 一《いっ》カ月《げつ》前《まえ》にみさ子《こ》さんにいわれました きのうも
トラャー
スタスタ
大《おお》ママわるふざけ？
なんなの、いったい
よしよしトラはいい子《こ》だねえ
ゴロゴロ
はい、これ前《まえ》にいってたおかし！
これ、おいしいよね
マカロン
なんのこと？
ガサゴソ
にゃーん
マカロン
えっ…
高《たか》かったのに…

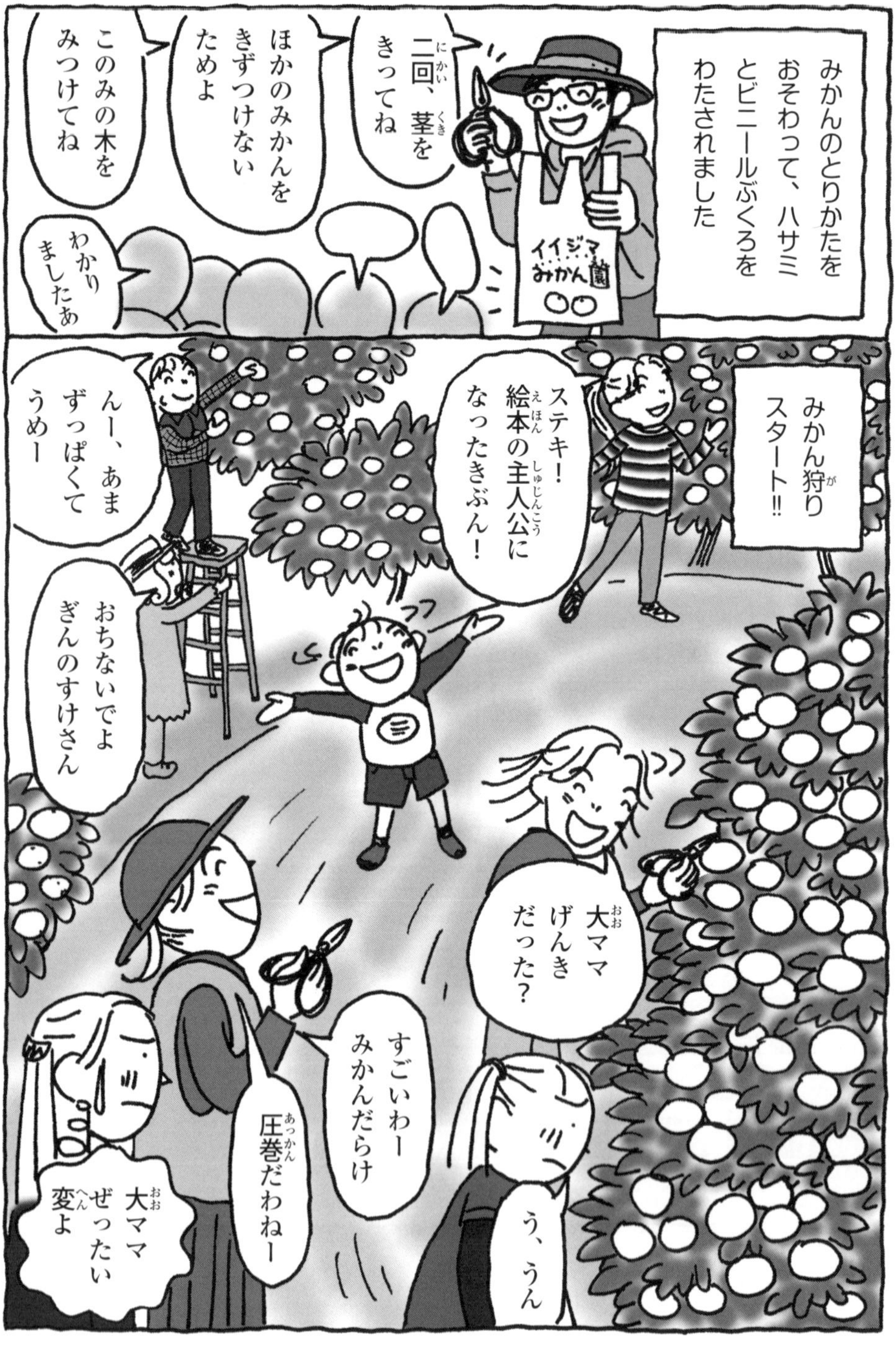
みかんのとりかたを
おそわって、ハサミ
とビニールぶくろを
わたされました
二回《にかい》、茎《くき》を きってね
ほかのみかんを きずつけない ためよ
このみの木を みつけてね
イイジマ みかん園
わかり ましたあ
みかん狩《が》り スタート!!
ステキ! 絵本《えほん》の主人公《しゅじんこう》に なったきぶん!
んー、あま ずっぱくて うめー
おちないでよ ぎんのすけさん
大《おお》ママ げんき だった?
すごいわー みかんだらけ
圧巻《あっかん》だわねー
う、うん
大《おお》ママ ぜったい 変《へん》よ

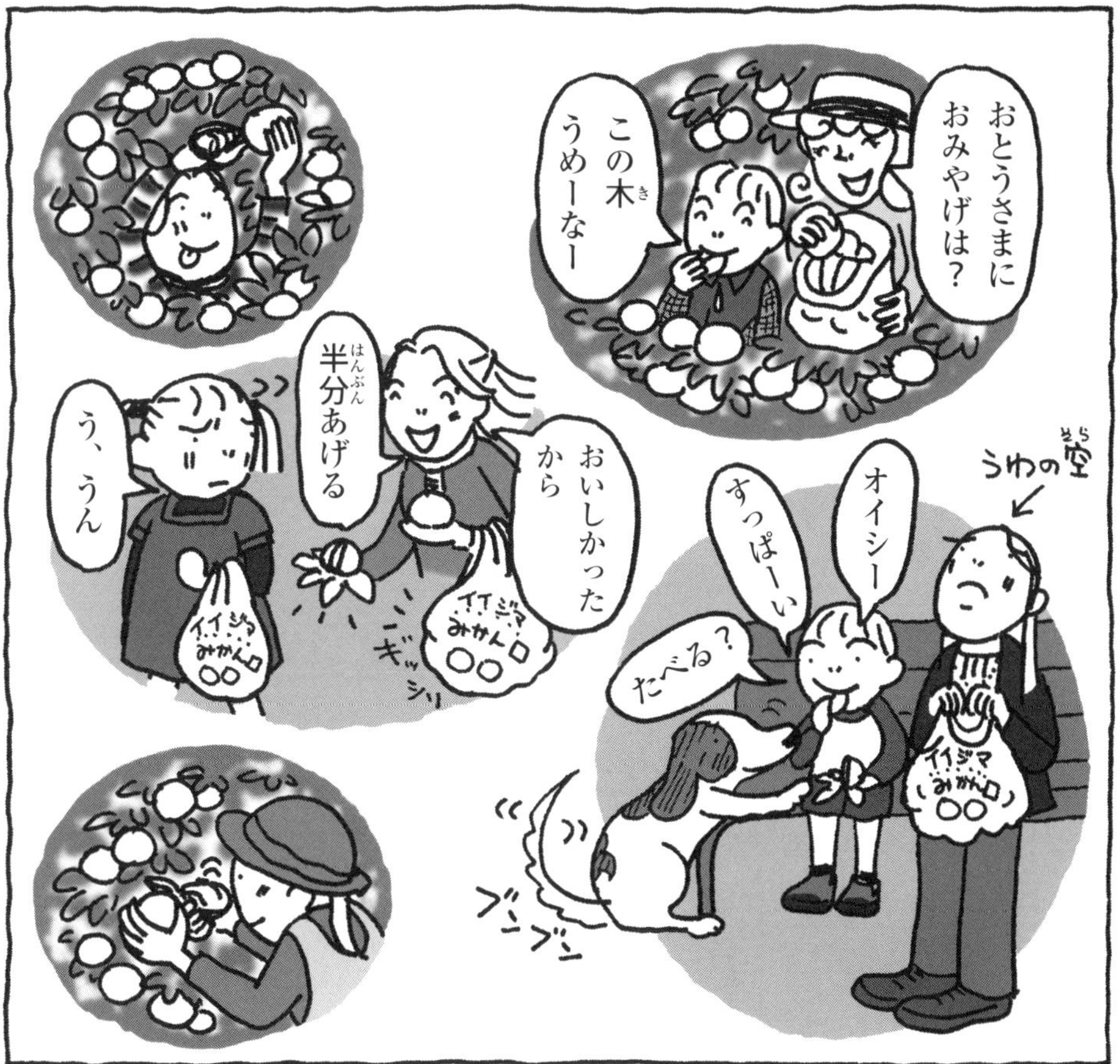
おとうさまに
おみやげは？
この木《き》
うめーなー
半分《はんぶん》あげる
おいしかった
から
う、うん
イイジマ
みかん
○○
ギッシリ
うわの空《そら》
オイシー
すっぱーい
たべる？
ブンブン

れもは、ヨチヨチ
歩《ある》きのころから
ここにきていました
やえちゃんに
話《はな》したことから
今日《きょう》の「みかん
狩《が》りツアー」が
じつげんしたのです

それなのに
たのしむどころか
大《おお》ママのことが
気《き》になって
気《き》になって

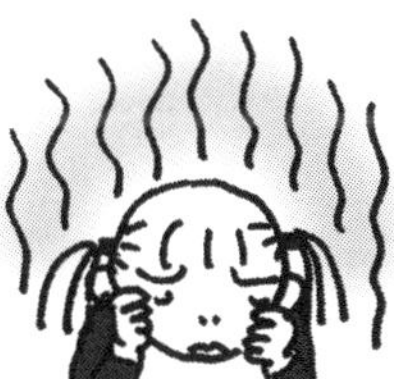

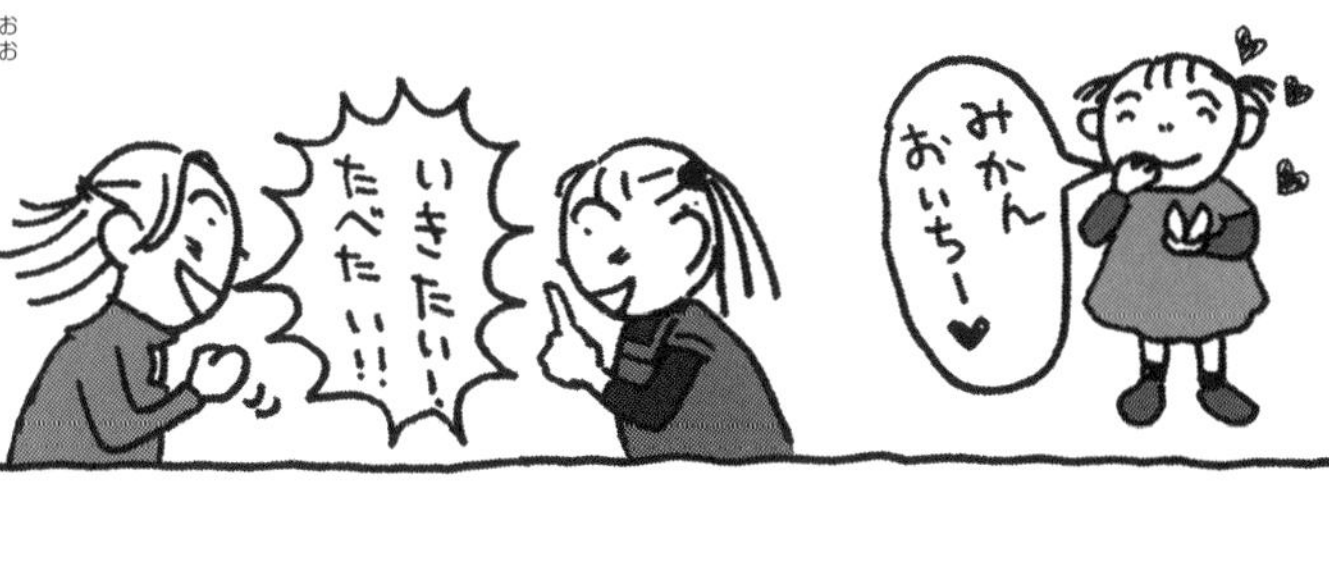
みかん
おいちー♥
いきたい!!
たべたい!!!

大《おお》ママ
なんか変《へん》、
ぜったい変《へん》
どうしちゃったん
だろう…

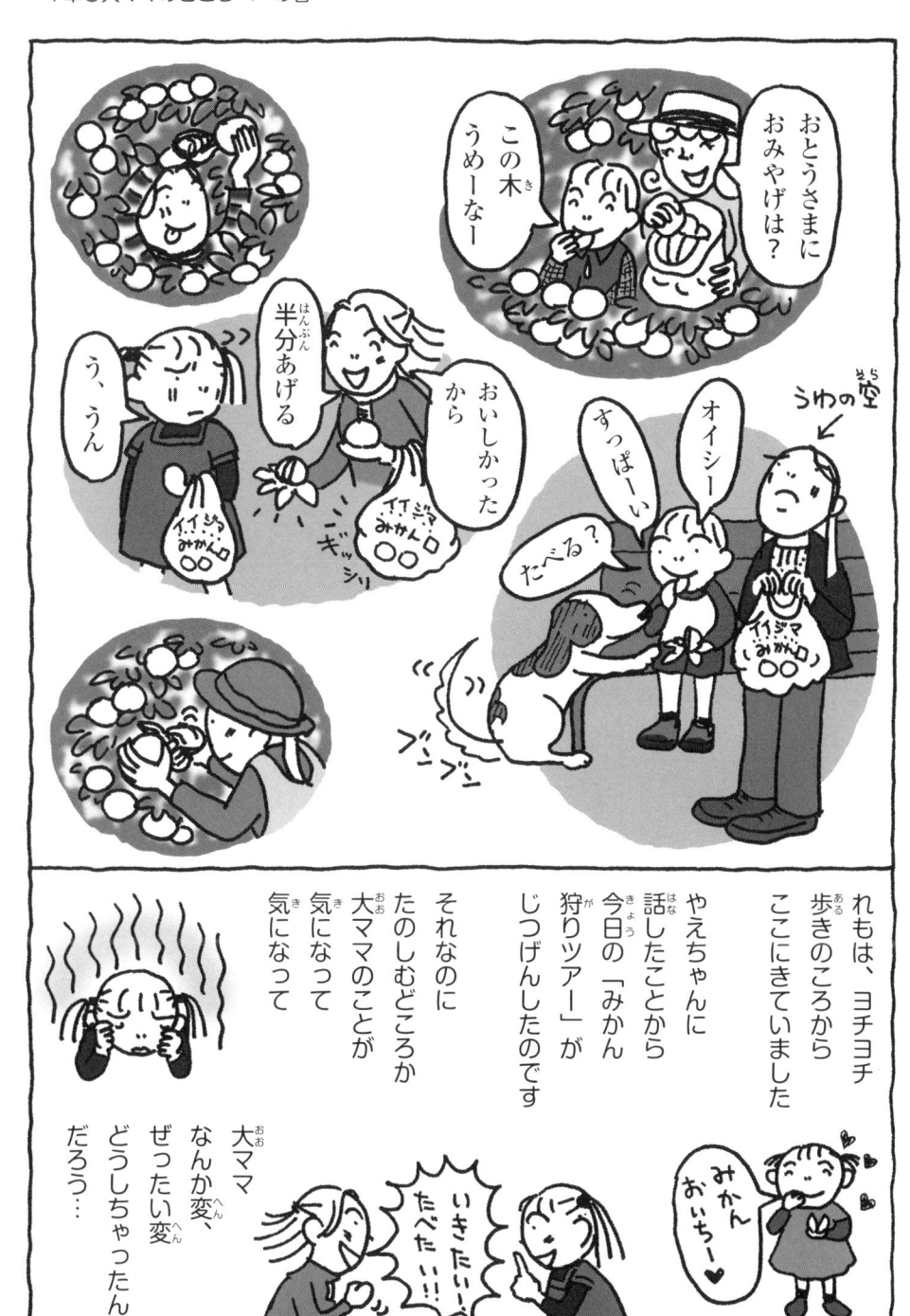

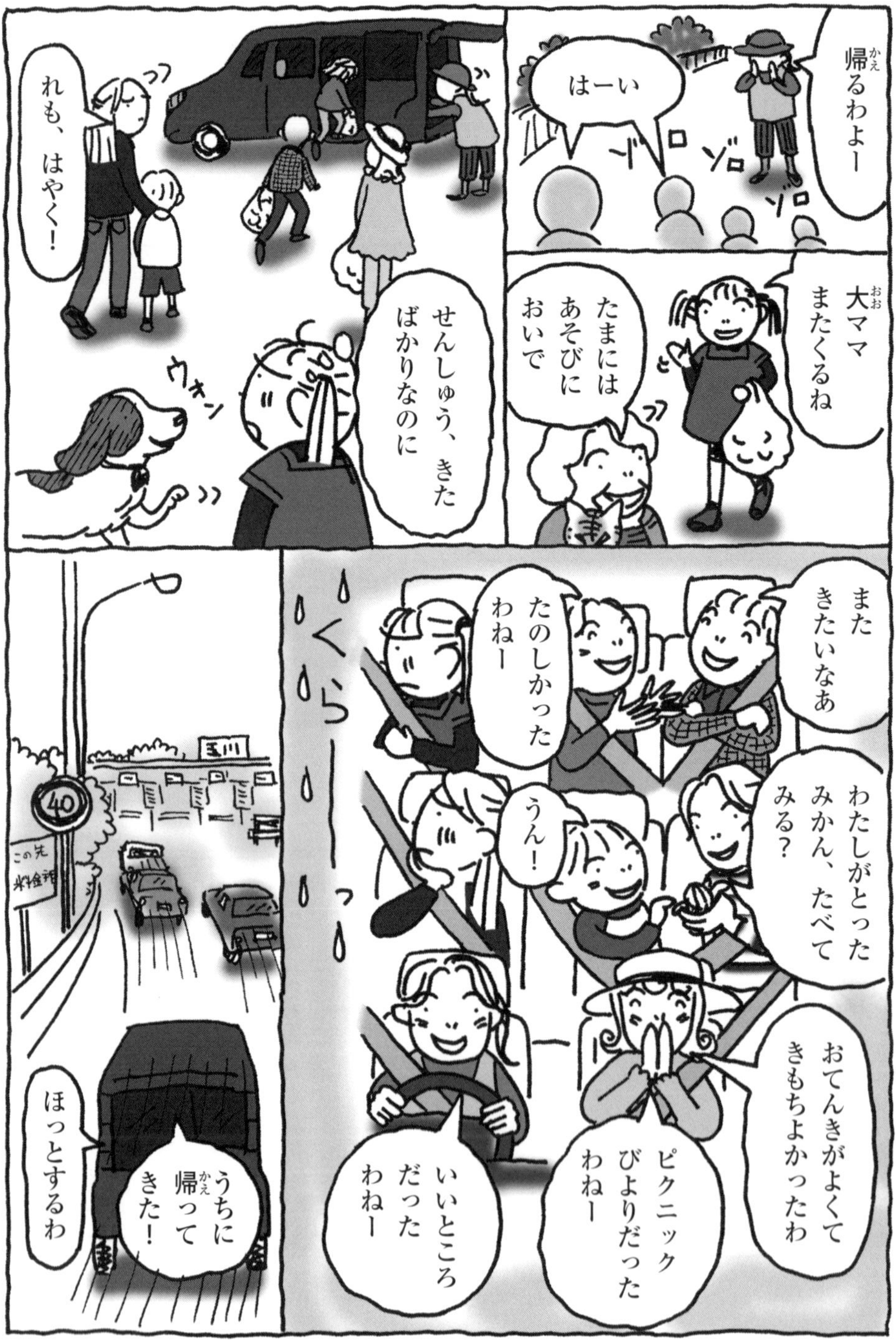
帰《かえ》るわよー
はーい
ゾロゾロ
ゾロ
大《おお》ママ またくるね
たまには あそびに おいで
れも、はやく！
せんしゅう、きた ばかりなのに
ウォン
また きたいなあ
たのしかった わねー
わたしがとった みかん、たべて みる？
うん！
おてんきがよくて きもちよかったわ
ピクニック びよりだった わねー
いいところ だった わねー
くらーっ
玉川
40
この先 料金所
うちに 帰《かえ》って きた！
ほっとするわ

1　みかん狩《が》りのあとのパーティ

二時間後、ぶじ、れもたちが住む町に到着《とうちゃく》しました。

「運転おつかれさまでしたぁ！　今日はつかれちゃったから、夕ごはんはおそうざいを買いこんで、うちあげパーティしましょう」

「それはいいアイディアですね。どこの家で？」

「今日は、うちで」

「りょうかい！」

「のどがカラカラ。ビールがのみたいわあ」

というわけで、手分けして買いにいき、テーブルの上には、ピザ、チーズ、イタリアンなおそうざい、いろいろなパンでいっぱいです。子どもたちは、オレンジジュースや炭酸《たんさん》ドリンク、おとなたちはビールにワイン、ウーロン茶でかんぱい！

「今日は楽しかったわね～」

「みかん狩《が》りをするのは生まれてはじめてです。感動的《かんどうてき》でした」

「れもちゃんママ、向こうについてから、ふさぎこんでいたじゃない？」

「う～ん、なんかね、大ママが変《へん》だったから」

「変《へん》ってどんなふうに？」

やえちゃんママは、大ママに何度か会っているのです。れものマンションに大ママが遊びにきたときとか、いっしょに遊園地や水族館、プラネタリウムに行ったりとか。だから、やえちゃんママにとっては、知らない人ではないのです。

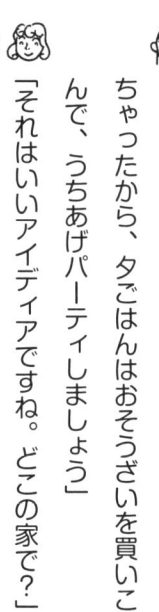

「わたくしは、はじめてお会いするから、変《へん》かどうかわからないわ」

「きのうの夜、電話したのよ。明日みんなで押《お》しかけるからよろしくねって」

「あら、気をつかわせてしまって、ごめんなさいね」

「あ、そういう意味じゃないの。その時、大ママは、みんなに会えることを楽しみにしているわって言ってたのよ。なのに、さっき電話なんかない、って言うのよ」

「日にちをカンチガイしていたとか?」

「そうじゃないみたい。えらいケンマクで、とつぜん来ないで! 前もって連絡《れんらく》して! って、怒《おこ》られて」

「怒《おこ》るなんて、わたしは見たことないわ」

「そうなのよ。声を荒げる人じゃなかったのに」

「まあね~、前日に電話して、明日じゃあ~しかたないわよ」

「ちがうわ! 一カ月前からつたえていたし、先週会った時も言ったのよ。それで昨日《きのう》の電話でしょ。何度も話しているのに」

「昨日のことを忘《わす》れるかしら?」

「聞いてなかったのかもよ。ふんふんってアイヅチをうちながら、ほかのことを考えていたとか」

「ううん、ちゃんと受け答えしてたわよ。明日、楽しみにしているからねって」

「年とると、もの忘《わす》れがひどくなるからね~。わたしも同じものを買ったりするわ。なさけないけど」

「たしかにそうだわね。わたしも、以前《いぜん》にくらべたら、忘《わす》れることが多いわ」

「ママーっ、おしっこ!!」

みおが、すごい形相《ぎょうそう》で走ってきました。

「トイレに連《つ》れていくから、ちょっとまってて」

れもママがもどってくると、考えこんでいたぎんのすけくんママが、口を開きました。

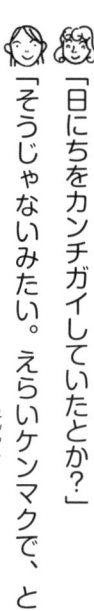

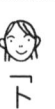

「あのー、もしかして、認知症《にんちしょう》じゃないかしら?」

れもママ、やえちゃんママは大爆笑《だいばくしょう》!

「やっだー! 考えすぎよーっ、ただのもの忘《わす》れよ」

「大げさだわぁ! あはは」

「わたしの夫《おっと》は精神科《せいしんか》の医師《いし》なんですよ。だから、そのことについてはちょっと、くわしいんですの。一度、夫《おっと》の病院で診《み》てもらったらいいんじゃないかしら? なんでもなければ、それまでのことだし」

やえちゃんママと、れもママは顔を見合わせました。

「そうねえ。知り合いをたよったほうが安心ね。だって、いきなり精神科《せいしんか》なんて、行きにくいもの」

「うちのおじいちゃん、認知症《にんちしょう》だけど、それにくらべたら、ぜんぜんちがうと思います!」

「認知症《にんちしょう》は、初期《しょき》のころは、わかりにくいんです。」

「認知症予備軍《にんちしょうよびぐん》!? そんなものがあるの?」

「同じ話をする、同じものを買ってくる、言ったことを忘《わす》れている、という症状《しょうじょう》はありますか?」

「ちょっとまってよ。わたしたちだってあることだし、それがひどくなったとしても、老人特《ろうじんとく》有《ゆう》のもの忘《わす》れなだけじゃないの?」

「たしかに、はじめはよく似《に》ているけれど。家族がみとめたくない気持ちはわかります。でも、はっきりしたほうが本人のためでもあるし、進行をゆるめる薬もあるんですよ」

「そうね、考えたこともなかったけれど、たしかに、そうかもしれないわ」

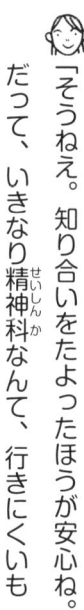

「思いあたることでも？」

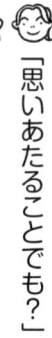

「そうなの。なんだか、さいきんおなじことばかり言っていて。はなれてくらしているから、忘《わす》れないように、なんども言っているのかなと思ってたんだけど」

「大ママ、一人ぐらしだものね。今度、会ったら、言おうと思っているだけじゃないの？」

そこへ、やえちゃんの姉、もえちゃんがやってきて、

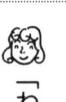

「もう帰って受験《じゅけん》勉強しないと。今日は遊んでたから、まだなにもやってないの」

つるの一声ならぬ、もえの一声で、パーティはお開きになりました。

みんなで、いっせいに片《かた》づけます。

「今日、夫《おっと》が帰ってきたら、話してみます。できれば、ご主人に診《み》てもらいたいわ。よろしくおねがいいたします」

ぺこんと頭をさげる、れもママ。

「わかりました。夫《おっと》につたえておきます」

もしかして認知症《にんちしょう》かな？　と思ったら、もの忘《わす》れ外来に行きましょう。

もの忘《わす》れ外来は、神経《しんけい》内科、脳神経外科《のうしんけいげか》、精神科《せいしんか》（心療内科《しんりょうないか》）などに設《もう》けられています。

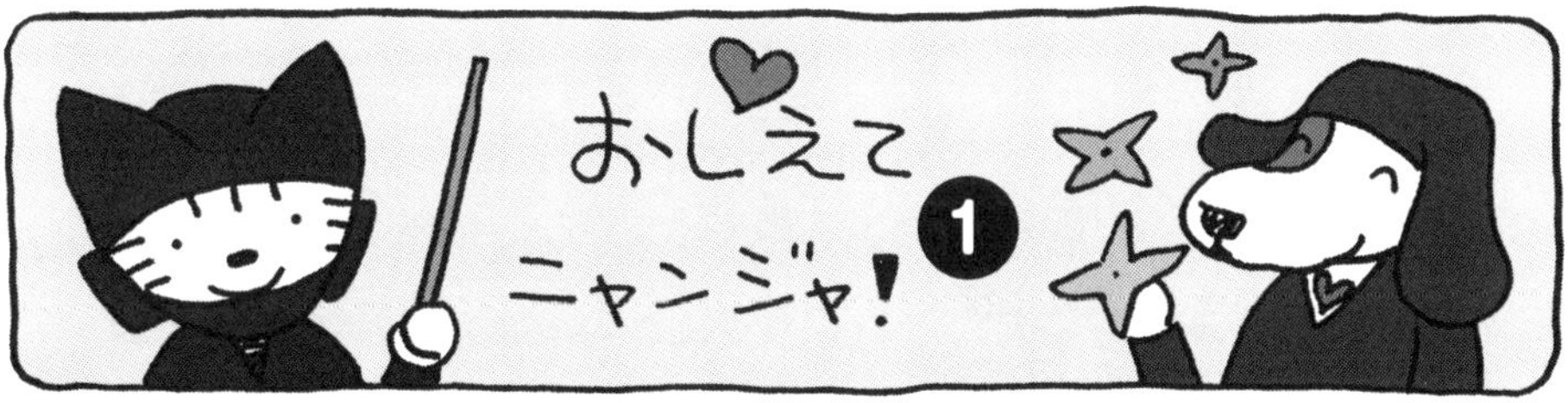

Q 雪《ゆき》がふって、すごーくさむいのに、おばあちゃんは夏服《なつふく》なんです。さむくないんですか？

A 年《とし》をとってくると、あつさ・さむさがわかりにくくなってきます。
外《そと》の気温《きおん》が低《ひく》いのに、さむいかっこうをしていれば、とうぜんカゼをひきます。
だから、あたたかい上着《うわぎ》をきせてあげてください。
これを機会《きかい》に、ふくそうチェックをしては、いかがですか？

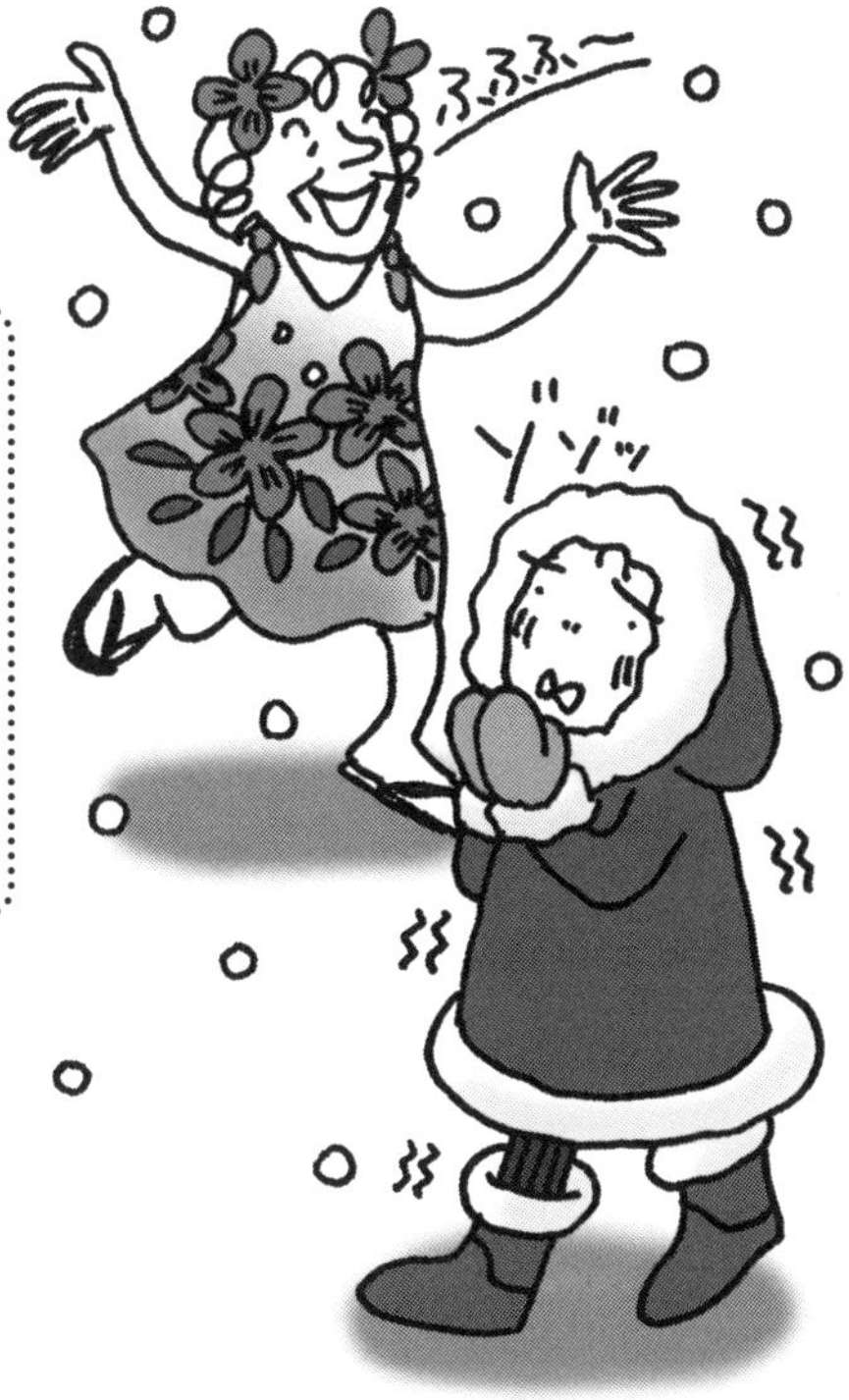

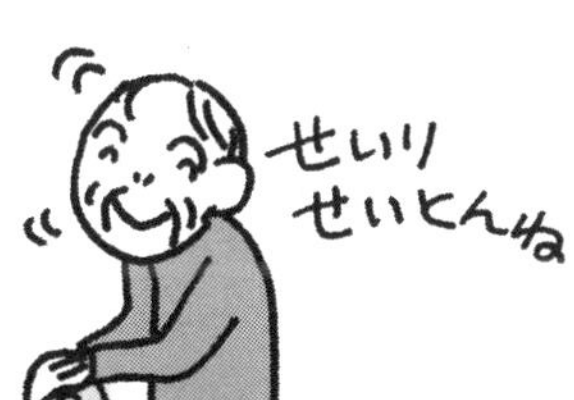

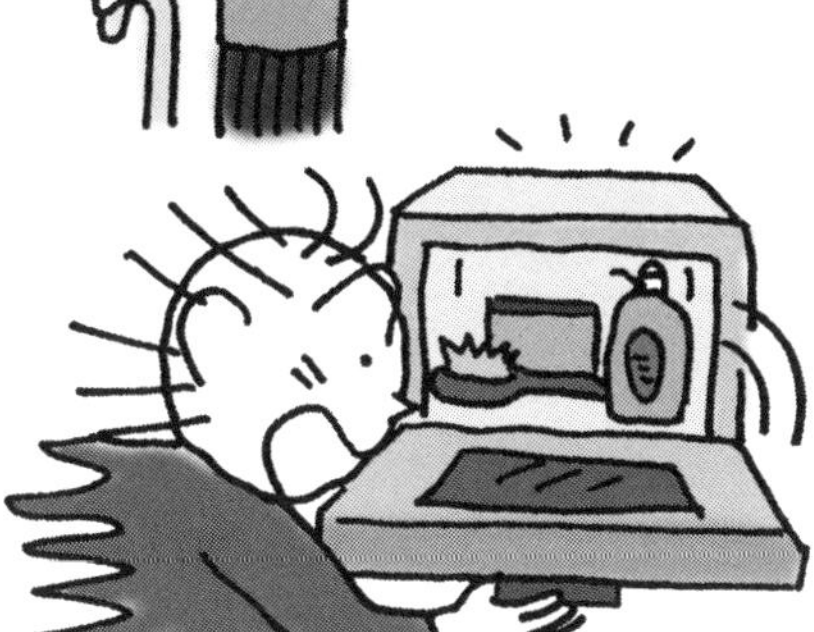

Q トースターをあけたら、シャンプーやスポンジ、ヘアブラシがはいってて、びっくり！　焼《や》いて、たべるつもりだったのかなあ。

A どこに、なにをしまうのかわからなくなります。
しかっても、本人《ほんにん》はおぼえていません。
そっと元《もと》にもどしましょう。

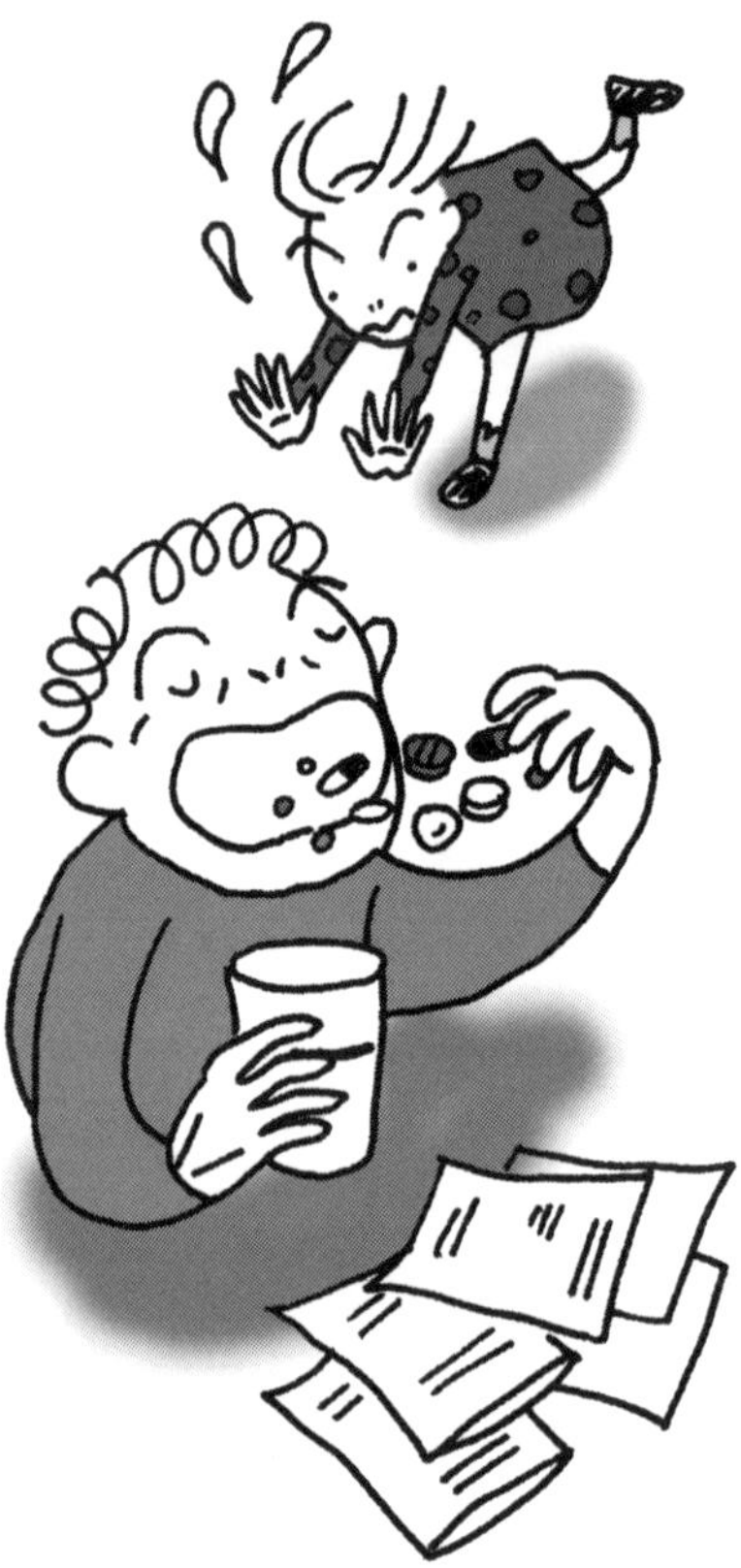

Q あした検診《けんしん》なのに、薬《くすり》がいっぱいあまっているからって、ぜんぶのんじゃうんです。
だいじょうぶですか？

A だいじょうぶではありません！
つじつまあわせをするためにぜんぶ、のんでしまうのです。
ただちに薬局《やっきょく》に電話《でんわ》して、じじょうをはなしてください。
薬《くすり》によっては、いちどにたくさんのむと、救急車《きゅうきゅうしゃ》で病院《びょういん》にはこび、胃洗浄《いせんじょう》しなくてはなりません。

のみ忘《わす》れる
ことがないように、
曜日《ようび》がかいてある、
お薬《くすり》カレンダー・
お薬《くすり》ケースにいれましょう。
薬局《やっきょく》で「一包化《いっぽうか》」して
もらうことも
オススメです。

一回《かい》に複数《ふくすう》の薬《くすり》、
どれをのむんだったっけ？
とわからなくなる人《ひと》には、
朝《あさ》、昼《ひる》、夕《ゆう》、ねる前《まえ》に、
まとめてパックしてくれることを
「一包化《いっぽうか》」といい、とてもべんりな
システムです。必要《ひつよう》なら、
日《ひ》づけや、朝《あさ》、昼《ひる》などと
印字《いんじ》してくれますよ。

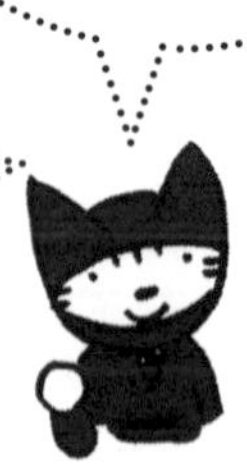

※ 114 ページでも説明《せつめい》しています

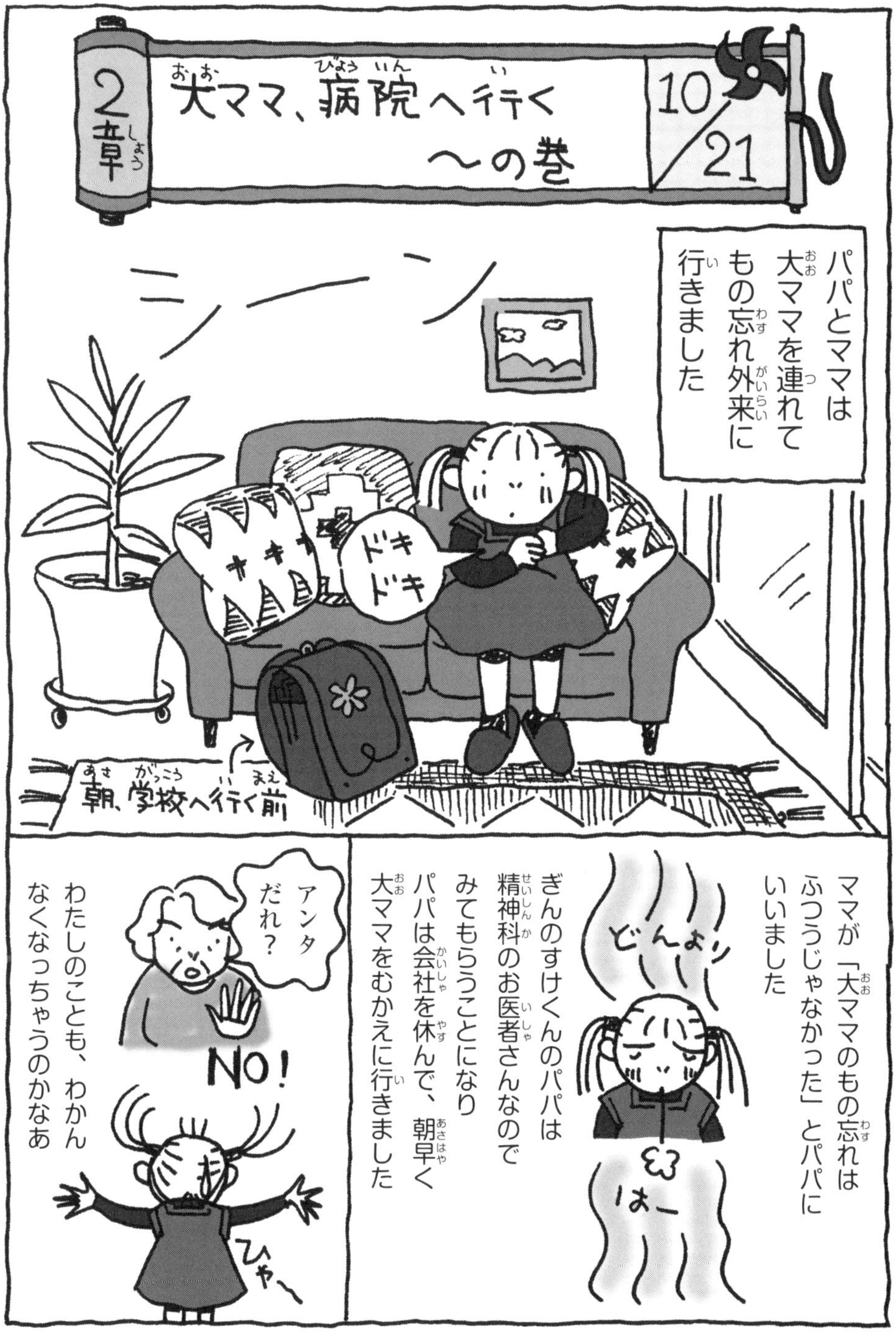
2章《しょう》
大《おお》ママ、病院《びょういん》へ行《い》く〜の巻
10/21
パパとママは大《おお》ママを連《つ》れてもの忘《わす》れ外来《がいらい》に行《い》きました
シーン
ドキドキ
朝《あさ》、学校《がっこう》へ行《い》く前《まえ》
ママが「大《おお》ママのもの忘《わす》れはふつうじゃなかった」とパパにいいました
どんより
はー
ぎんのすけくんのパパは精神科《せいしんか》のお医者《いしゃ》さんなのでみてもらうことになりパパは会社《かいしゃ》を休《やす》んで、朝早《あさはや》く大《おお》ママをむかえに行《い》きました
アンタだれ？
NO!
ひゃ〜
わたしのことも、わかんなくなっちゃうのかなあ

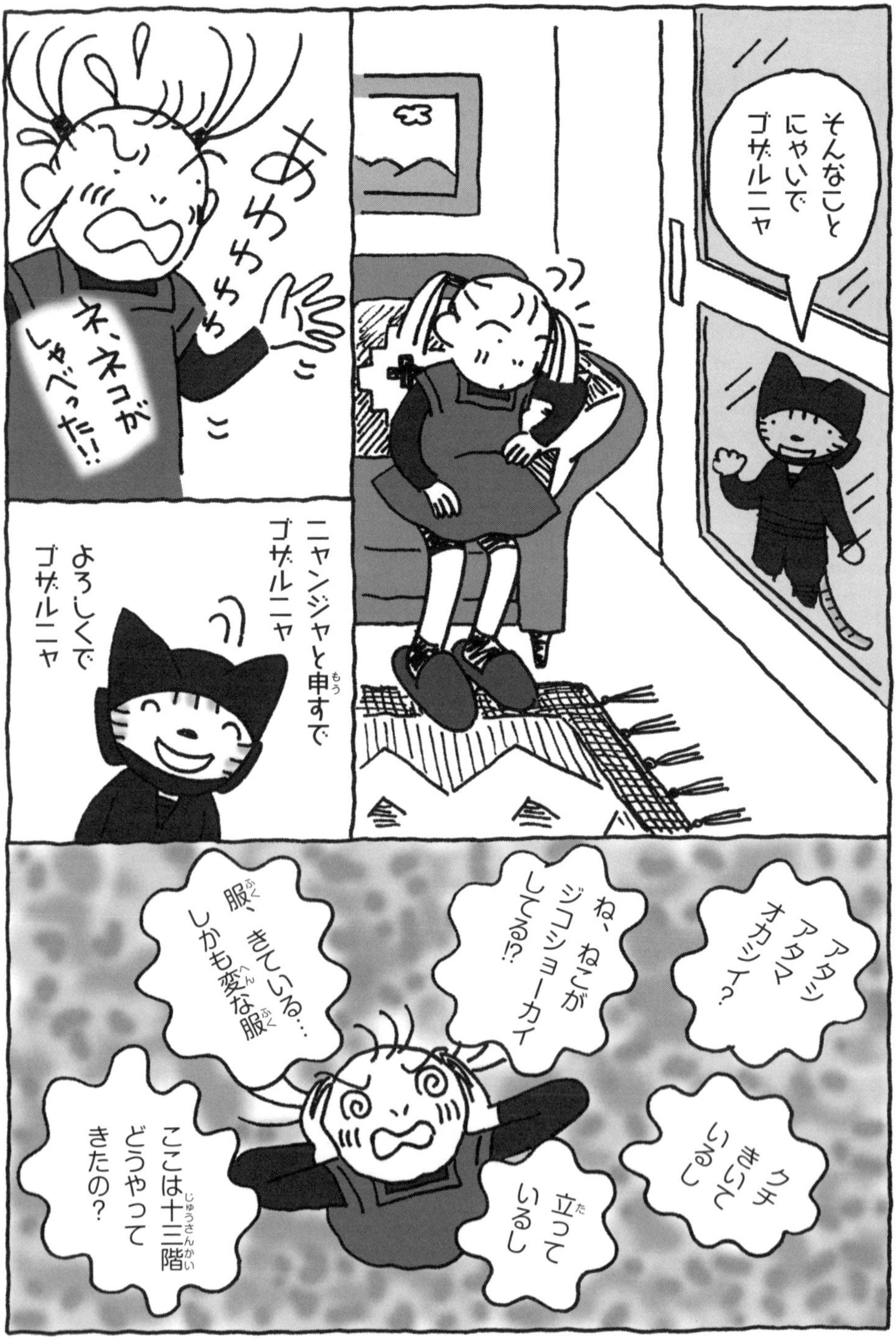
そんなこと
にゃいで
ゴザルニャ
あわわわわ
ネ、ネコが
しゃべった!!
ニャンジャと申《もう》すで
ゴザルニャ
よろしくで
ゴザルニャ
アタシ
アタマ
オカシイ?
ね、ねこが
ジコショーカイ
してる!?
服《ふく》、きている…
しかも変《へん》な服《ふく》
クチ
きいて
いるし
立《た》って
いるし
ここは十三階《じゅうさんかい》
どうやって
きたの?

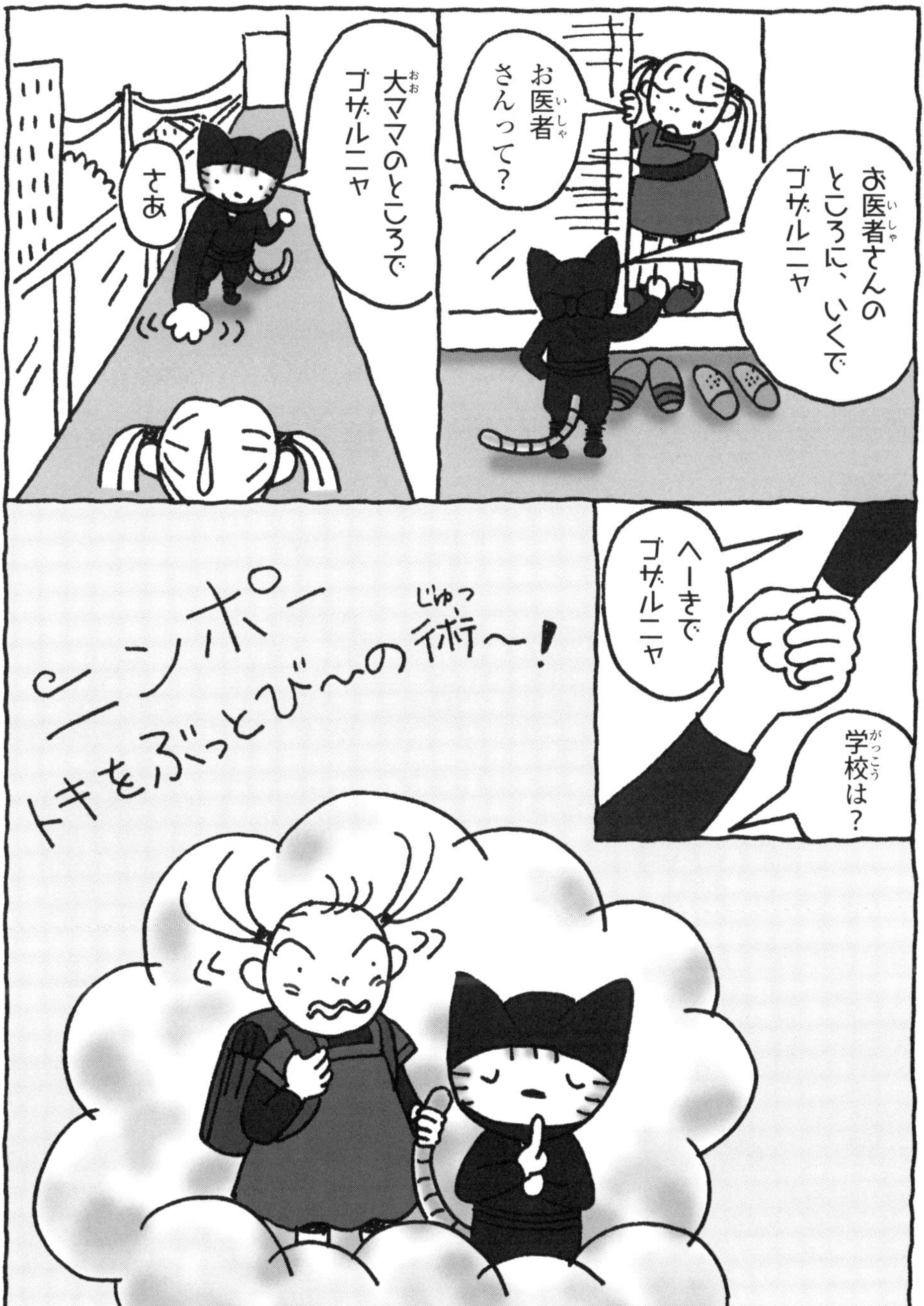
お医者《いしゃ》さんのところに、いくでゴザルニャ
お医者《いしゃ》さんって？
大《おお》ママのところでゴザルニャ
さあ
へーきでゴザルニャ
学校《がっこう》は？
ニンポー
トキをぶっとび～の術《じゅつ》～！

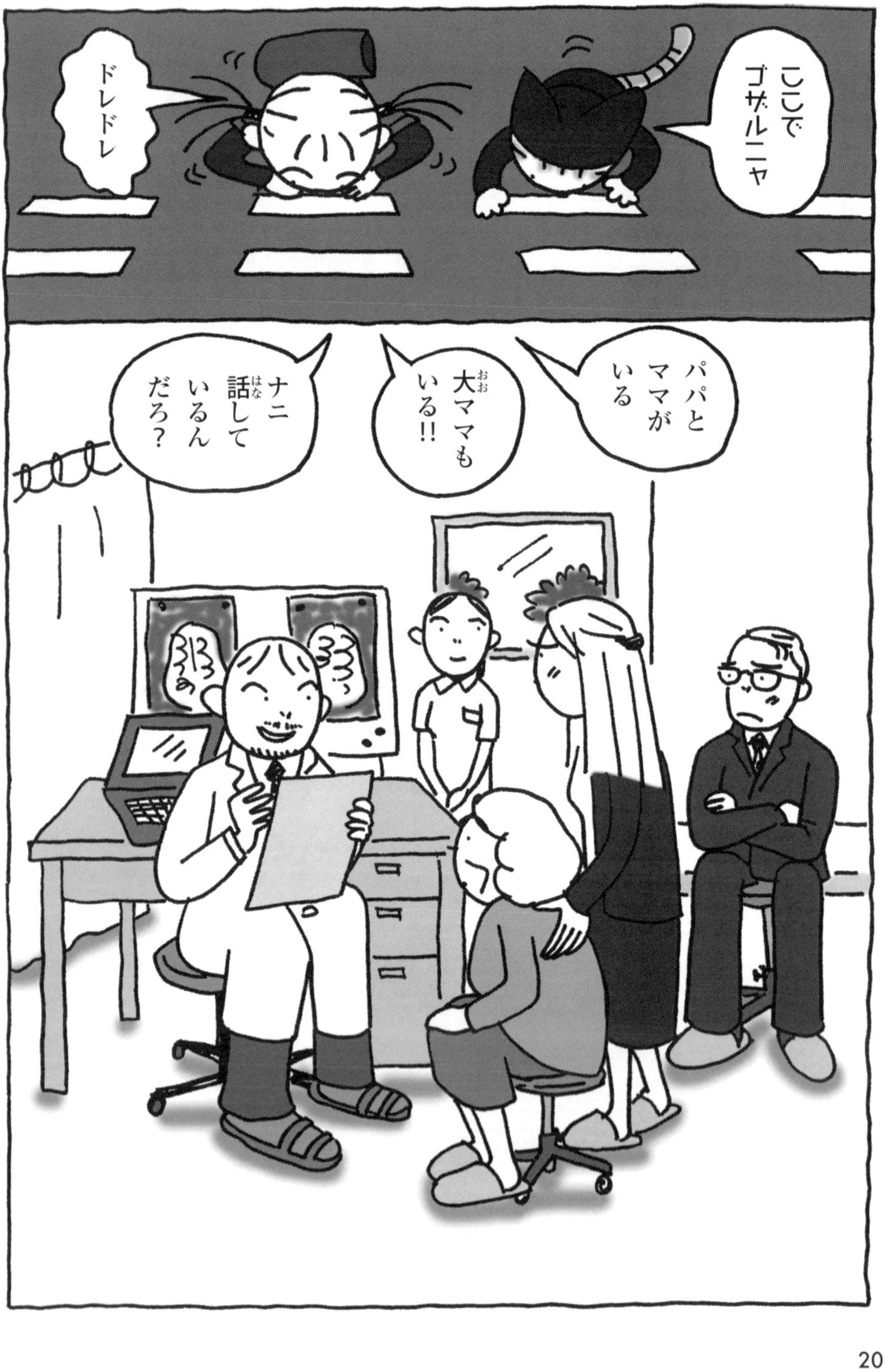
ここでゴザルニャ
ドレドレ
パパとママがいる
大《おお》ママもいる!!
ナニ話《はな》しているんだろ？

病院で※長谷川式認知症《しきにんちしょう》テストをする

ここは、蔵田《くらた》先生がいる病院のもの忘《わす》れ外来です。

「では、長谷川式《はせがわしき》テストをしましょう」

「はい」

「お年はおいくつですか?」

「七十九歳《さい》です」（きっぱり!）

「今日は、何年の何月何日ですか?」

「いつだったかねえ。日にちと関係《かんけい》ない生活してるから、わかんないわ」

「わかりました。わたしたちが今いるところはどこですか?」

「病院です」

「そうですね。では、これから言う3つの言葉を、言ってみてください。あとでまた同じことを聞くので、よくおぼえていてくださいね」

「さくら、ねこ、でんしゃ」

「さくら、ねこ、でんしゃ、ですね?」

「その通りです。では、100から7を順番《じゅんばん》に引いてください」

「えーっ、算数はにがてだわ。100引く7は、93」

「そうです。93から7を引くと?」

「86」

「そこから7を引くと?」

「あぁ、もうわからないわ」

「これはちょっとむずかしかったですね」

「はい」

「では、これから言う数字をぎゃくから言ってください」

「ぎゃくからってなんですか?」

「反対に言うんですよ。いいですか?　6―8―2」

「2、6、えーっと8ですか」

「はい、そうです。正解《せいかい》です。では、さきほどおぼえてもらった言葉をもう一度言ってみてください」

「えーっと、さくら。次は…」

※長谷川和夫医師によって作成された簡易《かんい》知能検査。長谷川式認知症《にんちしょう》スケールとも呼ばれる。

「ヒントは動物です」

「あ、ねこだわ！」

「その通り。最後《さいご》は？」

「なんだったかしら」

「ヒントは乗り物です」

「じどうしゃ！」

「でんしゃでした」

「そうだったかしら……」

「では、これから5つの品物を見せます。それをかくすので、何があったか言ってください」

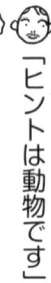

机《つくえ》の上に、「時計、くし、はさみ、ペン、カギ」をならべ、全部を引き出しにしまう。

「はい、何がありましたか？」

「時計と、はさみと、カギ、あとは、ええと、ペンがありました」

「あとひとつは？」


「忘《わす》れました」

「では、これで最後《さいご》です。知っている野菜《やさい》の名前をできるだけ多く言ってください」

「キャベツ、だいこん、にんじん、はくさい、じゃがいも、さつまいも、トマト、かぼちゃ、にがうり、それからコマツナもあるわ」

「もう、いいですよ。野菜《やさい》にくわしいんですね。先ほど撮《と》ったMRIの画像《がぞう》を見てください」


机の上の、明るい箱の上に、アタマの白黒写真をパチンと貼りました。


「ここを見てください。海馬《かいば》という、記憶《きおく》する部分です。この海馬《かいば》が小さくなっているから、長谷川式《はせがわしき》テストとあわせて考えると、アルツハイマー型認知症《がたにんちしょう》です」

「ええっ!? わたしたちは、どうすればいいんですか？」

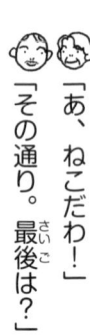

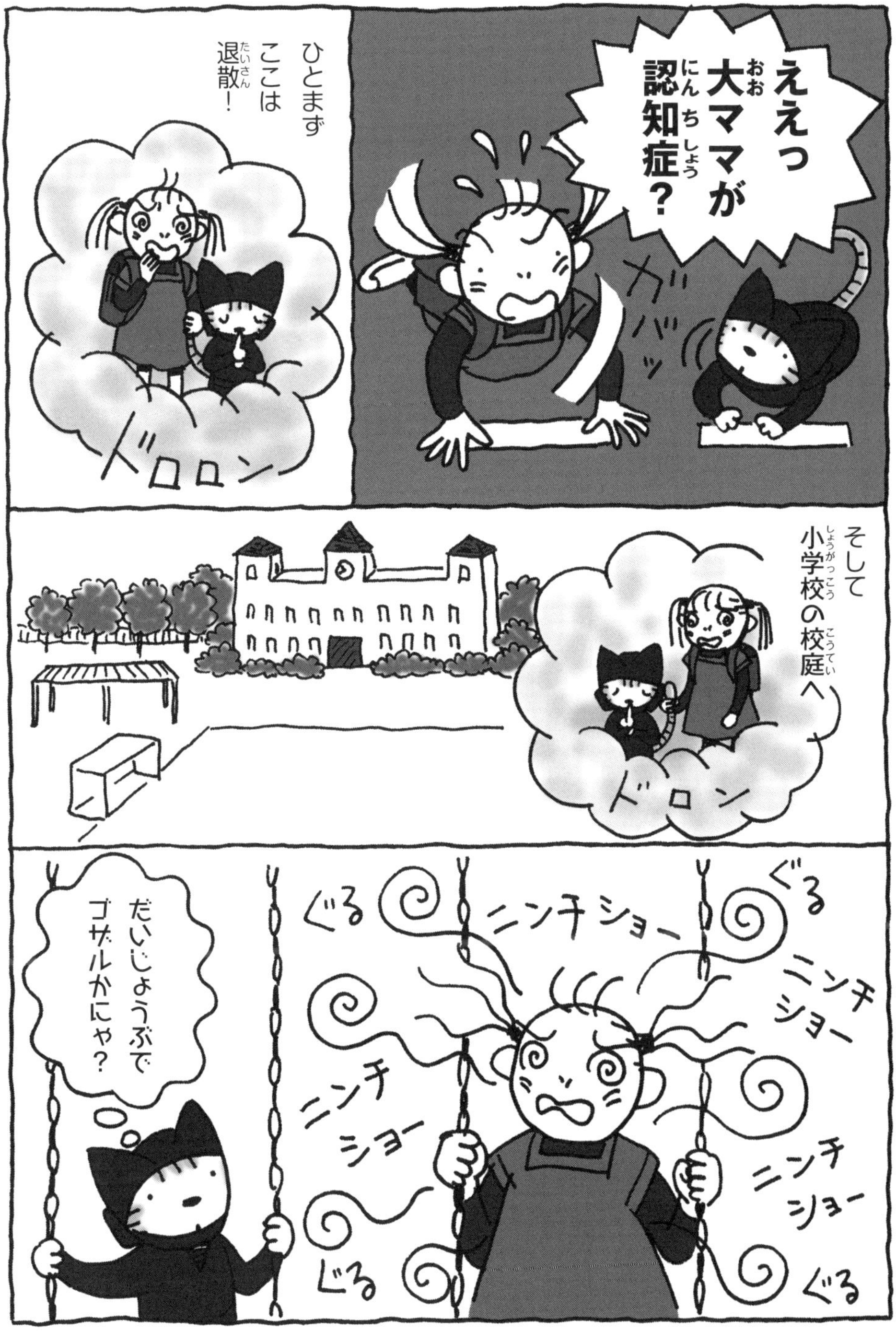
ええっ 大《おお》ママが 認知症《にんちしょう》？
ガバッ
ひとまず ここは 退散《たいさん》！
ドロロン
そして 小学校《しょうがっこう》の校庭《こうてい》へ
ドロロン
ぐる
ぐる
ニンチショー
ニンチ ショー
ニンチ ショー
ニンチ ショー
ぐる
ぐる
だいじょうぶで ゴザルかにゃ？

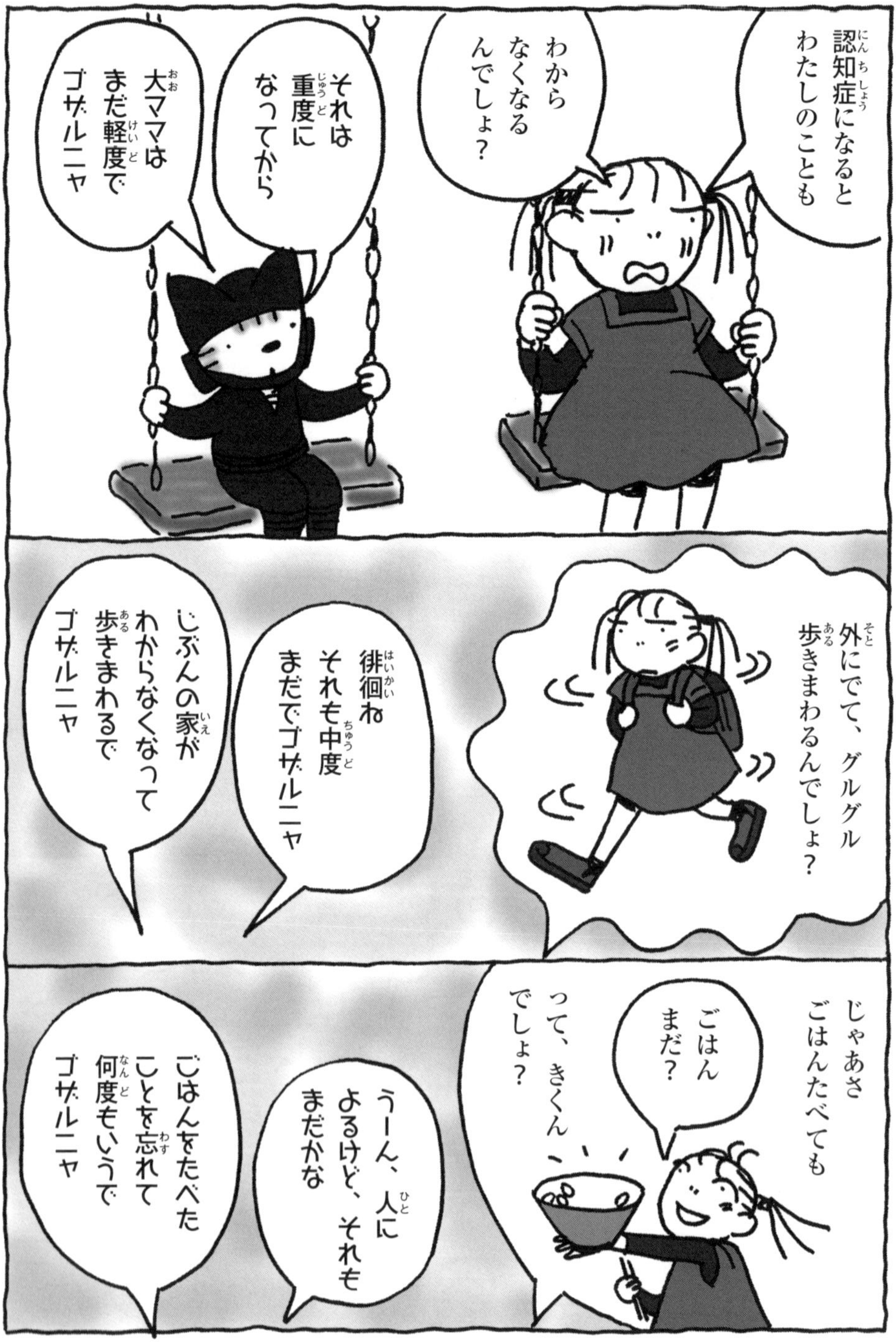
認知症《にんちしょう》になると わたしのことも
わから なくなる んでしょ？
それは 重度《じゅうど》に なってから
大《おお》ママは まだ軽度《けいど》で ゴザルニャ
外《そと》にでて、グルグル 歩《ある》きまわるんでしょ？
徘徊《はいかい》ね それも中度《ちゅうど》 まだでゴザルニャ
じぶんの家《いえ》が わからなくなって 歩《ある》きまわるで ゴザルニャ
じゃあさ ごはんたべても
ごはん まだ？
って、きくん でしょ？
うーん、人《ひと》に よるけど、それも まだかな
ごはんをたべた ことを忘《わす》れて 何度《なんど》もいうで ゴザルニャ

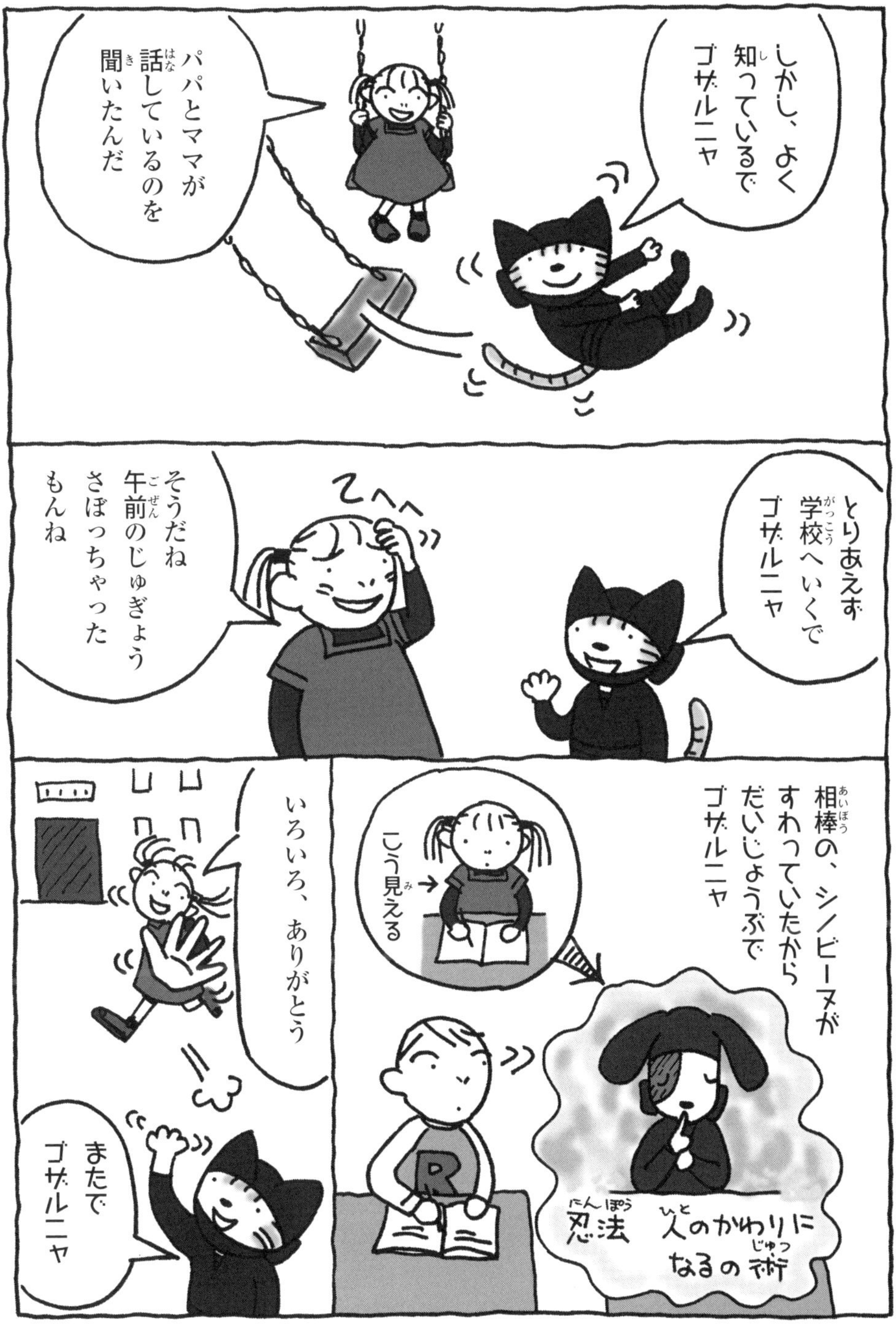
しかし、よく知《し》っているでゴザルニャ
パパとママが話《はな》しているのを聞《き》いたんだ
とりあえず学校《がっこう》へいくでゴザルニャ
てへへ
そうだね午前《ごぜん》のじゅぎょうさぼっちゃったもんね
相棒《あいぼう》の、シノビーヌがすわっていたからだいじょうぶでゴザルニャ
こう見《み》える
忍法《にんぽう》 人《ひと》のかわりになるの術《じゅつ》
いろいろ、ありがとう
またでゴザルニャ

2　認知症《にんちしょう》って、どういう病気なの？

認知機能《にんちきのう》は、脳《のう》の役割《やくわり》です。その脳《のう》に問題が起きて、認知機能《にんちきのう》がうまく活動しなくなる病気を「認知症《にんちしょう》」と言います。

認知機能《にんちきのう》とは、言葉をおぼえたり、物ごとを記憶《きおく》したり、あれこれ判断《はんだん》したり、考えたり、やってみる、という、生きていくうえで、ふつうにしていることを言います。

記憶力《きおくりょく》は二十～三十歳《さい》がピークで、年をとると、だんだんおとろえていきます。そうはいっても、認知症《にんちしょう》か、年相応《としそうおう》のもの忘《わす》れか、判断《はんだん》するのはむずかしいところです。もの忘《わす》れがひどいからって、認知症《にんちしょう》とはかぎりません。

「まだ介護《かいご》されるなんて早すぎる」「病院になんか行きたくない！　とくに精神科《せいしんか》はイヤ！」と、本人（ここでは大ママ）が、病院に行きたがらないのはふつうのことです。みんなそうです。

イヤがっているのを、むりに引っぱっていってはいけません。ウソを言ってつれていけば、今後、何に対しても疑《うたぐ》り深《ぶか》くなるかもしれません。

かといって、本人が行く気になるまで、長《なが》いことまっていて、悪化してしまうこともさけたいですね。

認知症《にんちしょう》の薬は、進み具合をゆっくりにさせると言われています。

その薬をのまないと、もの忘《わす》れがどんどんひどくなるそうです。

でも、一～二年遅《おく》らせるだけで、あとは同じになるから、のまなくても同じ、という医師《いし》もいます。

とはいえ、最初《さいしょ》の一～二年だけでも、もの忘《わす》れがゆっくりになるなら、とも思い、まようところですね。

「ただのもの忘《わす》れかもしれないけど、とりあえず病院に行ってみてはどうかしら？」

「必要《ひつよう》ないよ。行くだけムダ」

「ほら、ぎんのすけくんのパパに会いに行くと思えばいいじゃない？」

「だれだって？」

「れものお友だちのお父さんなのよ」

「へー」

「わたしも会ったことないんだけど、なんかね、すっごくハンサムらしいわよ。それにやさしいんですって」

「ハンサムなの？」

「そうらしいの。わたしも会いたいなあ」

「わたしも会いたい！　見てみたい！」

「そんなに言うなら、ちょっと行ってみてもいいよ。でも、いたいことはごめんだよ」

「だいじょうぶよ〜注射《ちゅうしゃ》なんかしないから」

というぐあいに、大ママを病院につれていくことに成功《せいこう》しました。

会ったあとの大ママの感想は？

「感じのいい先生だったわねえ〜」

（もう、ハンサムかどうかは忘《わす》れています）

「また、会いにいきましょうよ。ね？　わたしが会いたいわあ」

「アンタがそう言うなら、行ってやってもいいよ」

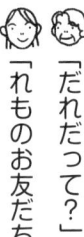

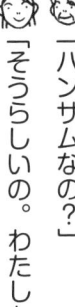

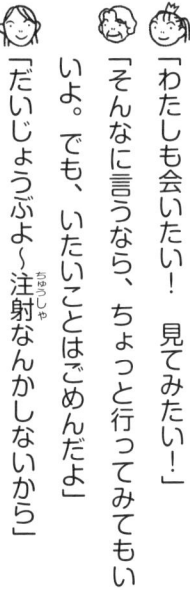

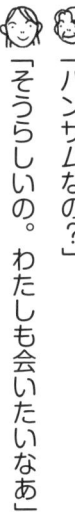

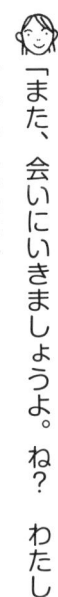

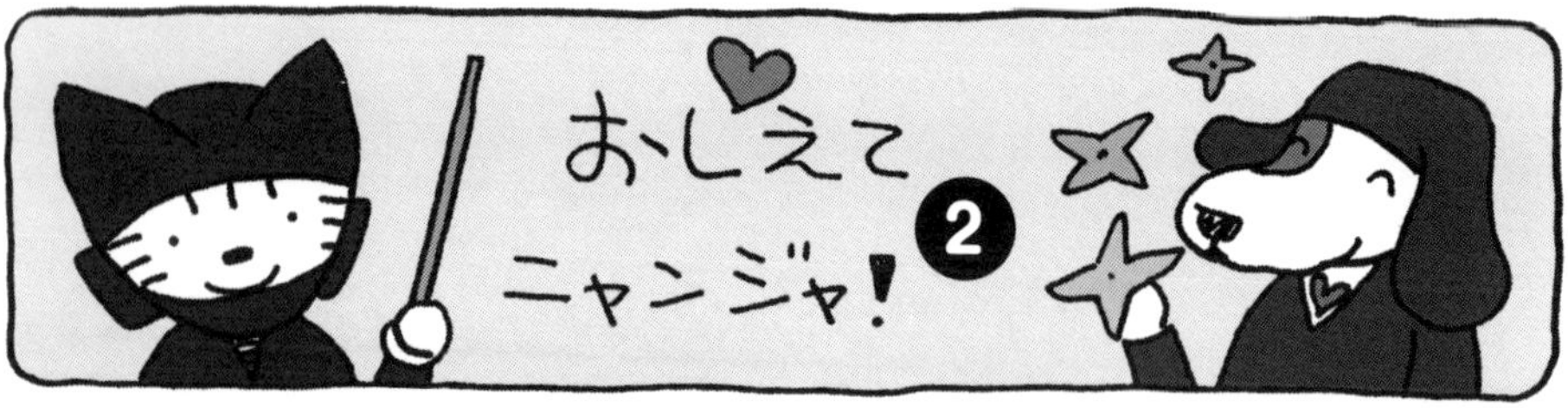
おしえて
ニャンジャ！
2

Q おじいちゃんは、きょうは何日《なんにち》？　何時《なんじ》？　ばかりききます。
しんぶんをよんでいるんだから日《ひ》づけがでているし、時計《とけい》をみれば、時間《じかん》がわかるのに。

A すぐに忘《わす》れてしまうから、かくにんしないと不安《ふあん》なのです。
そういう時《とき》は、「さっき、いったじゃない！」といわずに、なんどでも、おしえてあげてください。

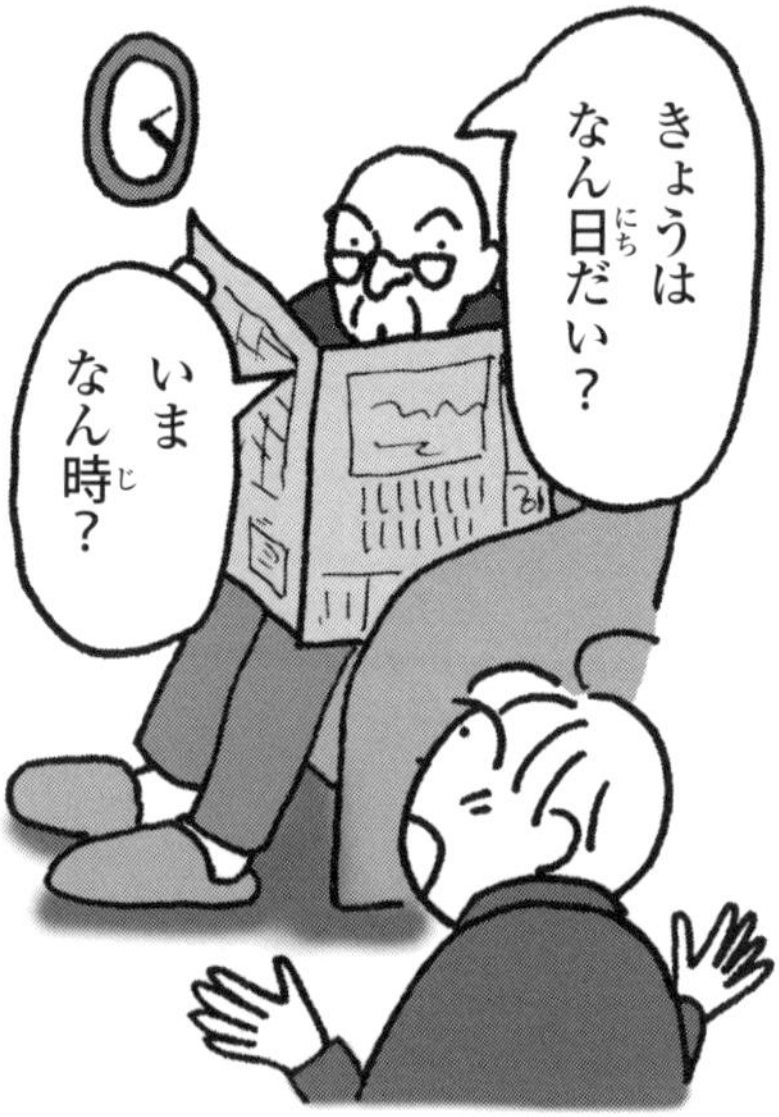
きょうは
なん日《にち》だい？
いま
なん時《じ》？

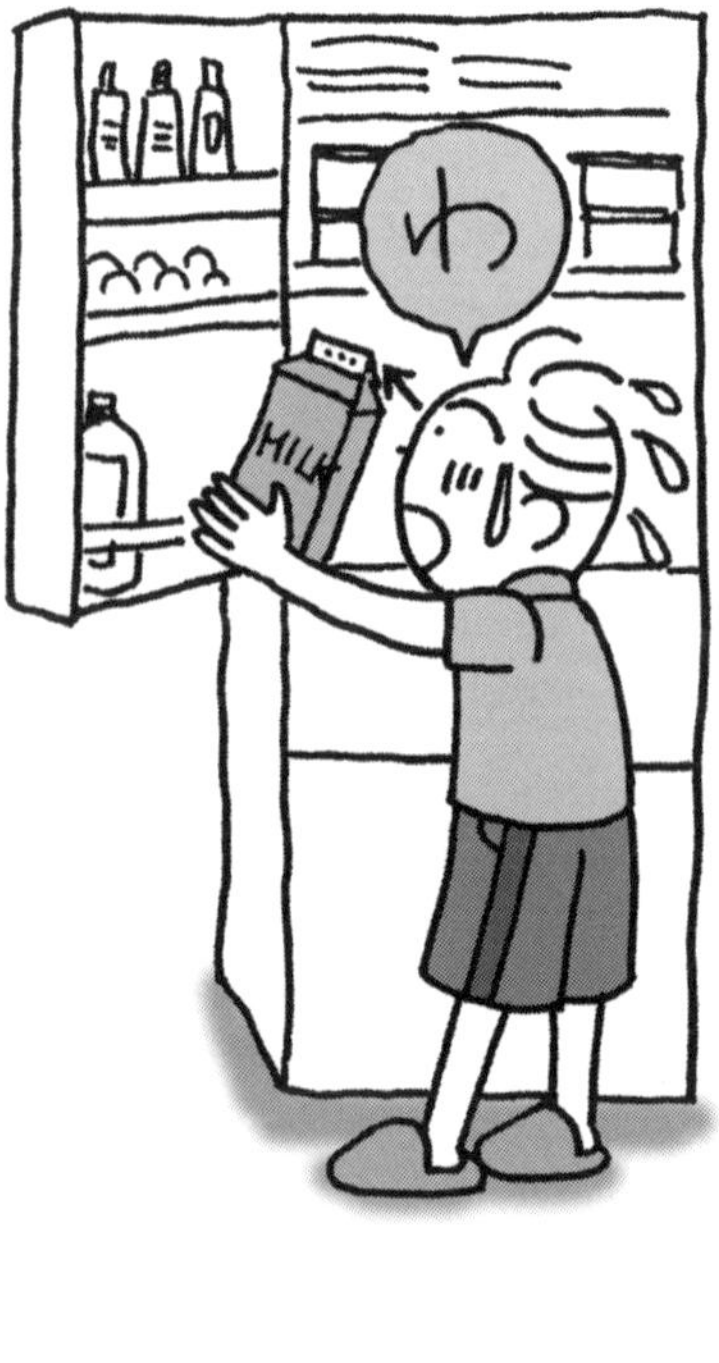
わ

Q 冷《れい》ぞうこをあけたら、トウフやぎゅうにゅうが賞味期限《しょうみきげん》ぎれ！
チェックしていないのかな？

A 「賞味期限《しょうみきげん》」は、まだたべられるけれど、風味《ふうみ》がおちる日《ひ》づけ。

「消費期限《しょうひきげん》」というのもあり、その日《ひ》までにたべなければ、処分《しょぶん》しましょう、という日《ひ》づけです。

きょうが何日《なんにち》かわからなければ、チェックのしようがありません。

悪《わる》くなったものをたべないように、父母《ふぼ》やケアマネさん、ヘルパーさんにチェックしてもらいましょう。

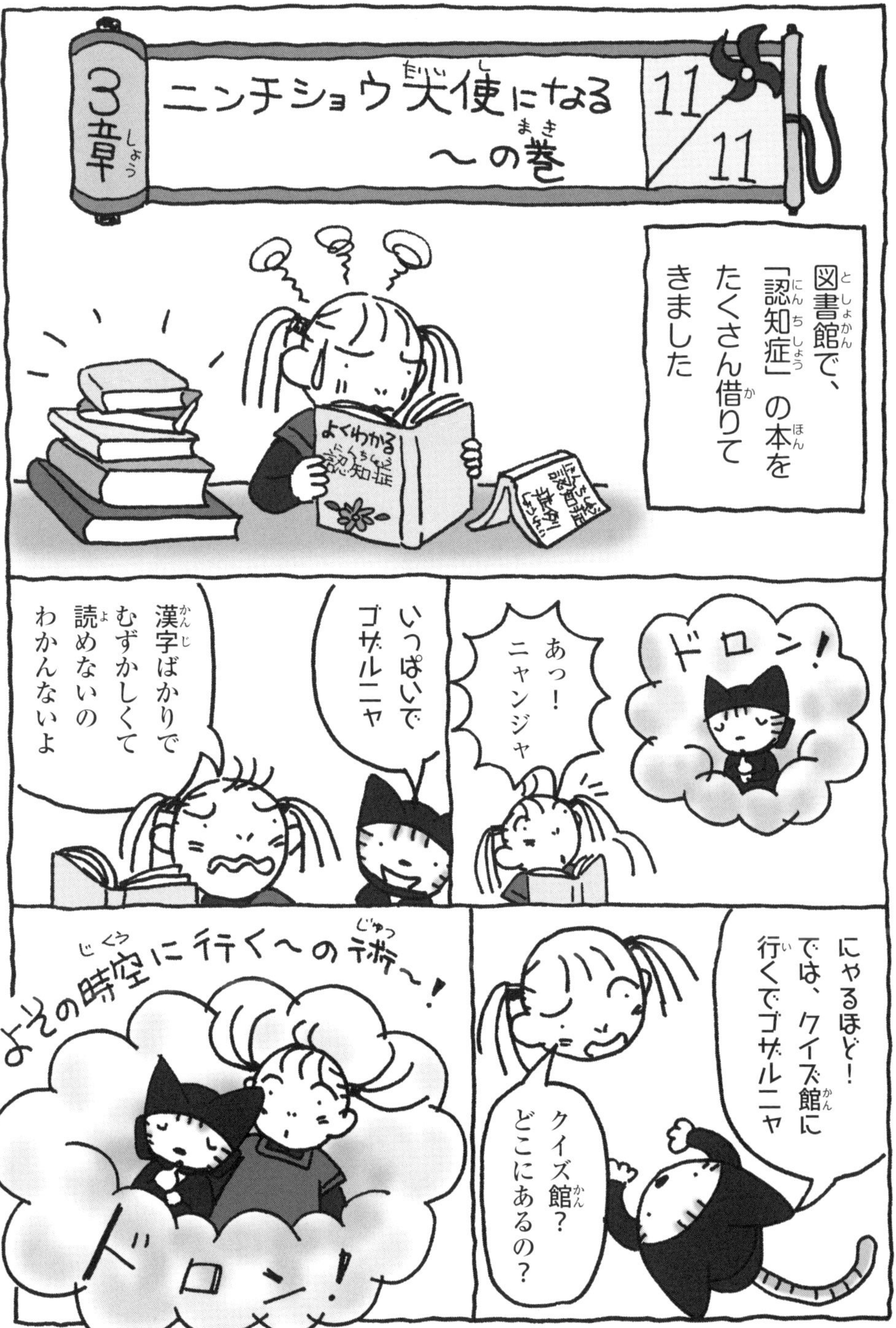
3章《しょう》
ニンチショウ犬使《たいし》になる～の巻《まき》
11/11
図書館《としょかん》で、「認知症《にんちしょう》」の本《ほん》をたくさん借《か》りてきました
よくわかる認知症
ドロン！
あっ！ニャンジャ
いっぱいでゴザルニャ
漢字《かんじ》ばかりでむずかしくて読《よ》めないのわかんないよ
にゃるほど！では、クイズ館《かん》に行《い》くでゴザルニャ
クイズ館《かん》？どこにあるの？
よその時空《じくう》に行く～の術《じゅつ》～！
ドロン！

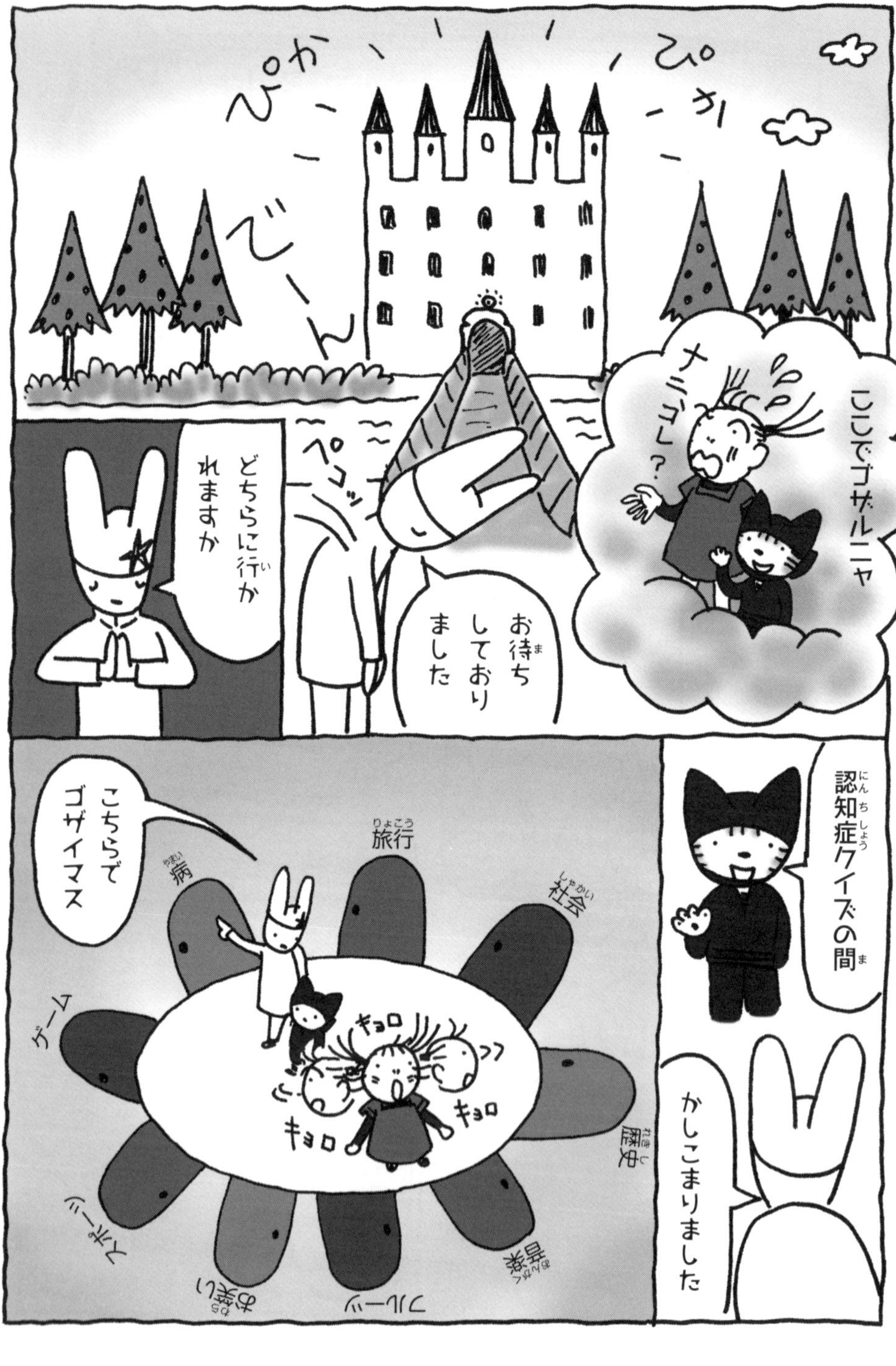
ぴか
ぴか
でーん
ここでゴザルニャ
ナニゴレ？
ペコッ
お待《ま》ちしておりました
どちらに行《い》かれますか
認知症《にんちしょう》クイズの間《ま》
かしこまりました
こちらでゴザイマス
旅行《りょこう》
社会《しゃかい》
病《やまい》
ゲーム
歴史《れきし》
音楽《おんがく》
フルーツ
お笑《わら》い
スポーツ
キョロ
キョロ
キョロ
キョロ

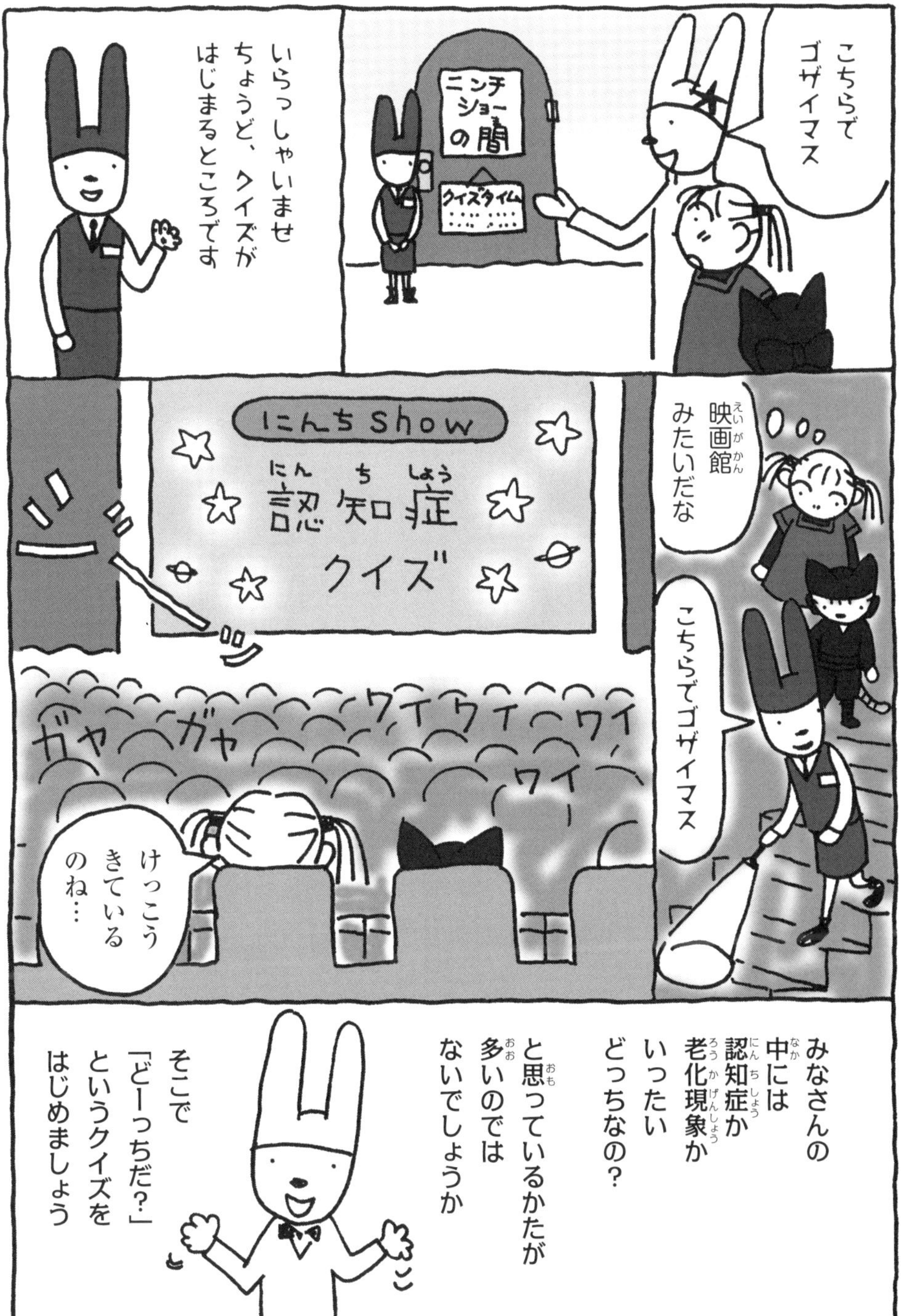
こちらでゴザイマス
ニンチショーの間
クイズタイム
いらっしゃいませ ちょうど、クイズが はじまるところです
映画館《えいがかん》みたいだな
こちらでゴザイマス
にんちshow
認知症《にんちしょう》
クイズ
ガヤガヤ
ワイワイワイ
けっこうきているのね…
みなさんの中《なか》には認知症《にんちしょう》か老化現象《ろうかげんしょう》かいったいどっちなの?
と思《おも》っているかたが多《おお》いのではないでしょうか
そこで「どーっちだ?」というクイズをはじめましょう

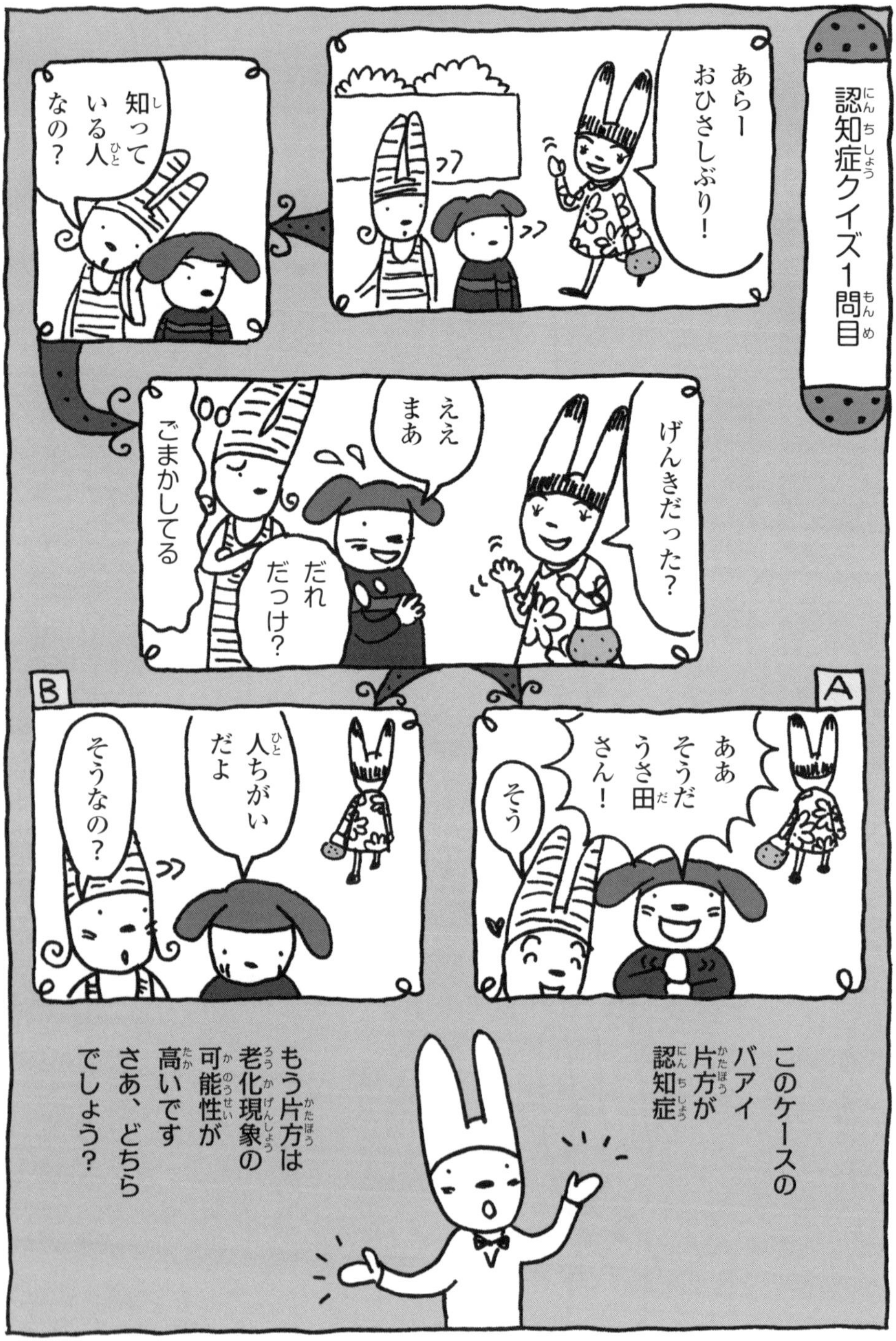
認知症《にんちしょう》クイズ1問目《もんめ》
あらー おひさしぶり！
知《し》っている人《ひと》なの？
げんきだった？
ええ まあ
だれ だっけ？
ごまかしてる
A
ああ そうだ うさ田《だ》さん！
そう
B
人《ひと》ちがいだよ
そうなの？
このケースの バアイ 片方《かたほう》が 認知症《にんちしょう》
もう片方《かたほう》は 老化現象《ろうかげんしょう》の 可能性《かのうせい》が 高《たか》いです さあ、どちら でしょう？

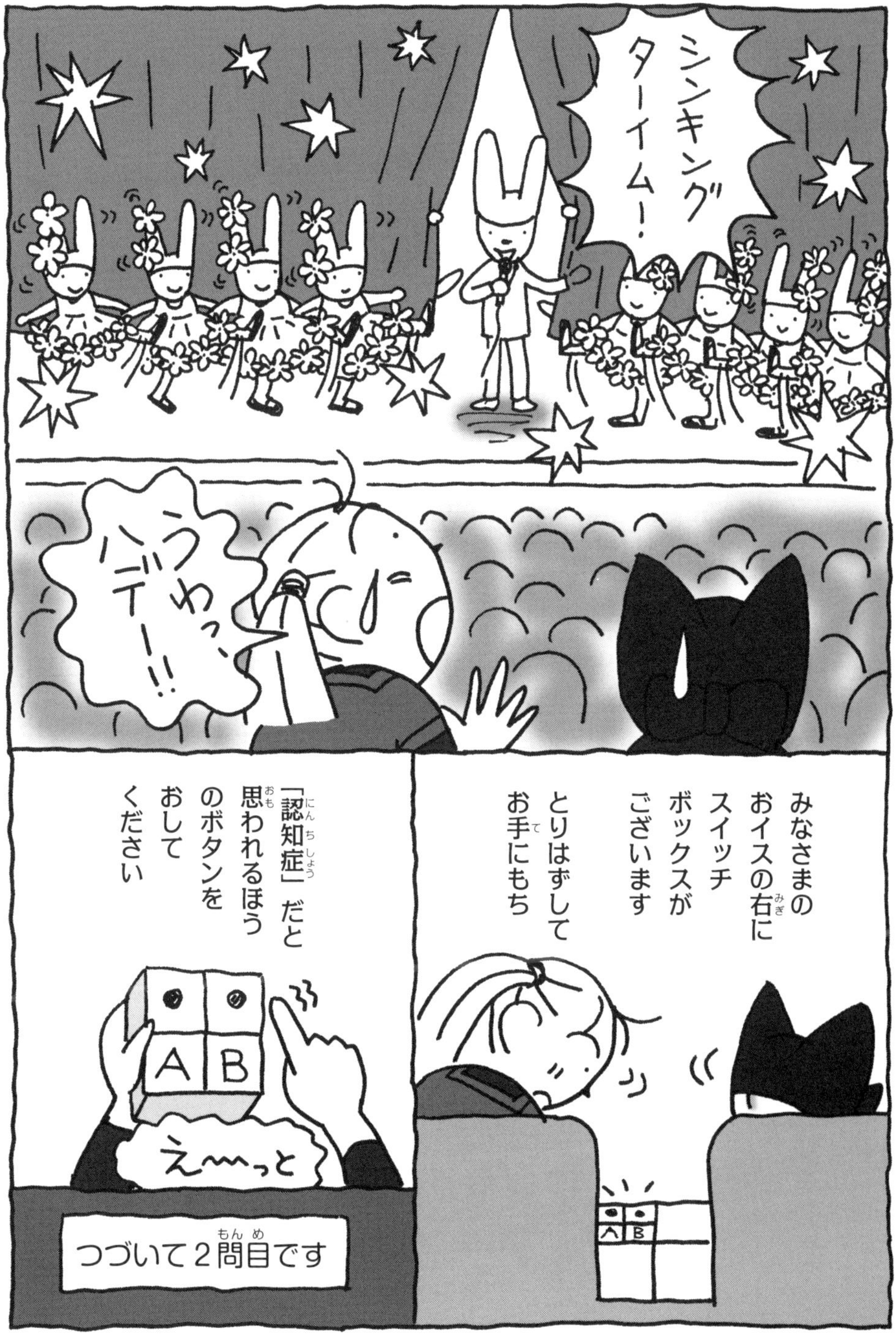
シンキングターイムー！
うわっ、ハデー!!
みなさまのおイスの右《みぎ》にスイッチボックスがございます
とりはずしてお手《て》にもち
「認知症《にんちしょう》」だと思《おも》われるほうのボタンをおしてください
A
B
えーっと
つづいて2問目《もんめ》です

認知症《にんちしょう》クイズ2問目《もんめ》
あ〜そうだ!
「コンブ」さがさなきゃ
ゴマ
コンブ
ワカメ
どこにしまったかしら
A
ナニ、さがしていたんだっけ
う〜ん…
B
さがしていたこともわすれている
あけっぱなし!
スタ
スタ
このケースのバアイも片方《かたほう》が認知症《にんちしょう》
もう片方《かたほう》は老化現象《ろうかげんしょう》の可能性《かのうせい》が高《たか》いです
さあ どちらでしょう? お手元《てもと》のボタンをおしてください

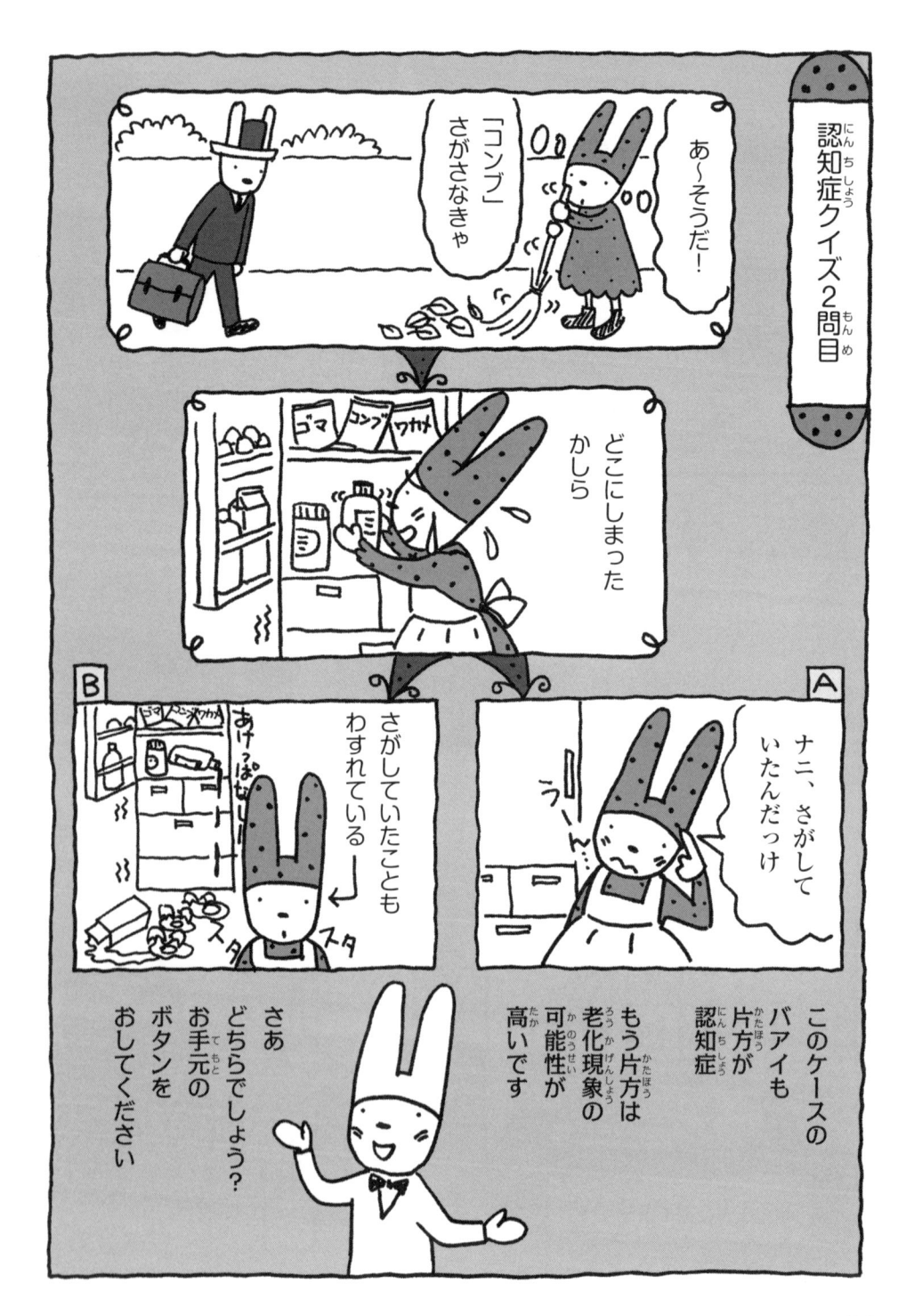

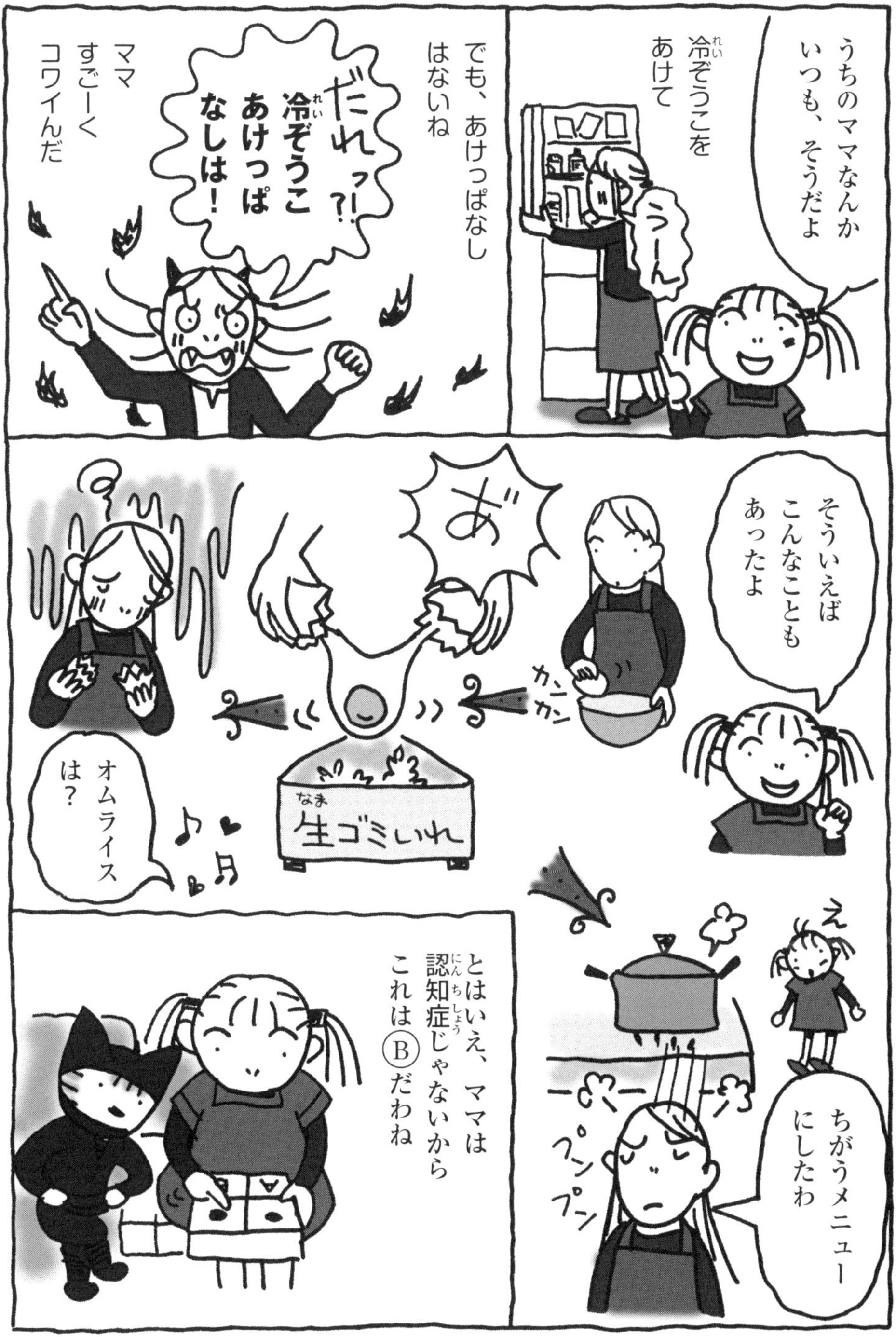
うちのママなんか いつも、そうだよ
冷《れい》ぞうこを あけて
う〜ん
でも、あけっぱなし はないね
だれっ!? 冷《れい》ぞうこ あけっぱ なしは!
ママ すご〜く コワイんだ
そういえば こんなことも あったよ
カンカン
あ
生《なま》ゴミいれ
オムライス は？
え
ちがうメニュー にしたわ
プンプン
とはいえ、ママは 認知症《にんちしょう》じゃないから これはⒷだわね

認知症《にんちしょう》クイズ3問目《もんめ》
スーパーへ おかいもの
ニンジン
セロリ
キャベツ
レタス
これ、きれていたような
で、買《か》ったっけ？買《か》わなかったっけ？
ウサギジルシ センザイ
A
ギッシリ！
センザイ センザイ センザイ センザイ センザイ センザイ
ガーン
ウサギジルシ センザイ
B
よかったわー買《か》ってきて
ガ〜ッ
ウサギジルシ センザイ
さて、このケースのバアイはどちらが認知症《にんちしょう》？
もう片方《かたほう》は老化現象《ろうかげんしょう》の可能性《かのうせい》が高《たか》いです
「認知症《にんちしょう》だ！」と思《おも》うほうのボタンをおしてください

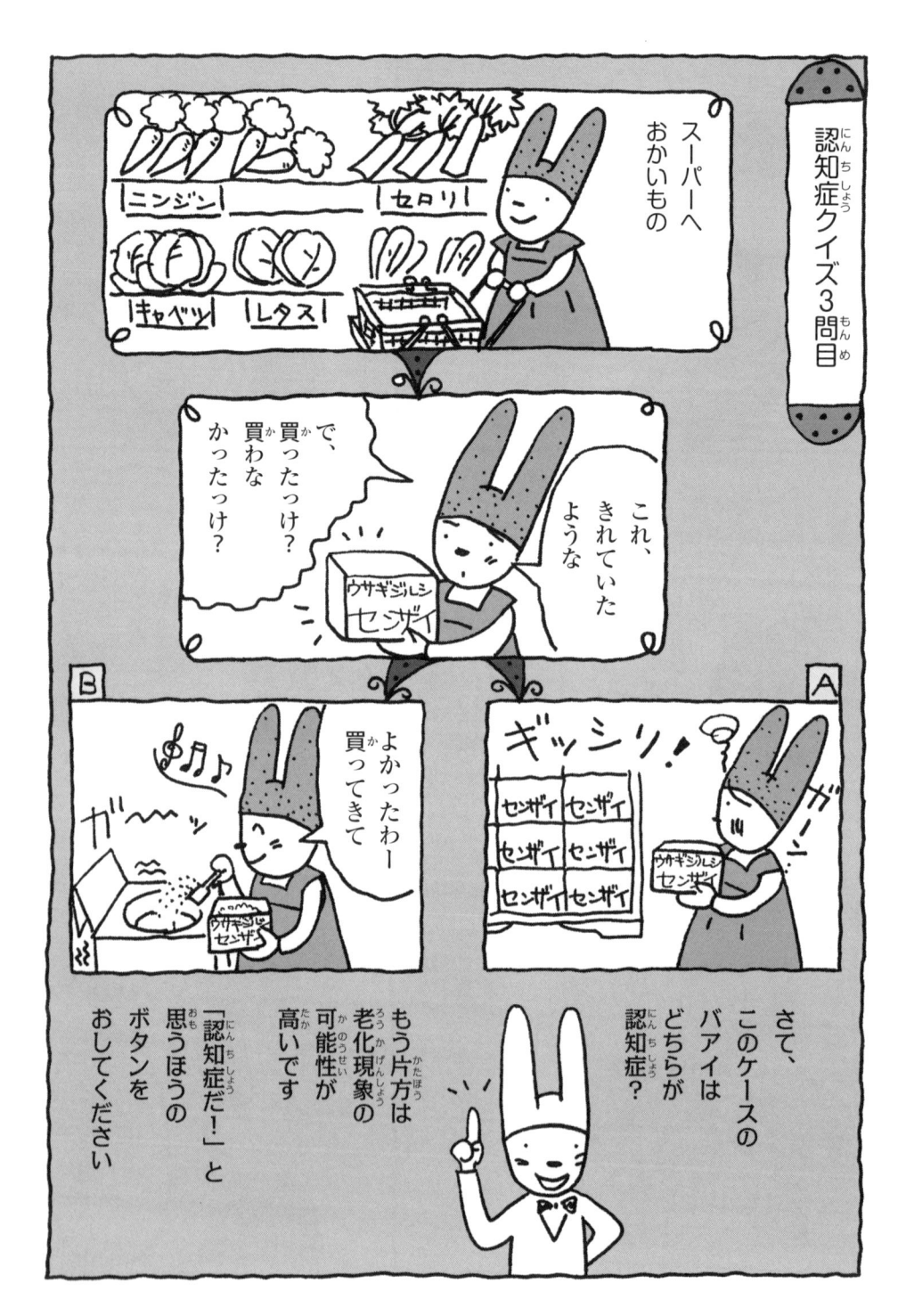

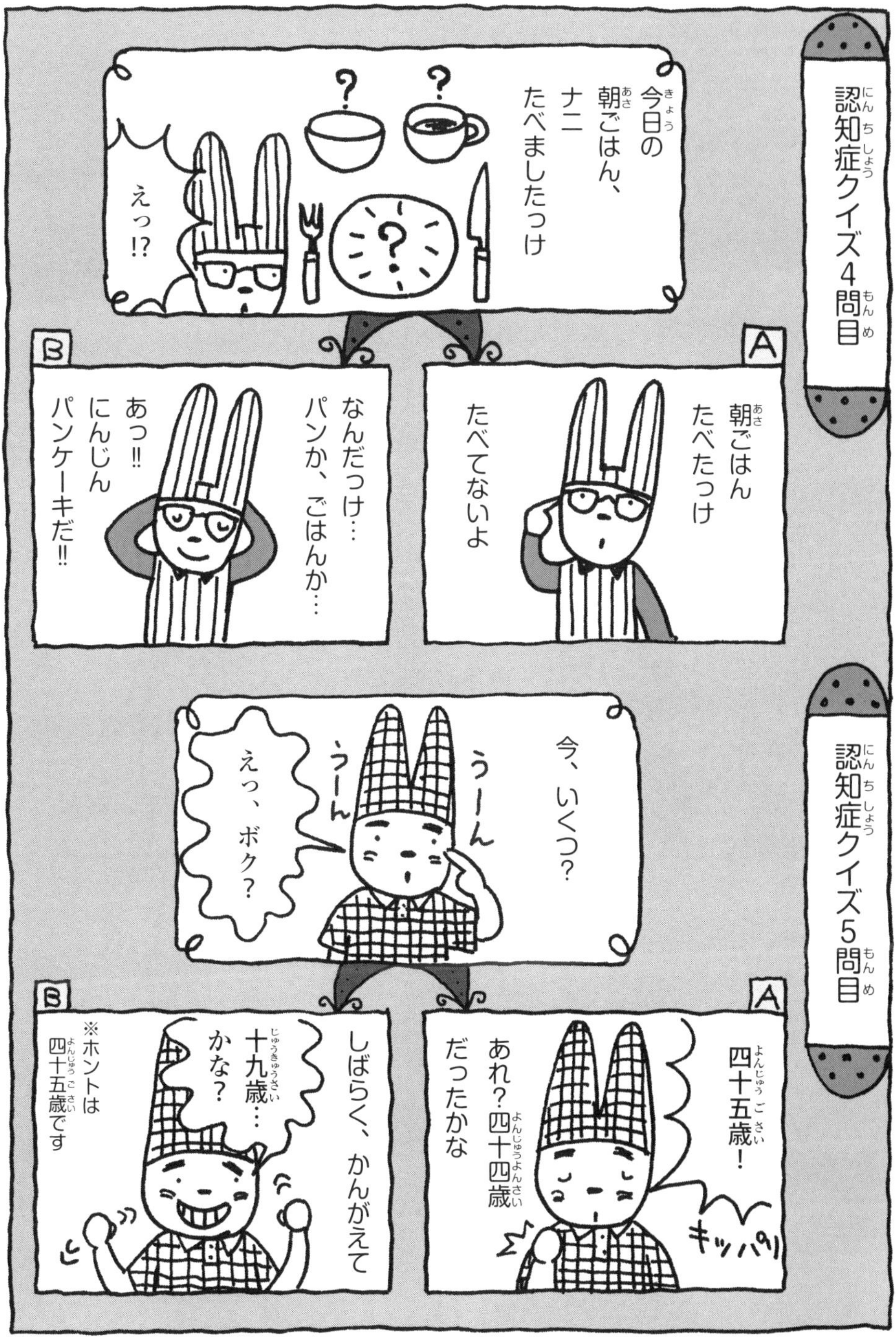
認知症《にんちしょう》クイズ4問目《もんめ》
今日《きょう》の朝《あさ》ごはん、ナニたべましたっけ
えっ!?
朝《あさ》ごはんたべたっけ
たべてないよ
なんだっけ…パンか、ごはんか…
あっ!!にんじんパンケーキだ!!
認知症《にんちしょう》クイズ5問目《もんめ》
今、いくつ?
うーんうーん
えっ、ボク?
四十五歳《よんじゅうごさい》!
キッパリ
あれ?四十四歳《よんじゅうよんさい》だったかな
しばらく、かんがえて
十九歳《じゅうきゅうさい》…かな?
※ホントは四十五歳《よんじゅうごさい》です

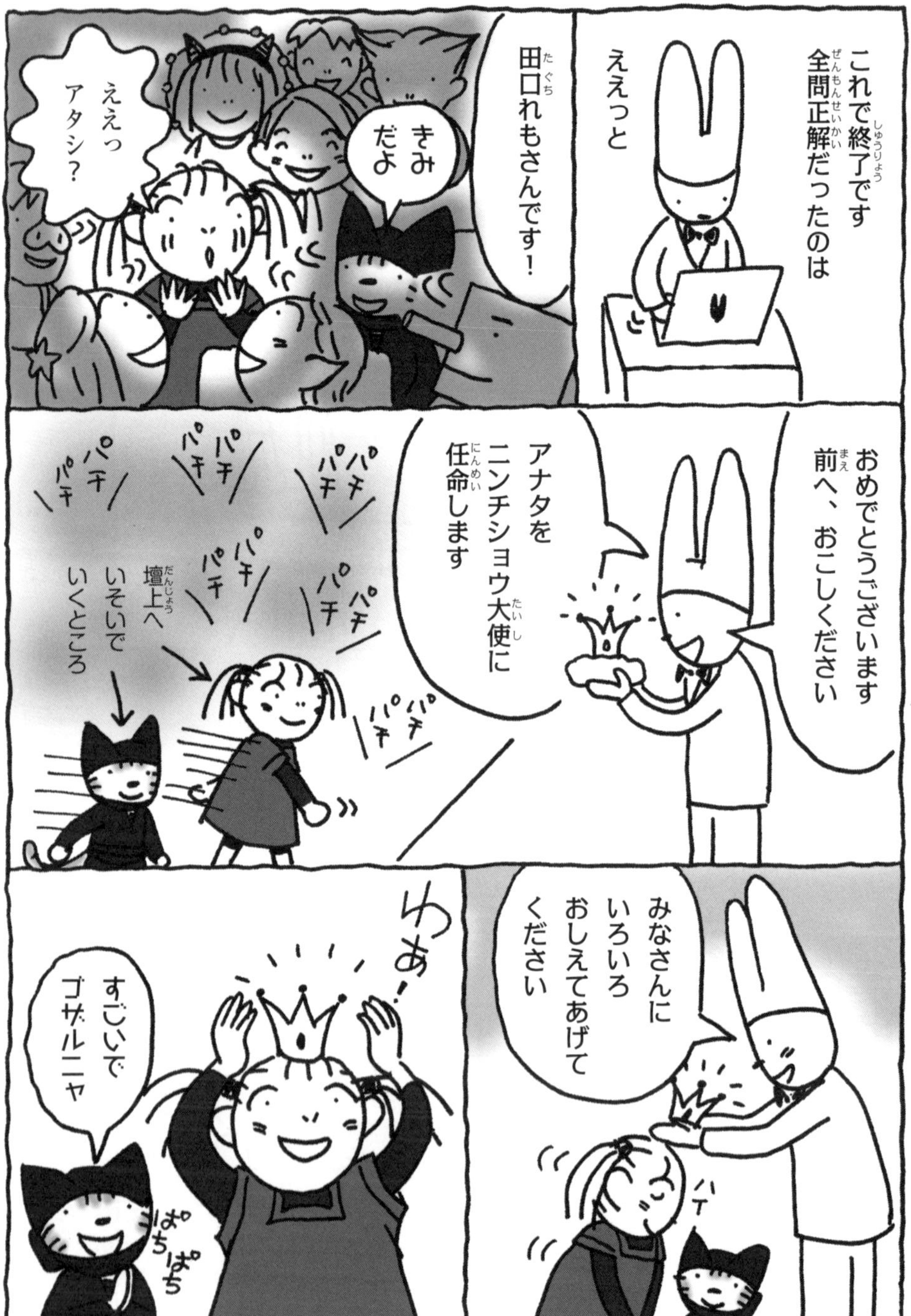
これで終了《しゅうりょう》です
全問正解《ぜんもんせいかい》だったのは
ええっと
田口《たぐち》れもさんです！
きみだよ
ええっ
アタシ？
おめでとうございます
前《まえ》へ、おこしください
アナタを
ニンチショウ大使《たいし》に
任命《にんめい》します
パチパチ
パチパチ
パチパチ
パチパチ
パチパチ
パチパチ
パチパチ
壇上《だんじょう》へ
いそいで
いくところ
みなさんに
いろいろ
おしえてあげて
ください
ハイ
わあ！
すごいで
ゴザルニャ
ぱちぱち

答え：1…B　2…B　3…A　4…A　5…B

3 要介護認定《ようかいごにんてい》って、なにするの?

車は、海岸線をすいすい走ります。大ママの家までは、車で二時間。往復《おうふく》四時間。みおは、うしろの座席《ざせき》で、くうくう寝《ね》ています。

「大ママ、今日のやくそくはおぼえているかなあ」

「だといいわね。あ〜あ、とうとう、わたしにも介護《かいご》の日々がふりかかってきちゃったわ。いつかくるとは思っていたけれど、今だなんてね」

「カイゴって、なにするの?」

「そうねえ、たくさんあるけど、今日は要介護《ようかいご》認定《にんてい》の調査《ちょうさ》よ」

「ヨウカイゴニンテイ?」

「よく『要介護《ようかいご》一だった』『うちは要支援《ようしえん》二よ』という話を聞かない?」

「うーん、知らない」

「そうよね。れもは小学生だもの。知るわけないか」

そうです。れもは小学五年生。だけど、『ニンチショウ大使』になったからには、いろいろ勉強しなくちゃ! 大ママは要介護《ようかいご》いくつなんでしょう? どうやって調べて、だれが決めるの?

「カイゴニンテイって、どうやってするの?」

れもママは、ふせん紙がついたパンフレットを指さしました。

「区役所・市役所などの介護保険《かいごほけん》課に行って、申請書《しんせいしょ》を提出《ていしゅつ》します。そのとき介護保険被保険《かいごほけんひほけん》証《しょう》も必要《ひつよう》です。もし、年齢《ねんれい》が四十〜六十四歳《さい》で若年性認知症《じゃくねんせいにんちしょう》の場合は、医療保険被保険証《いりょうほけんひほけんしょう》を提《てい》出《しゅつ》します。家族による申請《しんせい》でも郵送《ゆうそう》でもかまいません、だって。むずかしくてわかんないよ」

「ようするに、要介護《ようかいご》いくつか調べる人が、今日の午後、大ママの家にやってくるってことよ」

「やった！　ヨウカイゴニンテイの現場《げんば》が見られる！」

大ママの家につくと、玄関《げんかん》のドアをあけて大ママが出てきました。

「きょう、わたしたちが来ることを、おぼえてた？」

「なに言ってんの。あたりまえじゃない」

大ママはうれしそうに言いました。よかった。

「さあさあ、入って入って」

「おかあさん、今日は要介護認定《ようかいごにんてい》の調査員《ちょうさいん》の人が来るんだけど、おぼえてる？」

「もちろん。家の中も、きれいにそうじしといたよ」

「調査《ちょうさ》の日はそうじをしないでって、あんなに言ったのに。ま、しかたないか。人がくるのに散《ち》らかしたままってわけにもいかないしね」

そうなんです。調査《ちょうさ》はふだんの生活を見ることもふくまれているので、室内がどうなっているか、チェックするのです。

調査員《ちょうさいん》さんは、やさしくて、まじめそうな女の人でした。

大ママは背《せ》すじをピンとのばして、にこやかに「さあ、どうぞ。おあがりください」

「今日はよろしくおねがいいたします」

大ママは、お茶とおかしを運んできます。

「おうかがいしますが、ご自分の名前、年齢《ねんれい》、生年月日をおっしゃってください」

「飯島《いいじま》みさ子。七十九歳《さい》。一九三八年六月十二日です」

きれいな字で、自分の名前をきちんと書けます。

「マヒはありませんか？　朝、起きあがるときに、どこかいたみますか？」

質問《しつもん》にハキハキこたえ、どこも悪そうには見えません。

「自分で、なんでもできます。料理《りょうり》やせんたく、買い物にも行くし、ゴミ出しもします。自分用に野菜《やさい》も育てているんですよ」

「病院に行ったと聞きましたが？」

「あぁ、そうでした。だれかの知り合いだから会いに行っただけで、べつになんでもありませんでした」

『だれか？　ぎんのすけくんのパパってこと、忘《わす》れちゃったのかしら？』

「そうですか。わかりました」

大ママへの質問《しつもん》は終わり、調査員《ちょうさいん》さんは帰る用意をはじめました。

大ママが玄関《げんかん》まで送ってきたので、れもママは調《ちょう》査員《さいん》さんと二人で話すことができません。バタンと玄関《げんかん》がしまると、あわてて、れもママが調査員《ちょうさいん》さんに話しはじめました。

「はなれてくらしているから、とても心配なんです。要介護《ようかいご》とみとめてもらえないと、ケアマネジャーさんもつかないし、デイサービスの利《り》用《よう》ができません」

「今日は、結果《けっか》がでないのでなんとも。今のところ、あまり問題はなさそうですが」

「お医者さんで、認知症《にんちしょう》と診断《しんだん》されました」

「認知症《にんちしょう》という診断《しんだん》がくだされたなら、最低《さいてい》でも『要介護《ようかいご》一』になりますよ」

れもママはほっとした顔になりました。

でも大ママは、要介護《ようかいご》になったほうがいいのでしょうか？

調査《ちょうさ》をしてもらう本人の前で言えないこと、つたえなくてはいけないことは、メモして、それを見ながら調査員《ちょうさいん》さんに話しましょう。

本人でなくても、はじめてのことなので、緊張《きんちょう》したり、他の人・他のことに気を取られて言い忘《わす》れてしまうことが多いからです。つたえたことを「特記《とっき》事項《じこう》」に書いてもらう「主治医《しゅじい》意見書」があると、要介護判定《ようかいごはんてい》のよい材料《ざいりょう》になるとも言われています。

約《やく》一カ月後、審査結果《しんさけっか》がとどきます。

一人でなんでもできる、まったく問題のない非該《ひがい》当《とう》（自立）というのもあります。とうぜん、介護《かいご》度はつきません。やや問題がある場合は、不自由《ふじゆう》度によって七段階《だんかい》に分けられます。要支援《ようしえん》一、二　要介《ようかい》護《ご》一、二、三、四、五。この区分によって、受けられるサービスがかわってきます。

大ママは「要介護《ようかいご》一」と判定《はんてい》されました。要介護《ようかいご》一は、「身のまわりのことは、ほとんど自分でできるけれど、少し運動機能《きのう》（歩くのが遅《おそ》いなど）や認《にん》知機能《ちきのう》（もの忘《わす》れなど）が低下《ていか》し、部分的《ぶぶんてき》に介護《かいご》が必要《ひつよう》とされる状態《じょうたい》」をさします。

要支援《ようしえん》、要介護《ようかいご》だと審査《しんさ》されなければ、ケアマネジャーがつかないので、れもママは、それを心配していたのです。

「なにかのまちがいだわ。わたしには介護《かいご》なんて関係《かんけい》ないわ。年取れば、だれだって、多少のもの忘《わす》れはあるもの。そうでしょ？」

「そうね、わたしも、もの忘《わす》れはあるわ」

「そうでしょ？　みんなそうよ」

「今度、ケアマネさんがいらっしゃるから」

「すあま？　それ、あたしの好物《こうぶつ》よ。おいしい

よね～」

「ケアマネジャー！　すあまは和がしでしょ？和がしが来るわけないでしょ！」

れもママは声を荒《あら》げてしまい、ふーっとためいきをつきました。

「ケア」は介護《かいご》やお世話のことです。「マネジャー」は管理者《かんりしゃ》、監督《かんとく》さん。つまり、介護《かいご》やお世話を管理《かんり》する人のことをさします。

何日かたって、ケアマネジャーさんがやってきました。きびきび働《はたら》きそうな、感じのよい中年の女性《じょせい》です。

「石川と申します。飯島《いいじま》さん、これから、よろしくおねがいします」

ケアマネジャーさんは、近所の有料《ゆうりょう》老人《ろうじん》ホームの中にある、ヘルパーステーションからやってきました。れもママが、ケアマネジャーさんの一覧表《いちらんひょう》から選《えら》んだのです。ほかの人に話を聞いて、「この人にたのみたい」という希望《きぼう》があればたのめます（希望が通らない場合もあります）。

ケアマネジャーさんをおねがいする人（ここでは大ママ）は、「利用者《りようしゃ》さん」とよばれます。利用者《りようしゃ》さんの希望《きぼう》を聞きながら、ケアプランを立てていきます。どんな介護《かいご》サービス（食事を作ってもらいたい、せんたくをしてほしい、薬をちゃんとのんだかチェックしてほしい、家に手すりをつけてほしい、デイサービスに行きたいなど）を、どれだけ利用《りよう》するか（要介護《ようかいご》度数によって、使える量がちがってきます。大ママは要介護《ようかいご》一だから、たくさんは使えませんが、それでもけっこうあります）、本人（ここでは大ママ）が、自分でらくにくらせるように支《ささ》えるためのプランです。

そのケアプランをもとに、ヘルパーさんを手配したり、デイサービス、デイケア、ショートステイを見学したり、手すりや車イス、ベッドなどの福祉《ふくし》用具のパンフレットをもってきたり、工事の人にたのんだりします。

ショートステイ手配《てはい》
デイケア
デイサービス
ケアプラン
作成《さくせい》
福祉用具《ふくしようぐ》レンタル・購入《こうにゅう》
パンフ
ケアマネ
さん
ヘルパー手配《てはい》
工事《こうじ》の人達《ひとたち》
手配《てはい》
病院《びょういん》・役所《やくしょ》

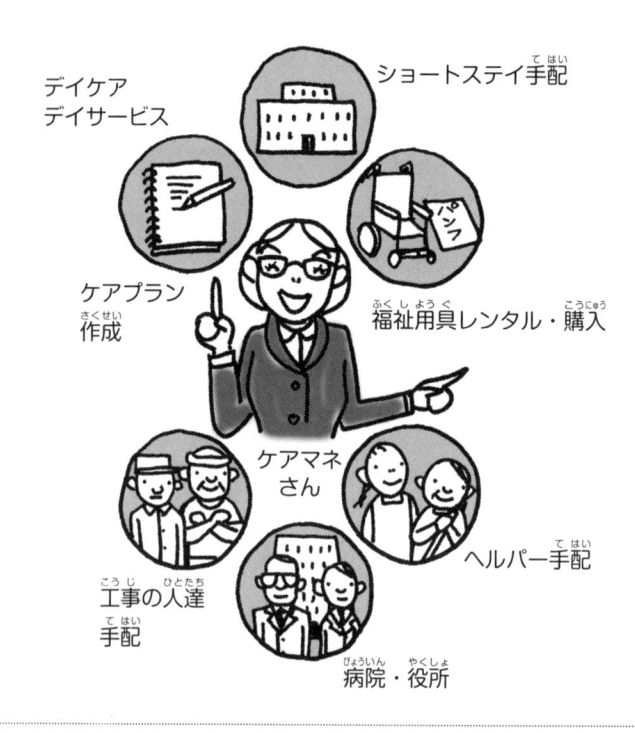

ケアマネジャーさんとは、わからないことは全部おねがいできる、大切な存在《そんざい》です。病院や医師《いし》、役所・役場に連絡《れんらく》をとるのも、仕事です。スポーツチームの監督《かんとく》、サッカーでいう司令塔《しれいとう》みたいなものですね。

大ママは、「新しくのむことになった認知症《にんちしょう》の薬を薬ケースに入れる」、「そうじ」、「デイサービスの見学」をたのみました。

「なにも、自分でそうじができないわけじゃないのよ。でも、ちょっとおっくうになってきたしね。デイサービスがどんなところか興味《きょうみ》があるし」

『え、デイサービスってなに?』

＊55ページで、デイサービスの説明をします。

おしえて
ニャンジャ!
3

Q **要介護《ようかいご》認定《にんてい》調査《ちょうさ》のとき、ひとり暮《く》らしの祖父《そふ》は、きりっとしちゃうんです。ごはんづくり、せんたく、そうじなんか、やったこともないのに「なんでも、じぶんで、できます！」といっちゃうんです。**

A よくあるケースです。みんなその日《ひ》は、キンチョーして見栄《みえ》をはるものです。それで、自立《じりつ》（介護《かいご》のひつようがない）と判定《はんてい》されたり… 損《そん》をするのは、じぶんなのに。ホントーの姿《すがた》をメモしたり、動画《どうが》をとったりして、こっそり調査員《ちょうさいん》に見《み》せてはどうでしょう？

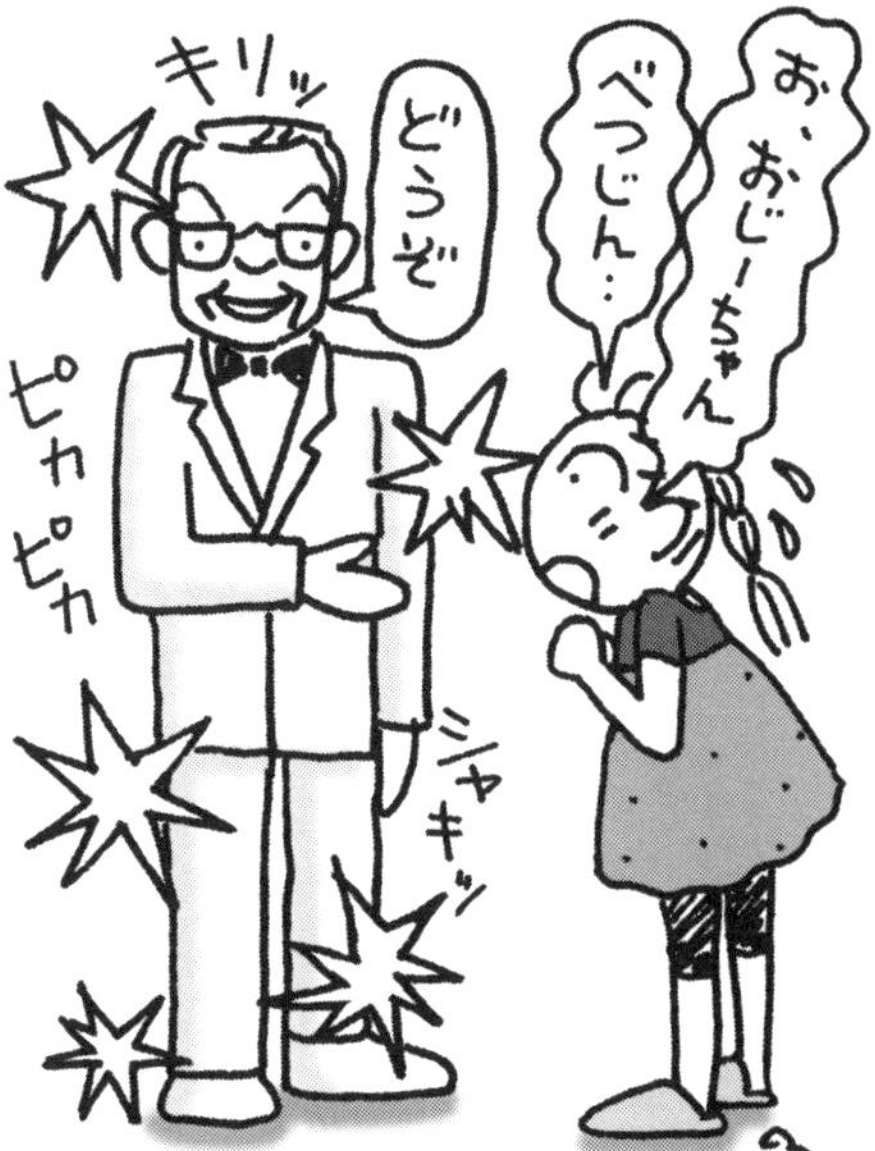
キリッ
どうぞ
お、おじーちゃん
べつじん…
ピカピカ
シャキッ

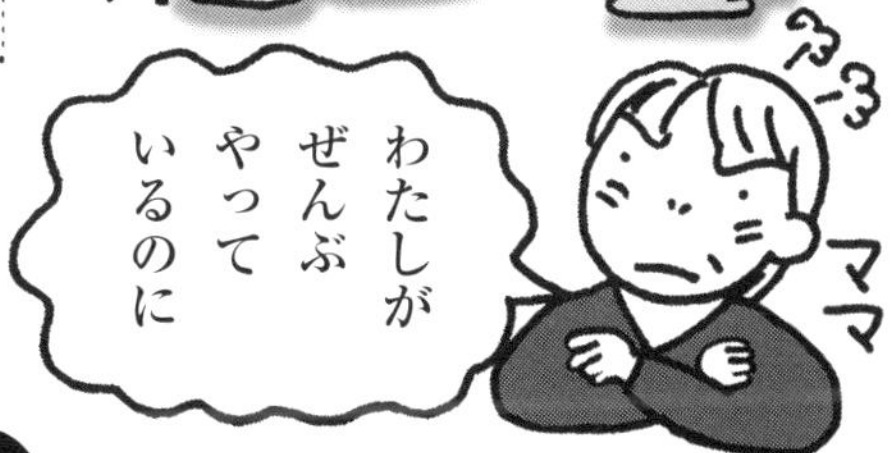
わたしがぜんぶやっているのに
ママ

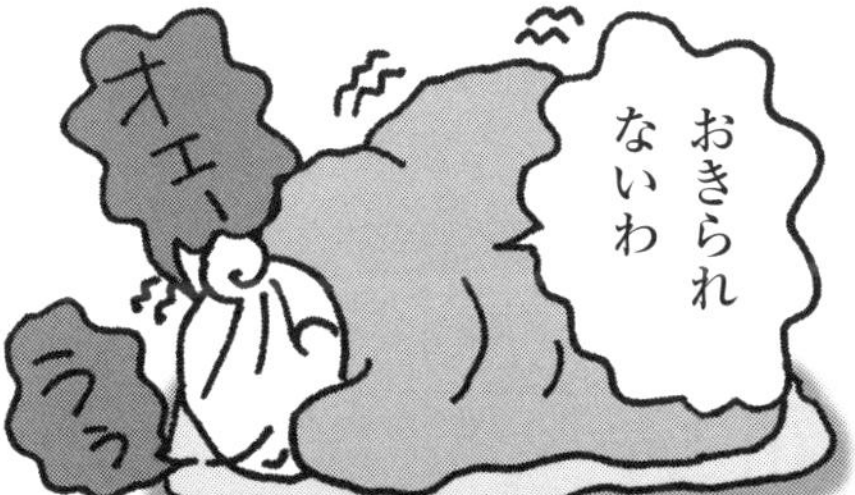
オエー
うっ
おきられないわ

Q **要介護認定《ようかいごにんてい》の調査員《ちょうさいん》さんがくる日《ひ》、きまって、寝《ね》こんじゃうんです。仮病《けびょう》じゃないかとおもいますが、ほんとに熱《ねつ》があったりせきがでたり。なんでかなあ。**

A 体調《たいちょう》のいい日《ひ》でないと、正《ただ》しい判定《はんてい》ができません。また別《べつ》の日《ひ》にきてもらうしかないですね。

仕事《しごと》やすんだのに

Q 注文《ちゅうもん》していたものを、忘《わす》れちゃうんです。そのうえ、最近《さいきん》どなりちらすようになって。前《まえ》は、怒《おこ》ったりしなかったのに。

A 前《まえ》にたのんだメニューを忘《わす》れるのはよくあることです。
以前《いぜん》は、おだやかな人《ひと》が怒《おこ》りっぽくなるのも、この病気《びょうき》の特《とく》ちょうです。
「このプリン、おいしそうだよ」など、気分《きぶん》をかえることをいってみてください。

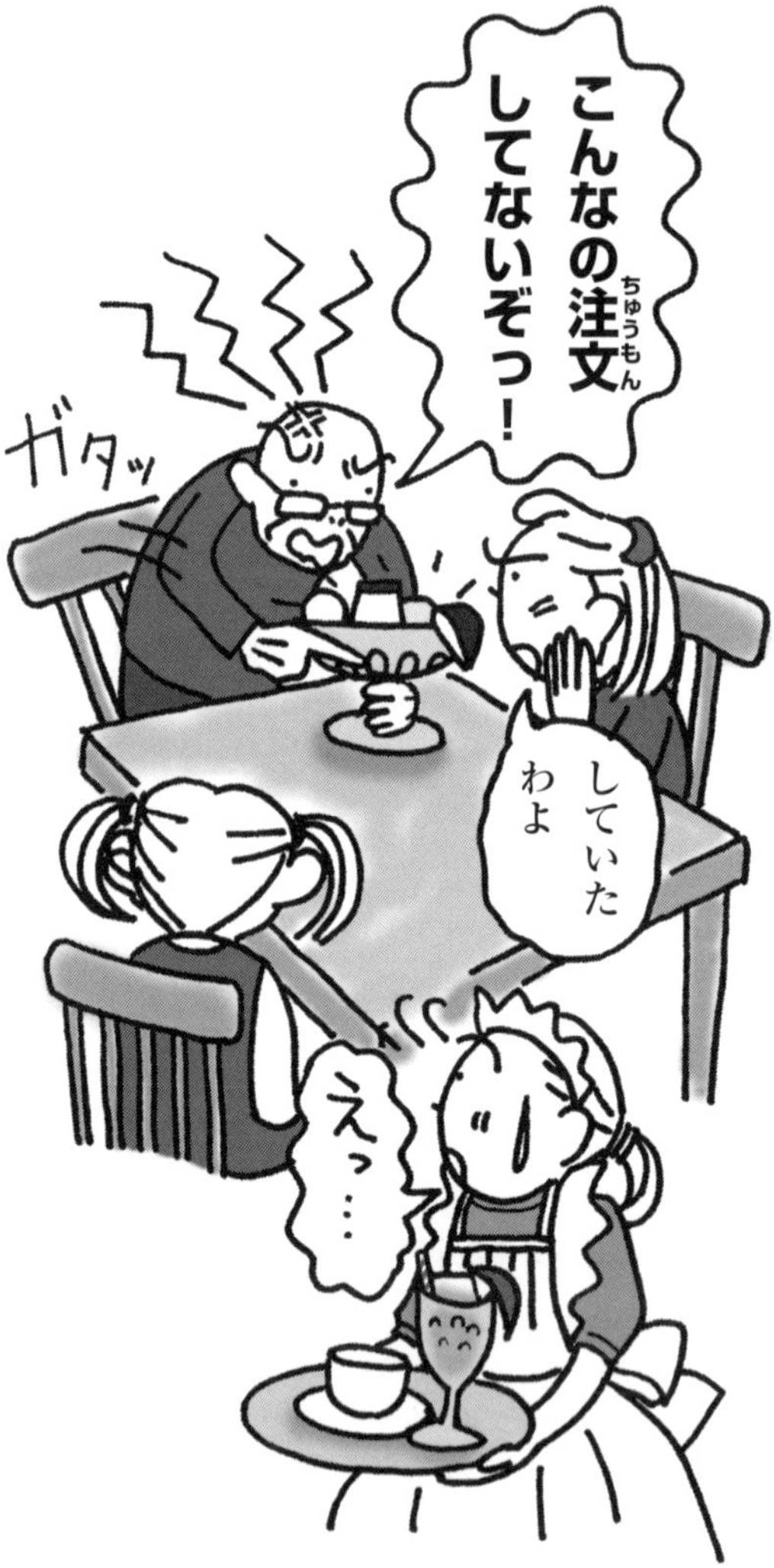

こんなの注文《ちゅうもん》してないぞっ！
ガタッ
していたわよ
えっ…

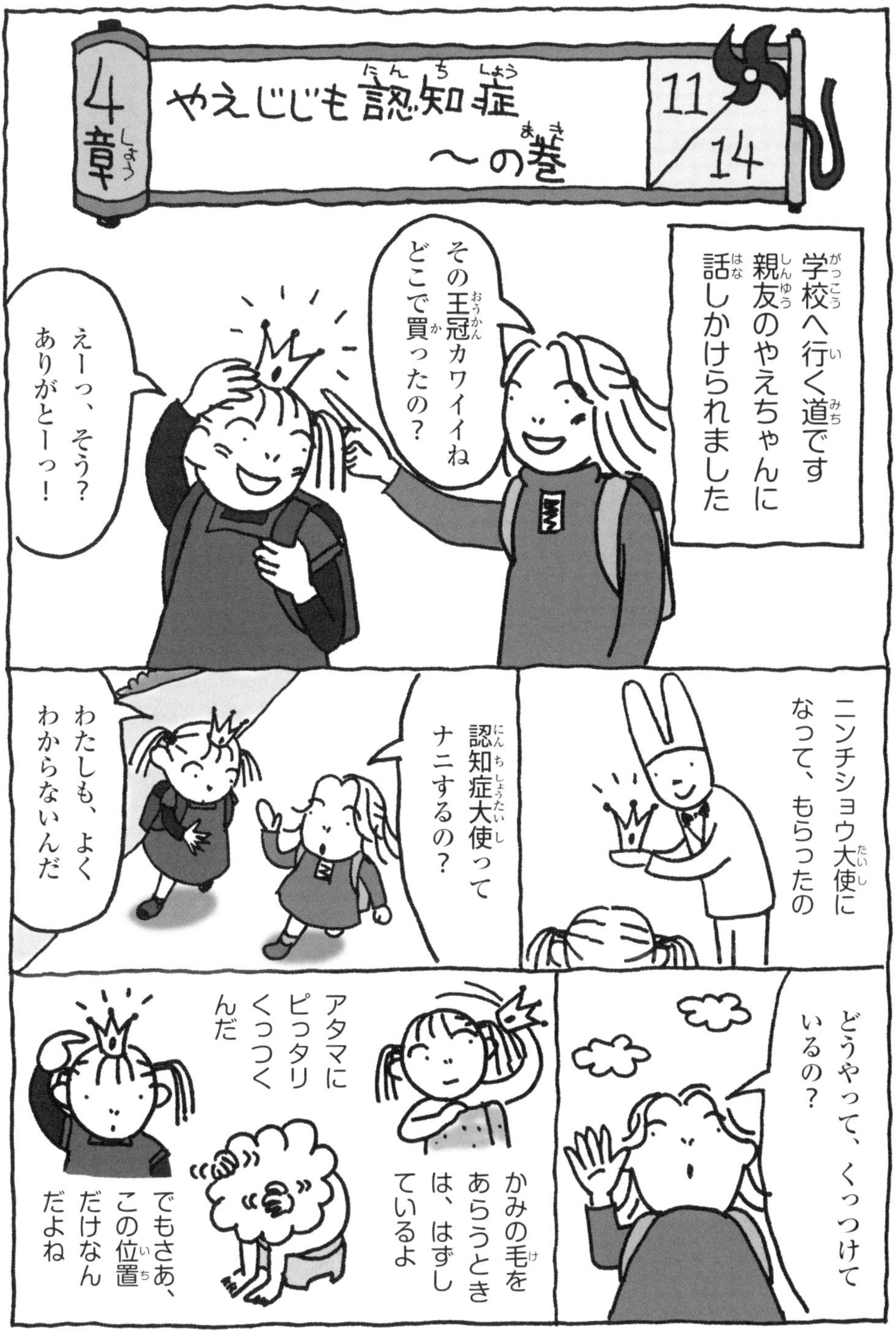
4章《しょう》
やえじじも認知症《にんちしょう》
～の巻《まき》
11/14
学校《がっこう》へ行《い》く道《みち》です
親友《しんゆう》のやえちゃんに
話《はな》しかけられました
その王冠《おうかん》カワイイね
どこで買《か》ったの？
えーっ、そう？
ありがとーっ！
ニンチショウ大使《たいし》に
なって、もらったの
認知症大使《にんちしょうたいし》って
ナニするの？
わたしも、よく
わからないんだ
どうやって、くっつけて
いるの？
アタマに
ピッタリ
くっつく
んだ
かみの毛《け》を
あらうとき
は、はずし
ているよ
でもさあ、
この位置《いち》
だけなん
だよね

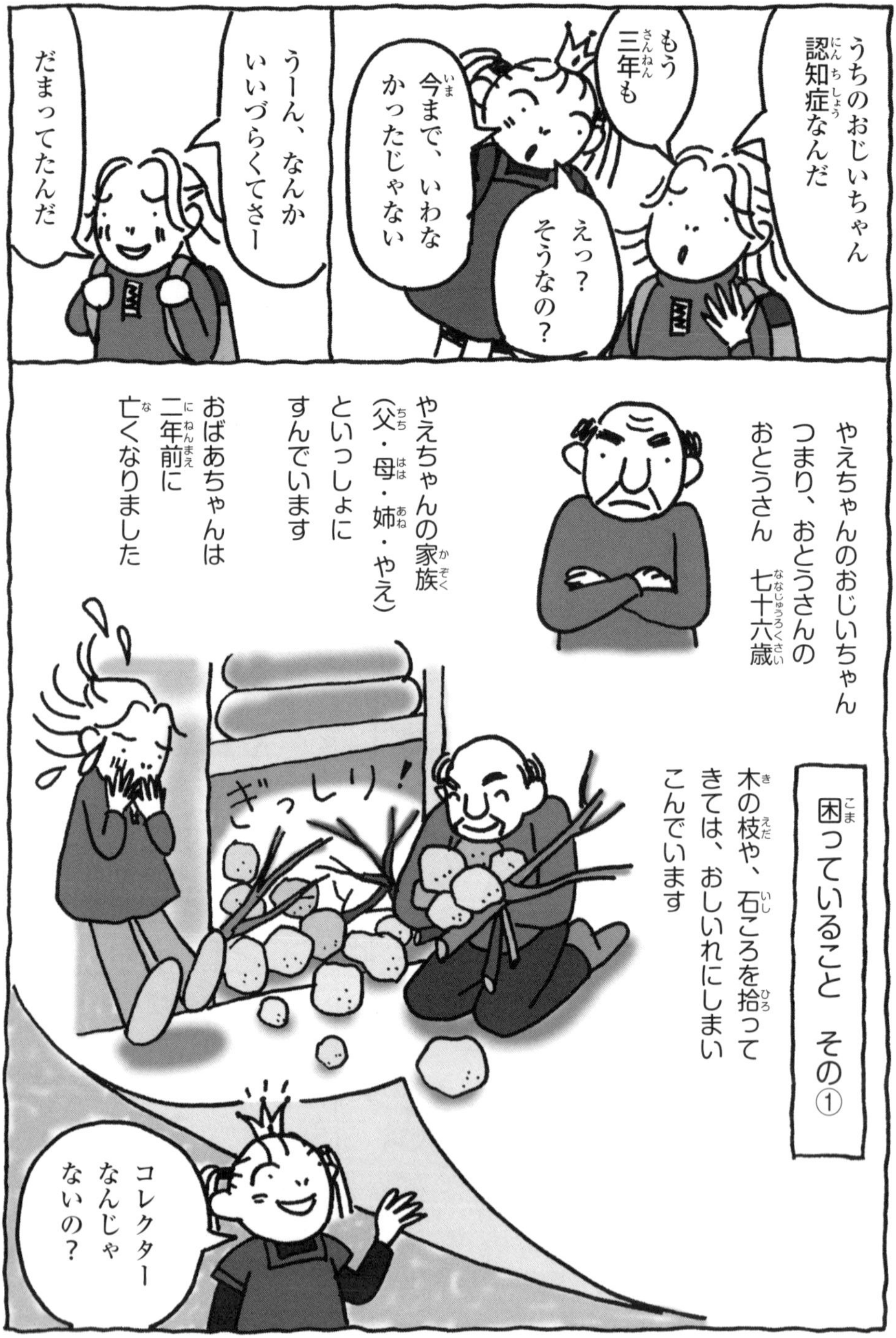

うちのおじいちゃん認知症《にんちしょう》なんだ
もう三年《さんねん》も
えっ？そうなの？
今《いま》まで、いわなかったじゃない
うーん、なんかいいづらくてさー
だまってたんだ
やえちゃんのおじいちゃん つまり、おとうさんのおとうさん　七十六歳《ななじゅうろくさい》
やえちゃんの家族《かぞく》(父《ちち》・母《はは》・姉《あね》・やえ)といっしょにすんでいます
おばあちゃんは二年前《にねんまえ》に亡《な》くなりました
困《こま》っていること　その①
木《き》の枝《えだ》や、石《いし》ころを拾《ひろ》ってきては、おしいれにしまいこんでいます
ぎっしり！
コレクターなんじゃないの？

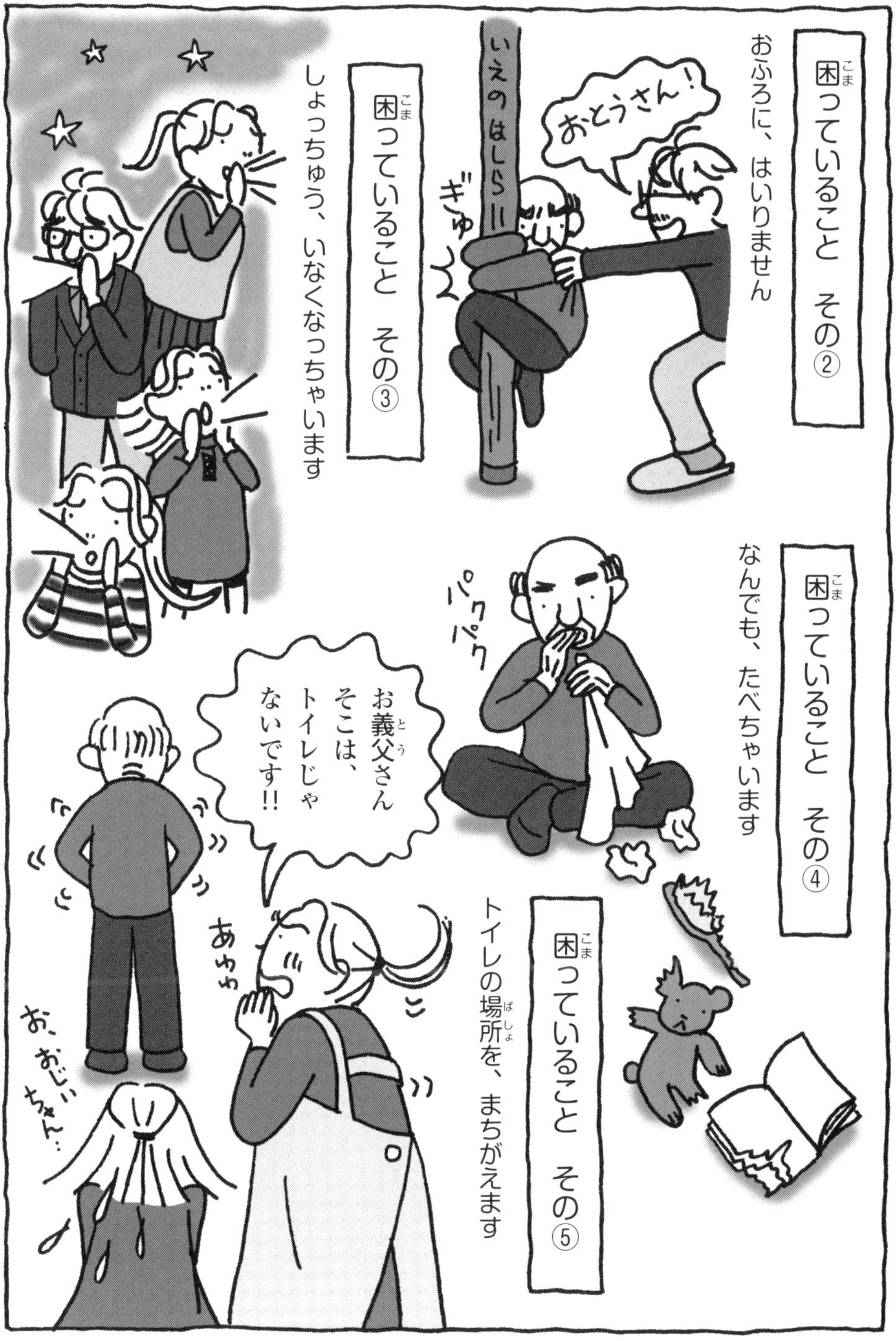
困《こま》っていること　その②
おふろに、はいりません
おとうさん！
いえのはしら!!
ギュ
困《こま》っていること　その③
しょっちゅう、いなくなっちゃいます
困《こま》っていること　その④
なんでも、たべちゃいます
パクパク
困《こま》っていること　その⑤
トイレの場《ば》所《しょ》を、まちがえます
お義父《とう》さん そこは、トイレじゃないです!!
あゆゆ
お、おじいちゃん…

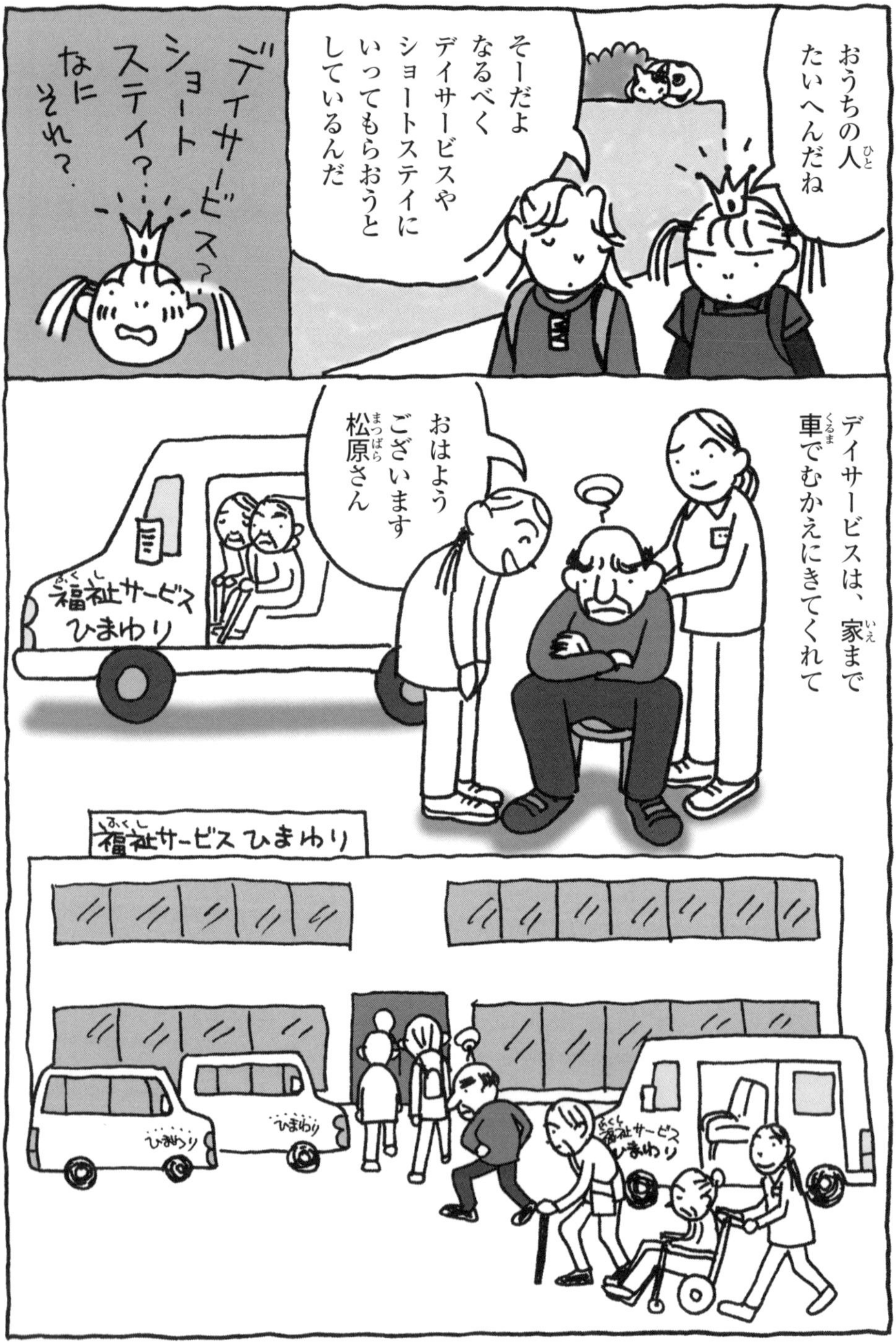
おうちの人《ひと》
たいへんだね
そーだよ
なるべく
デイサービスや
ショートステイに
いってもらおうと
しているんだ
デイサービス？
ショートステイ？…
なにそれ？
デイサービスは、家《いえ》まで
車《くるま》でむかえにきてくれて
おはよう
ございます
松原《まつばら》さん
福祉《ふくし》サービス
ひまわり
福祉《ふくし》サービス ひまわり
ひまわり
ひまわり
福祉サービス
ひまわり

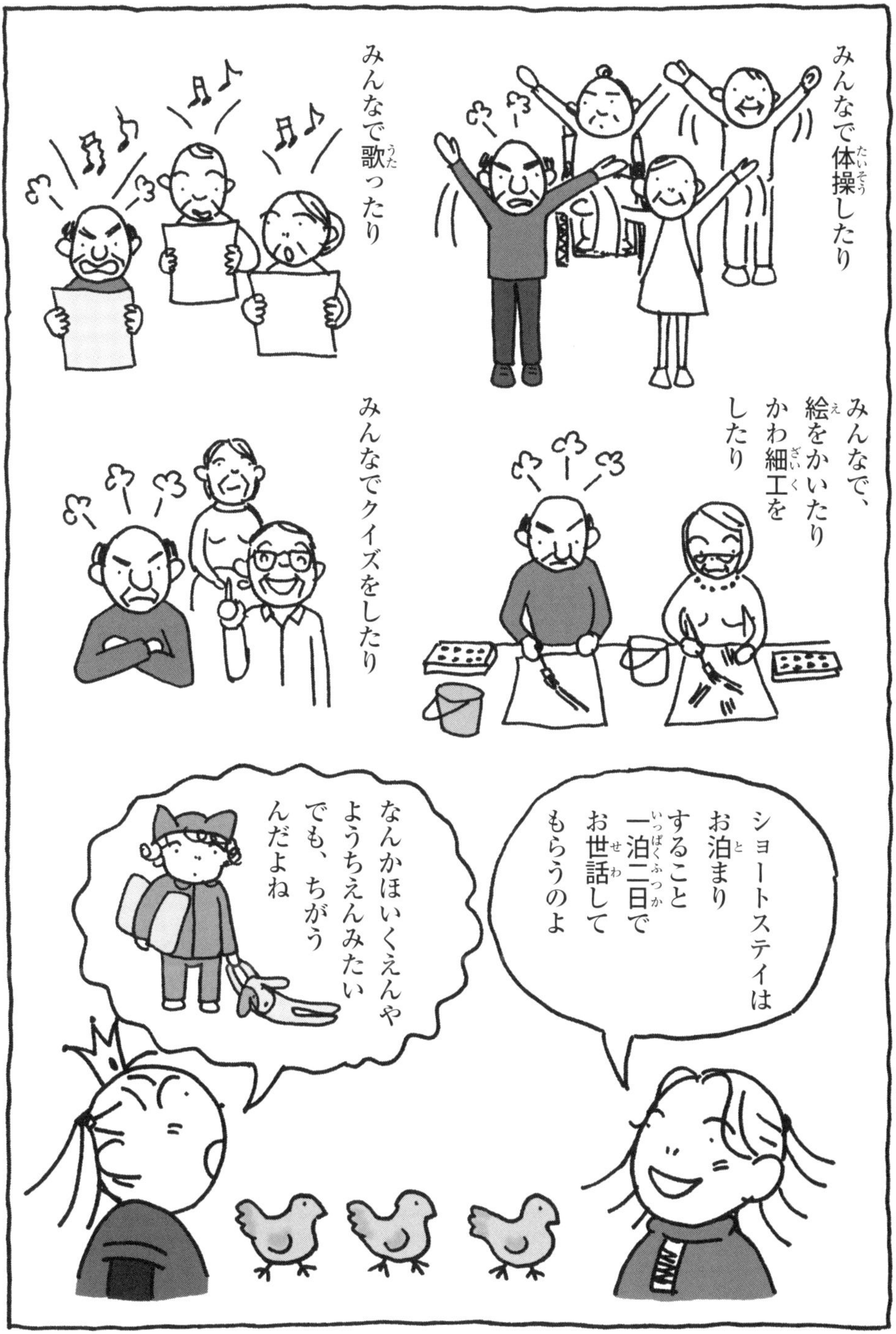
みんなで体操《たいそう》したり
みんなで歌《うた》ったり
みんなで、絵《え》をかいたりかわ細工《ざいく》をしたり
みんなでクイズをしたり
ショートステイはお泊《と》まりすること一泊二日《いっぱくふつか》でお世話《せわ》してもらうのよ
なんかほいくえんやようちえんみたいでも、ちがうんだよね

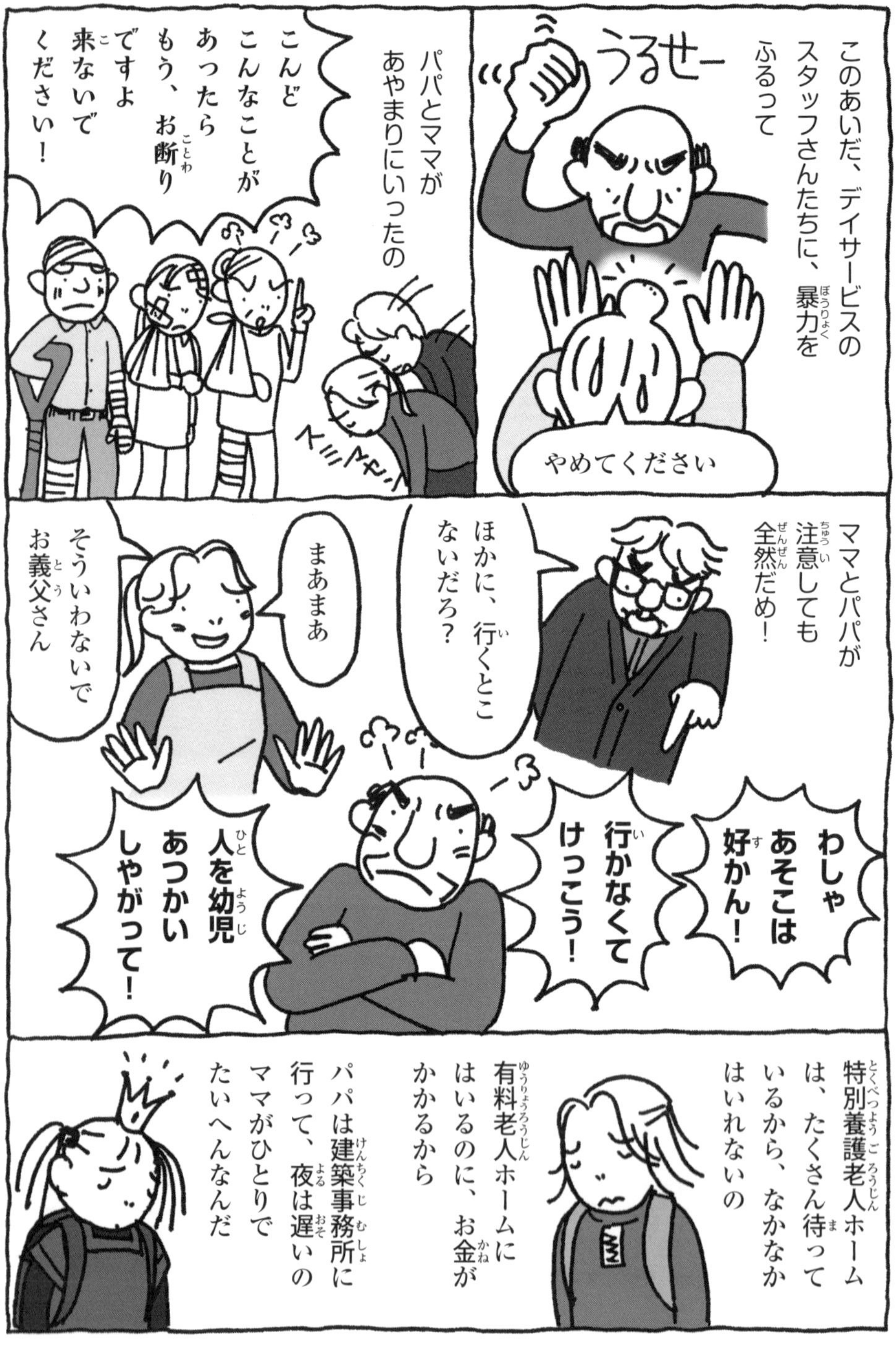
このあいだ、デイサービスのスタッフさんたちに、暴力《ぼうりょく》をふるって
うるせー
やめてください
パパとママがあやまりにいったの
こんどこんなことがあったらもう、お断《ことわ》りですよ来《こ》ないでください！
ママとパパが注意《ちゅうい》しても全然《ぜんぜん》だめ！
ほかに、行《い》くとこないだろ？
まあまあ
そういわないでお義父《とう》さん
わしゃあそこは好《す》かん！
行《い》かなくてけっこう！
人《ひと》を幼児《ようじ》あつかいしやがって！
特別養護老人《とくべつようごろうじん》ホームは、たくさん待《ま》っているから、なかなかはいれないの
有料老人《ゆうりょうろうじん》ホームにはいるのに、お金《かね》がかかるから
パパは建築事務所《けんちくじむしょ》に行って、夜《よる》は遅《おそ》いの
ママがひとりでたいへんなんだ

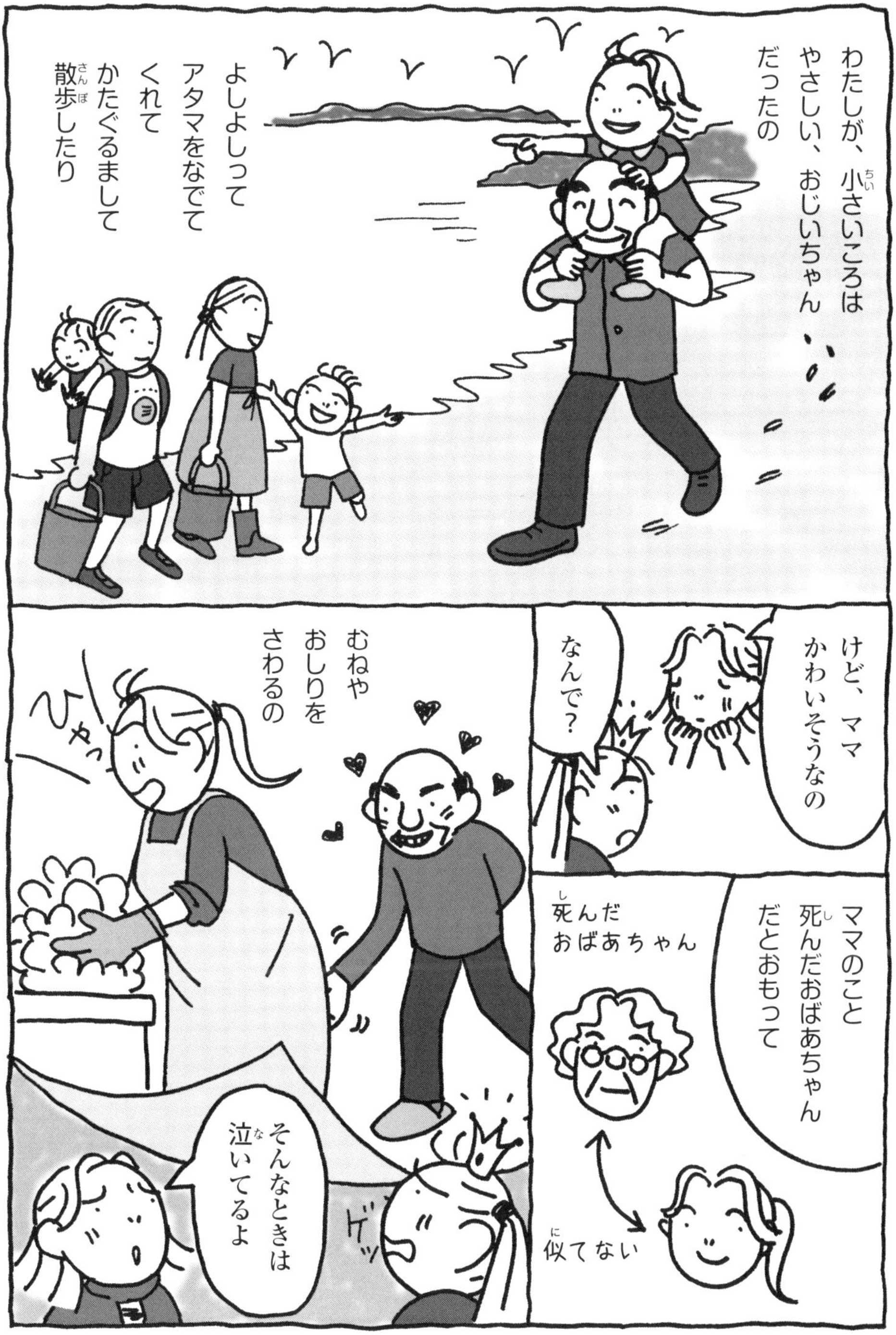
わたしが、小《ちい》さいころは
やさしい、おじいちゃん
だったの
よしよしって
アタマをなでて
くれて
かたぐるまして
散歩《さんぽ》したり
けど、ママ
かわいそうなの
なんで？
ママのこと
死《し》んだおばあちゃん
だとおもって
死《し》んだ
おばあちゃん
似《に》てない
むねや
おしりを
さわるの
ひゃっ
そんなときは
泣《な》いてるよ
ゲッ

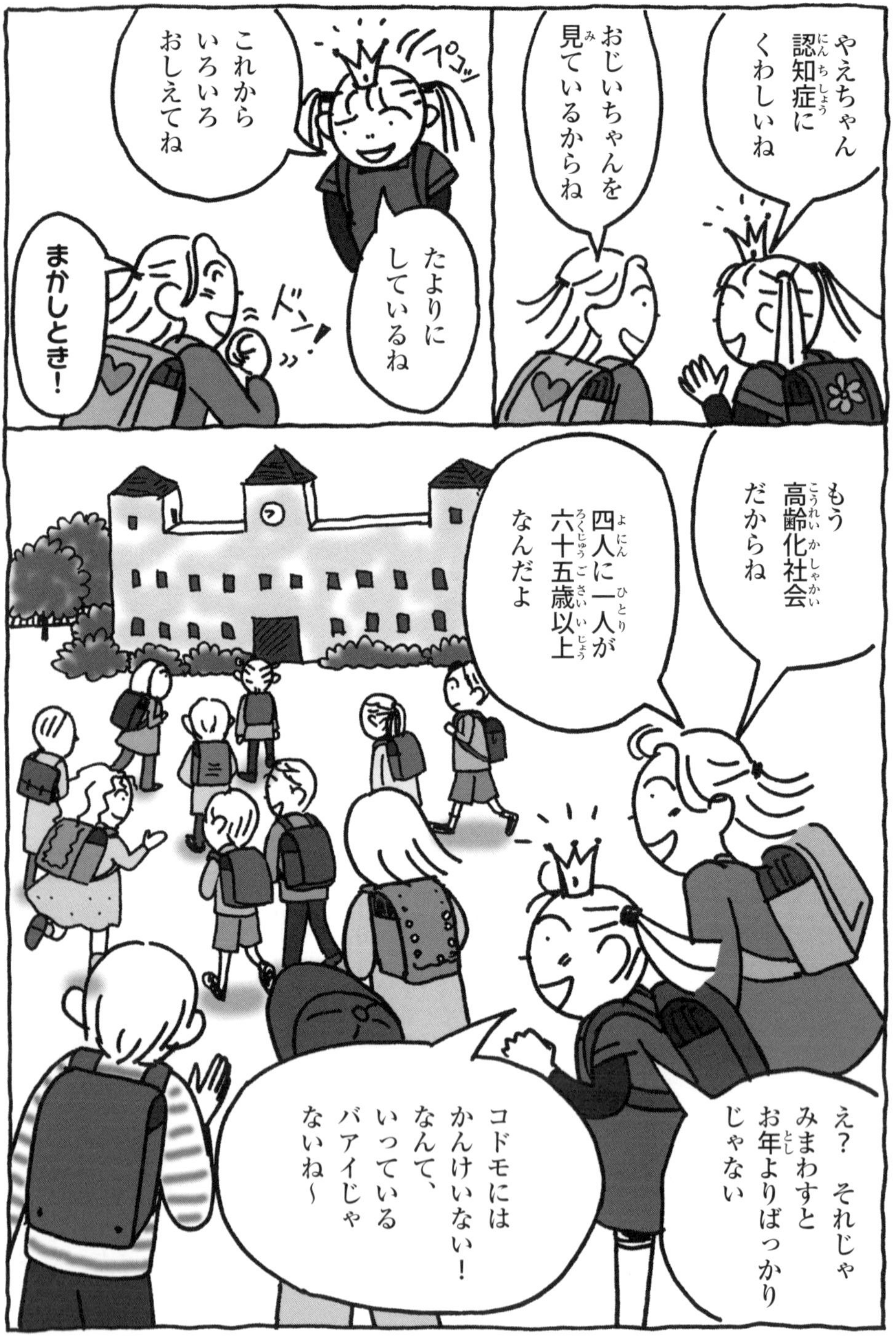
やえちゃん認知症《にんちしょう》にくわしいね
おじいちゃんを見《み》ているからね
ピコッ
これからいろいろおしえてね
たよりにしているね
まかしとき!
ドンッ!
もう高齢化社会《こうれいかしゃかい》だからね
四人《よにん》に一人《ひとり》が六十五歳以上《ろくじゅうごさいいじょう》なんだよ
え? それじゃみまわすとお年《とし》よりばっかりじゃない
コドモにはかんけいない!なんて、いっているバアイじゃないね~

4 デイサービスとデイケアってちがうの？

では、デイサービス、デイケア、ショートステイがどんなところか、かんたんに説明《せつめい》しましょう。「デイサービス○○」「デイケア××」「△△老人《ろうじん》ホーム」と書かれたワゴン車やミニバスから、お年よりがおりてくるのを見たことがありませんか？

朝、自分の家までむかえにきてくれて、夕方、家まで送ってくれます。

車椅子《くるまいす》の人は、車椅子《くるまいす》のまま、車に乗れるようになっています。べんりですね。

どれも要支援《ようしえん》、要介護認定《ようかいごにんてい》されていなければ行くことはできません。

介護保険《かいごほけん》を使うので、体や心の具合が悪い人だけです。どこも悪くないお年よりは通えません。

デイサービス（通所介護《かいご》）

一人で家にいて、あるいはだれかいっしょにいても、いそがしくて話し相手になれない場合、気分が変《か》わるように出かけていくサービスです。

また、家族がずっといっしょだとつかれてしまうので、息ぬきに外出してもらうことも目的《もくてき》のひとつです。

おふろにも入れてくれます。家だと、からだが不《ふ》自由《じゆう》で洗《あら》いにくかったり、一人ぐらしだと、おふろをわかすこと、入ること、おふろ洗《あら》いがめんどうだったりしますからね。

車が着いた先には、同じように、体や心の具合が悪いお年よりがたくさん来ています。

一日のスケジュールが決まっていて、朝：家からデイサービスの場所へ、午前中：健康《けんこう》チェック。入《にゅう》浴《よく》サービス、お昼ごはん、午後：レクリエーションやリハビリテーション、夕方：家まで送ってもらう。

ちょっと前まで、「幼稚《ようち》なところ」「子どもじゃあるまいし」という意見がありました。しかし、今では、場所によっては、ヨーガや水中ウォーキング、絵画、園芸《えんげい》、料理《りょうり》、陶芸《とうげい》、革細工《かわざいく》、手芸《しゅげい》、パソコンなどもできるようになりました。

中には運動マシンを使ったり、マッサージをしてくれるところもあります。

デイケア（通所リハビリテーション）

介護《かいご》老人《ろうじん》保健《ほけん》施設《しせつ》や病院、診療所《しんりょうじょ》にあり、目的《もくてき》はリハビリテーションを受けることです。だからかならず、医師《いし》がいます。ほかには看護師《かんごし》、理学療《りがくりょう》法士《ほうし》（PT）、作業療法士《りょうほうし》（OT）、言語聴覚士《ちょうかくし》（ST）など。医師《いし》の指導《しどう》のもと、いろいろなリハビリを行います。なにをするかというと、たとえば、歩く練習、寝返《ねがえ》る、起き上がる、足を上げるなどです。

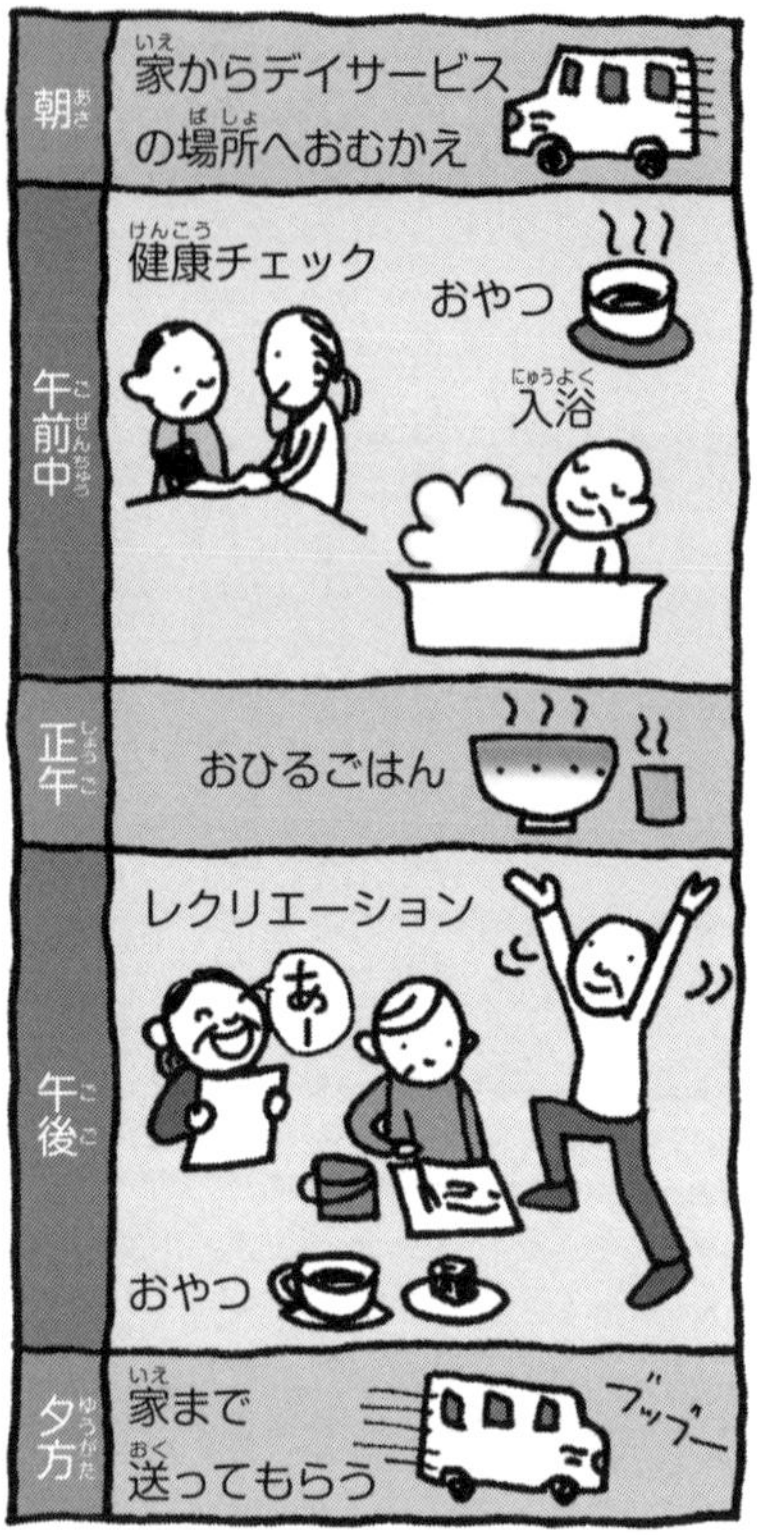

朝《あさ》
家《いえ》からデイサービスの場所《ばしょ》へおむかえ
午前中《ごぜんちゅう》
健康《けんこう》チェック
おやつ
入浴《にゅうよく》
正午《しょうご》
おひるごはん
午後《ごご》
レクリエーション
あー
おやつ
夕方《ゆうがた》
家《いえ》まで送《おく》ってもらう
ブップー

えっ、そんなこと？　と思うでしょう。それらができなくなってしまったから、またできるように、リハビリするんですよ。

デイケアの一日も、デイサービスと似《に》ています。

朝：家からデイケアの場所へ、午前中：まず健康《けんこう》チェック。リハビリテーション。お昼ごはん　午後：コミュニケーション（同じところに来ているお年よりとおしゃべり）、入浴《にゅうよく》、リハビリテーション、健康《けんこう》チェック　夕方：家まで送ってもらう。

ショートステイ

かんたんにいうと「お泊《と》まり」です。

デイサービスやデイケアとちがい、最低《さいてい》一泊《ぱく》二日。もっと長《なが》くなることもあります。どこに泊《と》まるかというと、特別《とくべつ》養護《ようご》老人《ろうじん》ホーム、介護《かいご》老人《ろうじん》保健《ほけん》施設《しせつ》、有料老人《ゆうりょうろうじん》ホームです。一日のスケジュールはだいたいデイサービスと同じです。

どんなとき、こういうところを利用《りよう》するのかというと、介護《かいご》している人が、結婚式《けっこんしき》・お葬式《そうしき》・旅行で長《なが》く家にいなくなるとき、寝《ね》こんだり、病気になったり、入院したとき、毎日いっしょでつかれたから、休みたいとき、出張《しゅっちょう》で留守《るす》にするとき、特別養護《とくべつようご》老人《ろうじん》ホームが空くのをまっているとき。

けれども、老人《ろうじん》ホームがわりに、何年もいつづけることはできません。

介護保険《かいごほけん》を使うので、続《つづ》けて三十日を超《こ》えて泊《と》まることはできません。

いろいろ決まりがあるので、ケアマネジャーさんに聞くか、ネット検索《けんさく》してみてくださいね。

料金《りょうきん》は、老人《ろうじん》ホームによってちがいます。

有料老人《ゆうりょうろうじん》ホームは介護保険《かいごほけん》を使えないので、「お泊《と》まり」料金《りょうきん》が高くなります。

「おそうじをしてもらうよう、ヘルパーさんにたのみますね。お薬を分けて入れるのは、いっしょにしましょう。デイサービスはわたしがご案内《あんない》しますが、どんなところがご希望《きぼう》ですか？　たとえば、体操《たいそう》がしたい、歌をうたいたい、お花を生けたいとか」

「あ、お花が好《す》きだから、生け花をしたいわ。ジャムづくりもある？」

「さがしてみますね。そうやって、希望《きぼう》を言ってくださいね」

少しして、ケアマネジャーさんが、ヘルパーさんを二人紹介《しょうかい》してくれました。

ヘルパーさんたちに、家のそうじ、せんたく、買いもの、ごはんづくり、お皿洗《さらあら》いもしてもらったら、とても助かりますね。

でも、大ママは、まだ自分でごはんづくりも、そうじもできます。トイレにも行けます。

問題なのは、もの忘《わす》れ。だから、薬をちゃんとのんだかチェックしてもらいます。あとは、同じものを買わないよう、買うものを書きだして、いっしょに買いものに行き、家に帰ったら、ちゃんとしまうのを見ていてもらいます。

大ママのくらしを考えたら、できないこともあります。たとえば、大ママの庭はすぐに草ぼーぼーになってしまいます。だから、定期的《ていきてき》に草むしりをしなければなりませんが、これはやってもらえません。ペットの世話もできないので、トラとシッポへごはんはやってもらえません。

ほかにも、「るすばん」「お客さんにお茶《ちゃ》を出す」「洗車《せんしゃ》」「家の修理《しゅうり》」「大そうじ」ができないことです。「散歩《さんぽ》」もダメですが、歩くのがたいへんだからリハビリとして、というならオッケーです。

どうしてもやってもらいたかったら、介護保険《かいごほけん》に関係《かんけい》なく、自分で料金《りょうきん》を支払《しはら》えばいいのです。一回二回はそれですみますが、何十回となったら、費用《ひよう》がかさんでくるのが問題です。

介護保険《かいごほけん》でたのむヘルパーさんは、なんでもやってくれる家政婦《かせいふ》さんではありません。そのへんを混同《こんどう》しないようにしてくださいね。

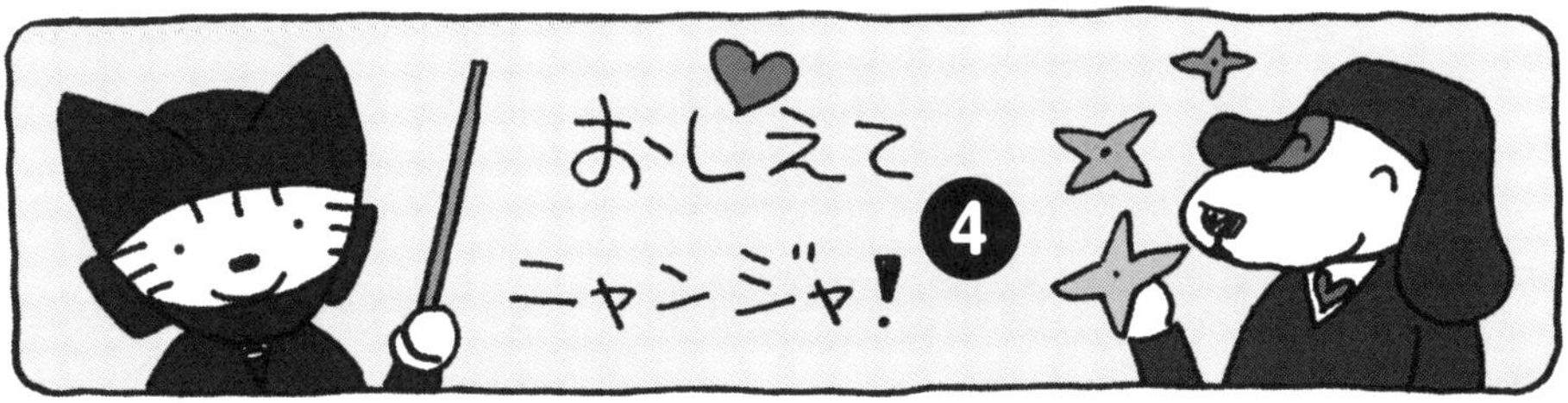
おしえて
ニャンジャ!
4

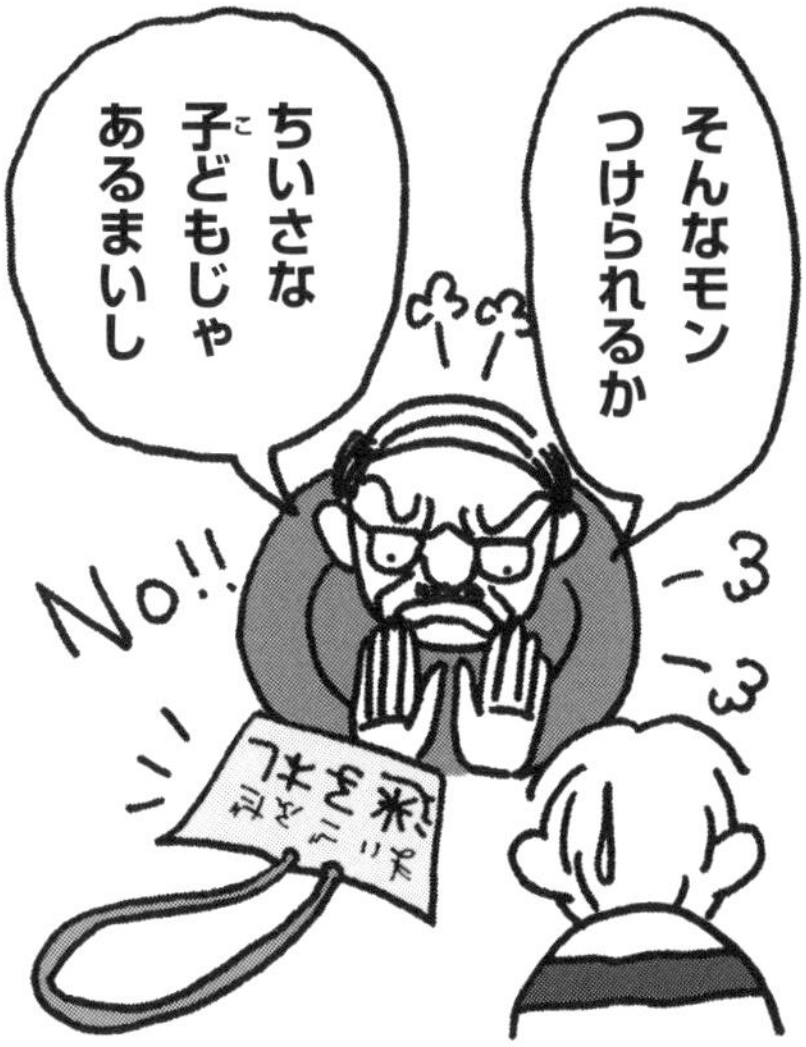
そんなモン
つけられるか
ちいさな
子《こ》どもじゃ
あるまいし
No!!

Q なまえ・住所《じゅうしょ》・でんわ番号《ばんごう》をかいた「迷子札《まいこふだ》」をもってくれません。せっかく、つくったのに。

A しゃかい的《てき》な地位《ちい》が高《たか》かった人《ひと》は、むかしの、えらいイメージがあるので、「迷《まい》子札《ごふだ》なんて」とイヤがります。おさいふとしてもつかえたり、おしゃれなヒモをつかうなどして、ていこうを少なくしたら、どうですか？

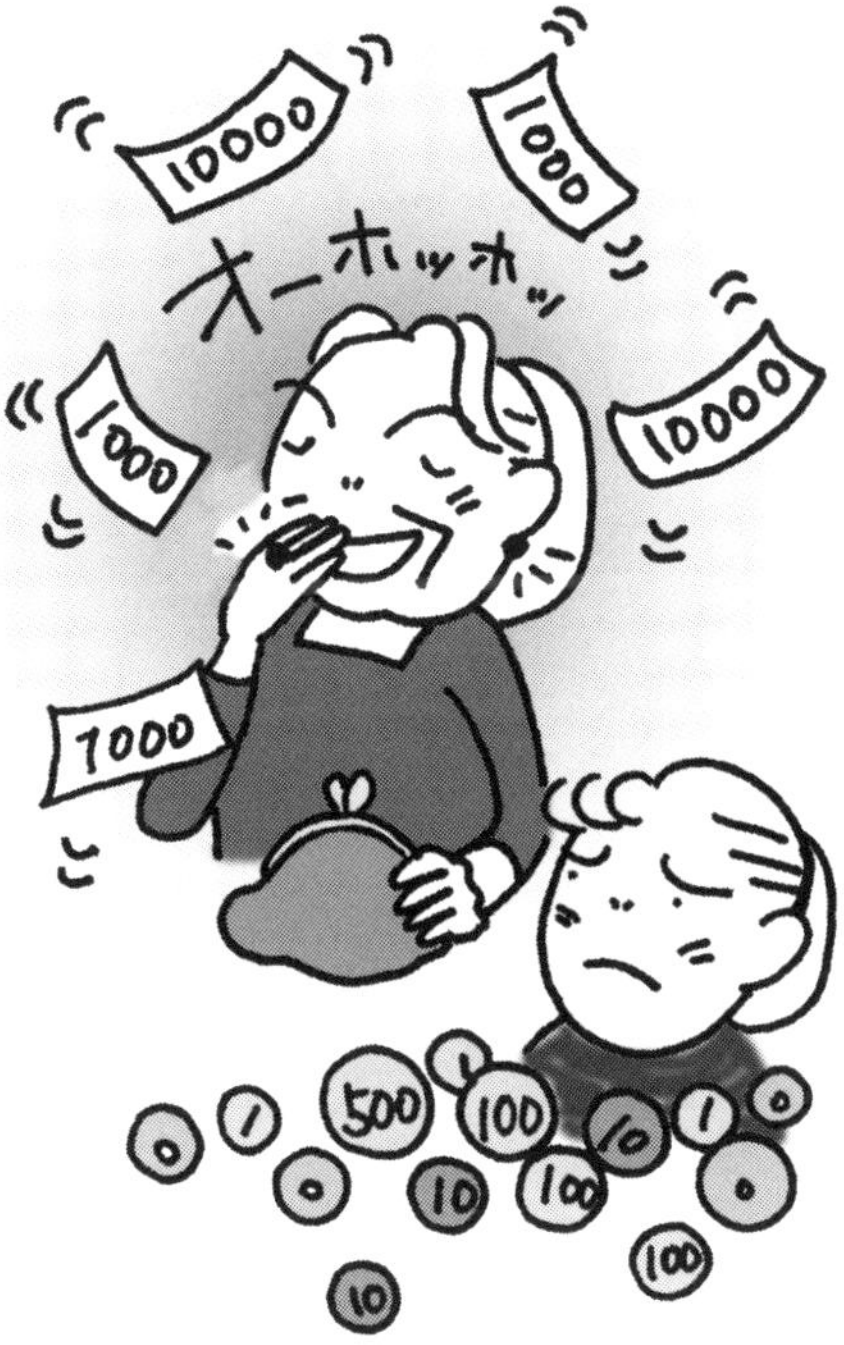
オーホッホッ

Q おさいふは小銭《こぜに》だらけなのに、243円《えん》はらうとき、千円札《せんえんさつ》だすんですよ。お札《さつ》をだしたほうが、お金《かね》もちにみえるとでも？

A うしろに人《ひと》がならんでいると、あせってお札《さつ》をだすことは、よくあります。老眼《ろうがん》で、百円玉《ひゃくえんだま》と１円玉《えんだま》をまちがえやすいからかもしれません。
もし認知症《にんちしょう》なら、どれを何枚《なんまい》だすのかわからず、「とりあえず、お札《さつ》」になりがちです。百円玉《ひゃくえんだま》２枚《まい》に、十円玉《じゅうえんだま》４枚《まい》…といっしょにかぞえてあげましょう。

Q 「だれかが、わたしのおさいふをとった！　アンタでしょ？」と、おかあさんが責《せ》められて、かわいそうなんです

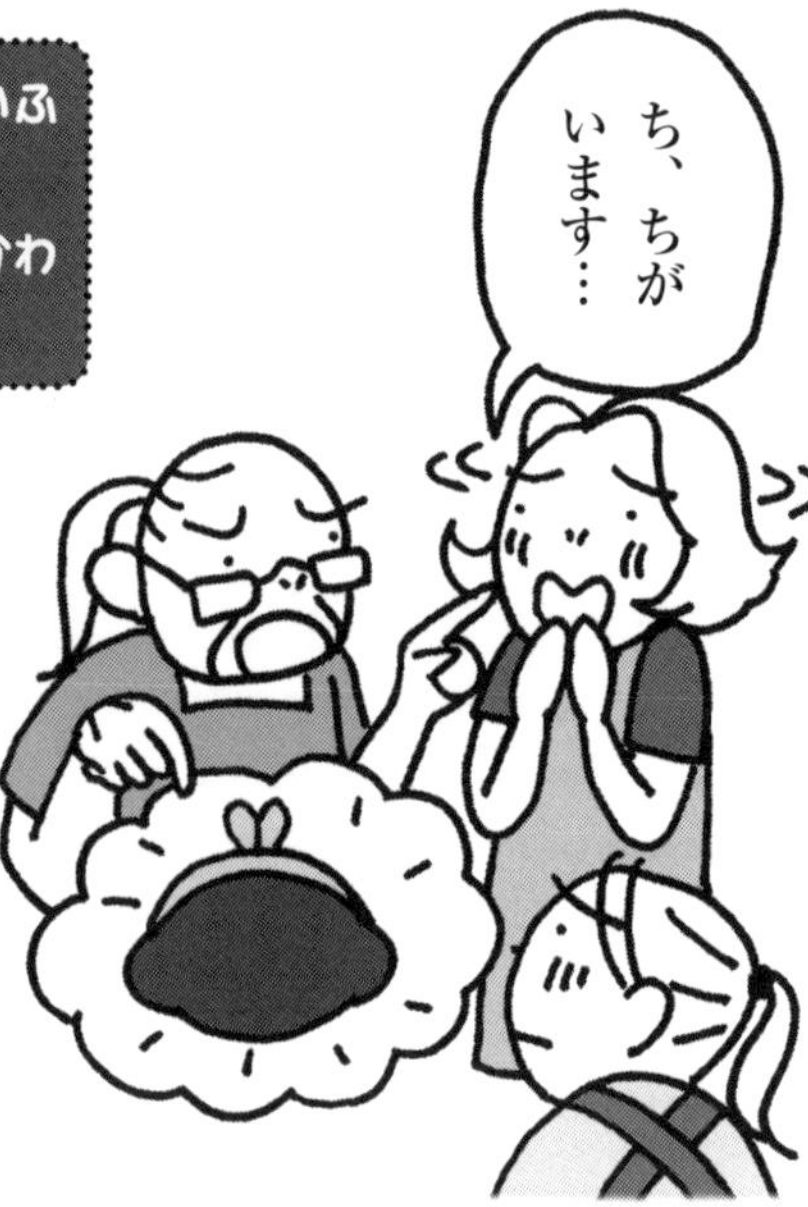
ち、ちがいます…

A こういう場合《ばあい》、おヨメさんがうたがわれがちです。
そんな時《とき》は、タンスやハンドバッグを、いっしょにさがしてあげましょう。
ふだん、しまっている場所《ばしょ》を確認《かくにん》しておいて、そこをさがすよう、しむけましょう。
でも、うたがわれている人《ひと》が、見《み》つけてはダメ！
『やっぱり、盗《と》ったのね』と思《おも》われてしまいます。

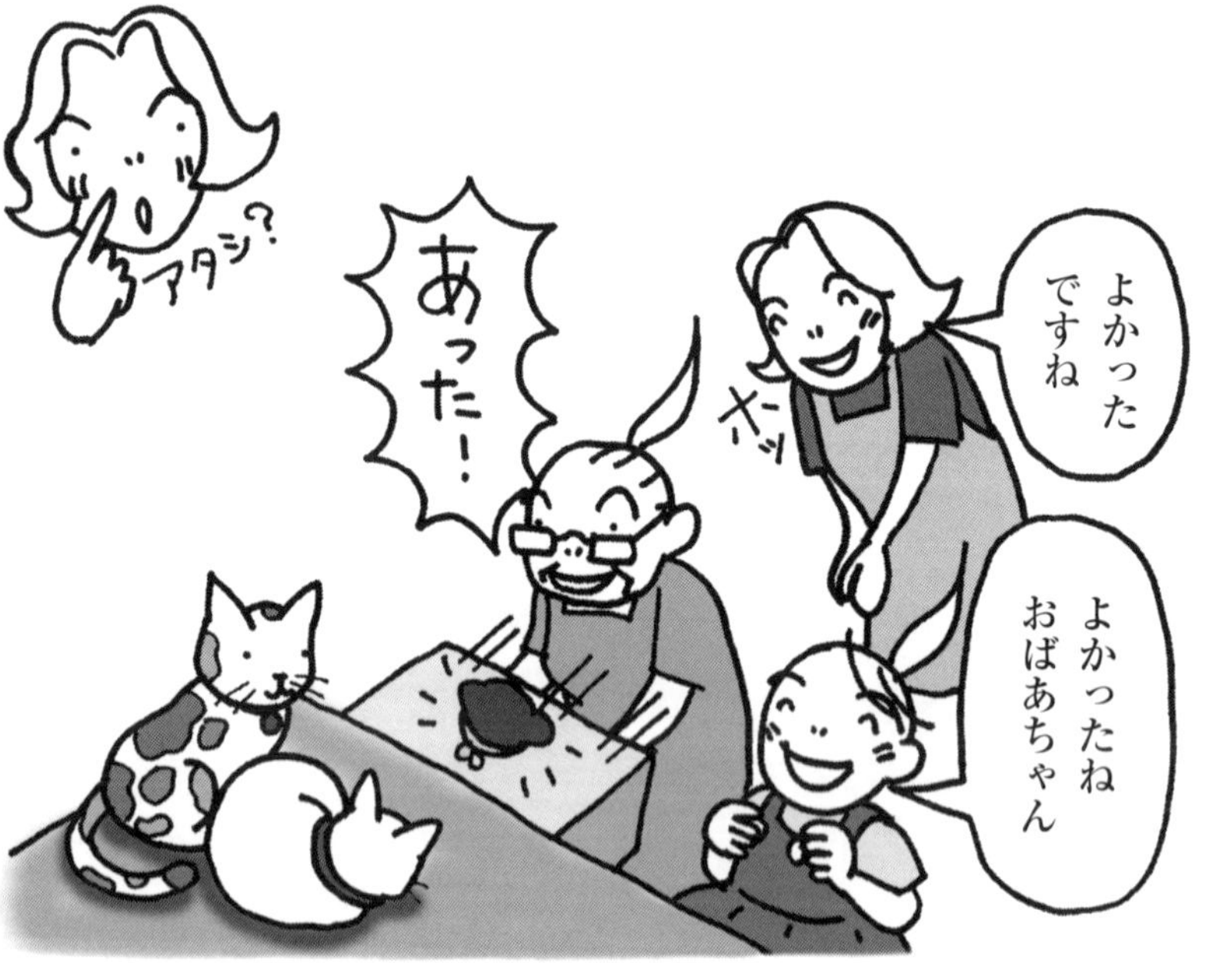
よかったですね
よかったねおばあちゃん
あった！
アタシ？

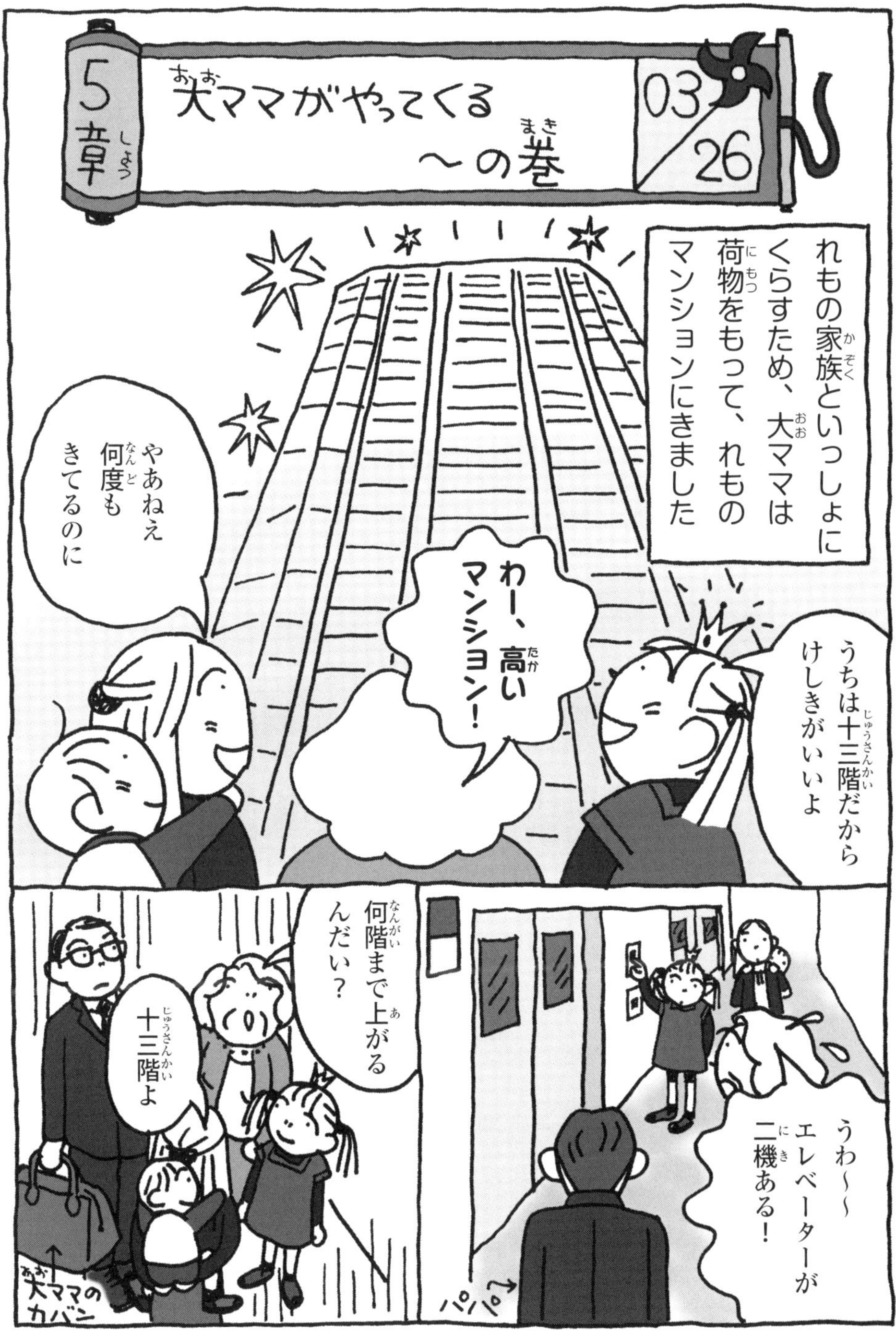
5章《しょう》
大《おお》ママがやってくる〜の巻《まき》
03/26
れもの家族《かぞく》といっしょにくらすため、大《おお》ママは荷物《にもつ》をもって、れものマンションにきました
うちは十三階《じゅうさんかい》だから けしきがいいよ
わー、高《たか》いマンション！
やあねえ 何度《なんど》も きてるのに
うわ〜〜 エレベーターが 二機《にき》ある！
パパ
何階《なんがい》まで上《あ》がるんだい？
十三階《じゅうさんかい》よ
大《おお》ママのカバン

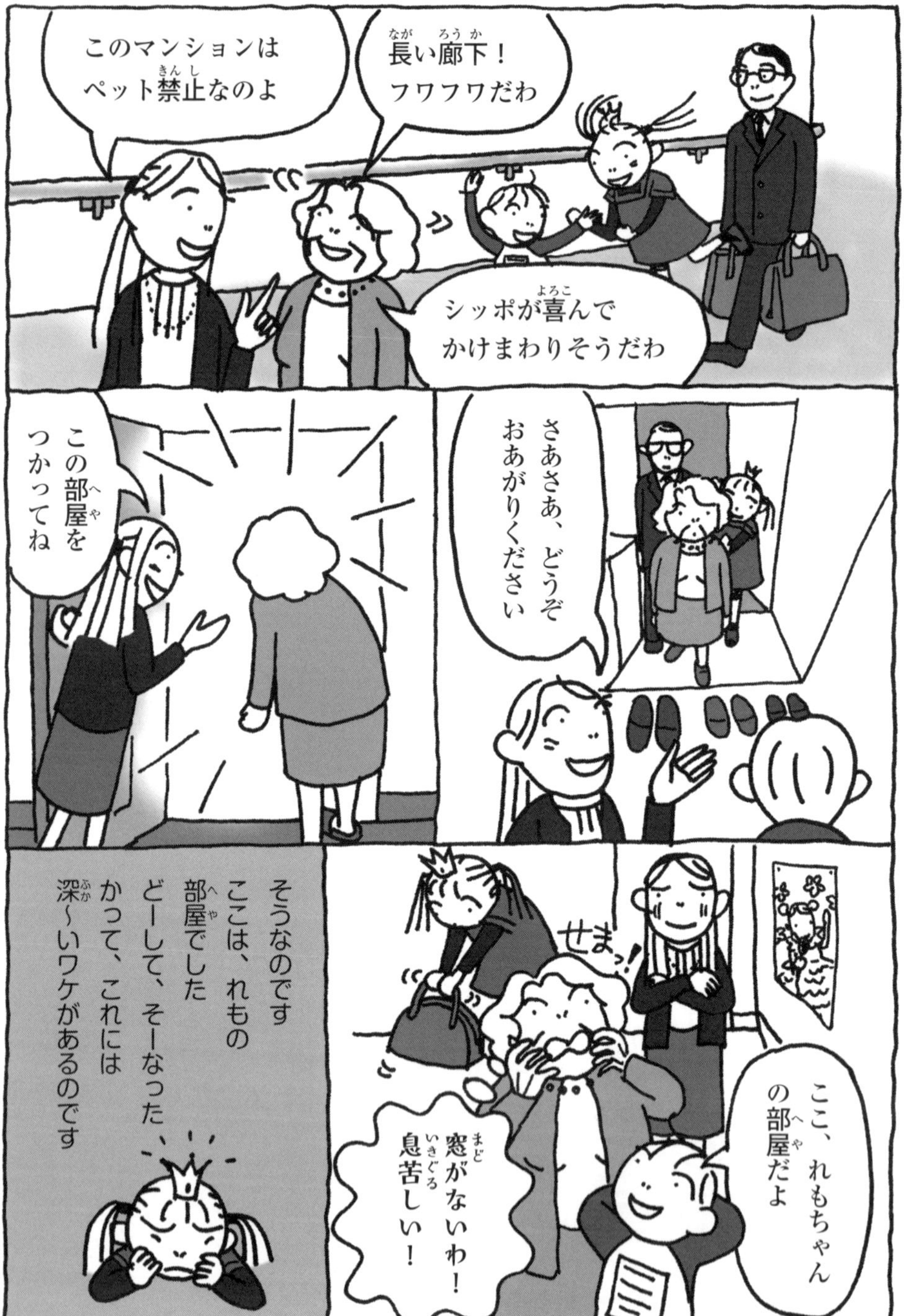
このマンションはペット禁止《きんし》なのよ
長《なが》い廊下《ろうか》！フワフワだわ
シッポが喜《よろこ》んでかけまわりそうだわ
さあさあ、どうぞおあがりください
この部屋《へや》をつかってね
ここ、れもちゃんの部屋《へや》だよ
せまっ！
窓《まど》がないわ！息苦《いきぐる》しい！
そうなのです
ここは、れもの部屋《へや》でした
どーして、そーなったかって、これには
深《ふか》～いワケがあるのです

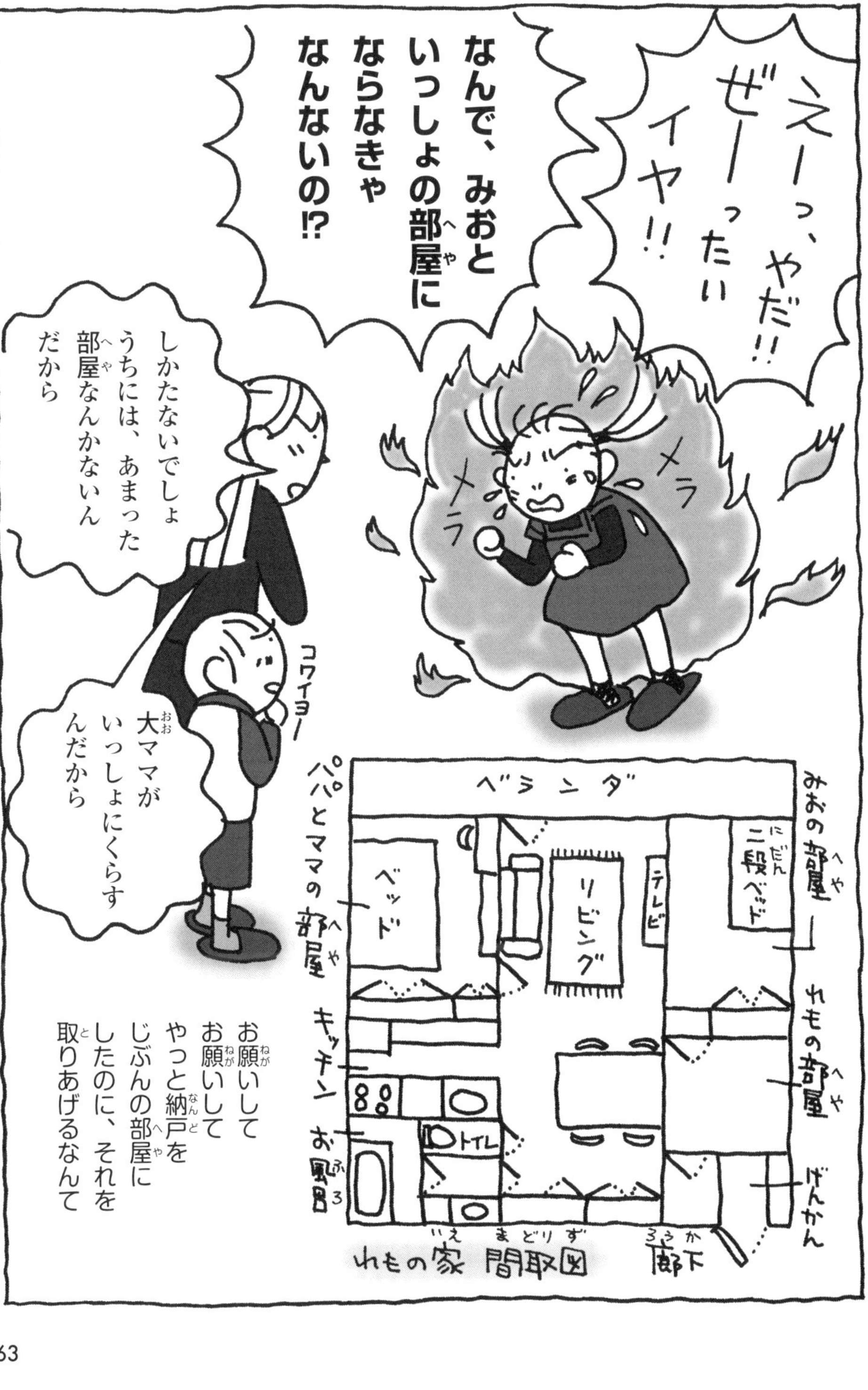
えーっ、やだ!!
ぜーったいイヤ!!
なんで、みおといっしょの部屋《へや》にならなきゃなんないの!?
メラメラ
しかたないでしょ うちには、あまった部屋《へや》なんかないんだから
コワイヨー
大《おお》ママがいっしょにくらすんだから
ベランダ
みおの部屋《へや》
二段《にだん》ベッド
テレビ
リビング
ベッド
パパとママの部屋《へや》
キッチン
トイレ
お風呂《ふろ》
れもの部屋《へや》
げんかん
れもの家《いえ》 間取図《まどりず》
廊下《ろうか》
お願《ねが》いして
お願《ねが》いして
やっと納戸《なんど》を
じぶんの部屋《へや》に
したのに、それを
取《と》りあげるなんて

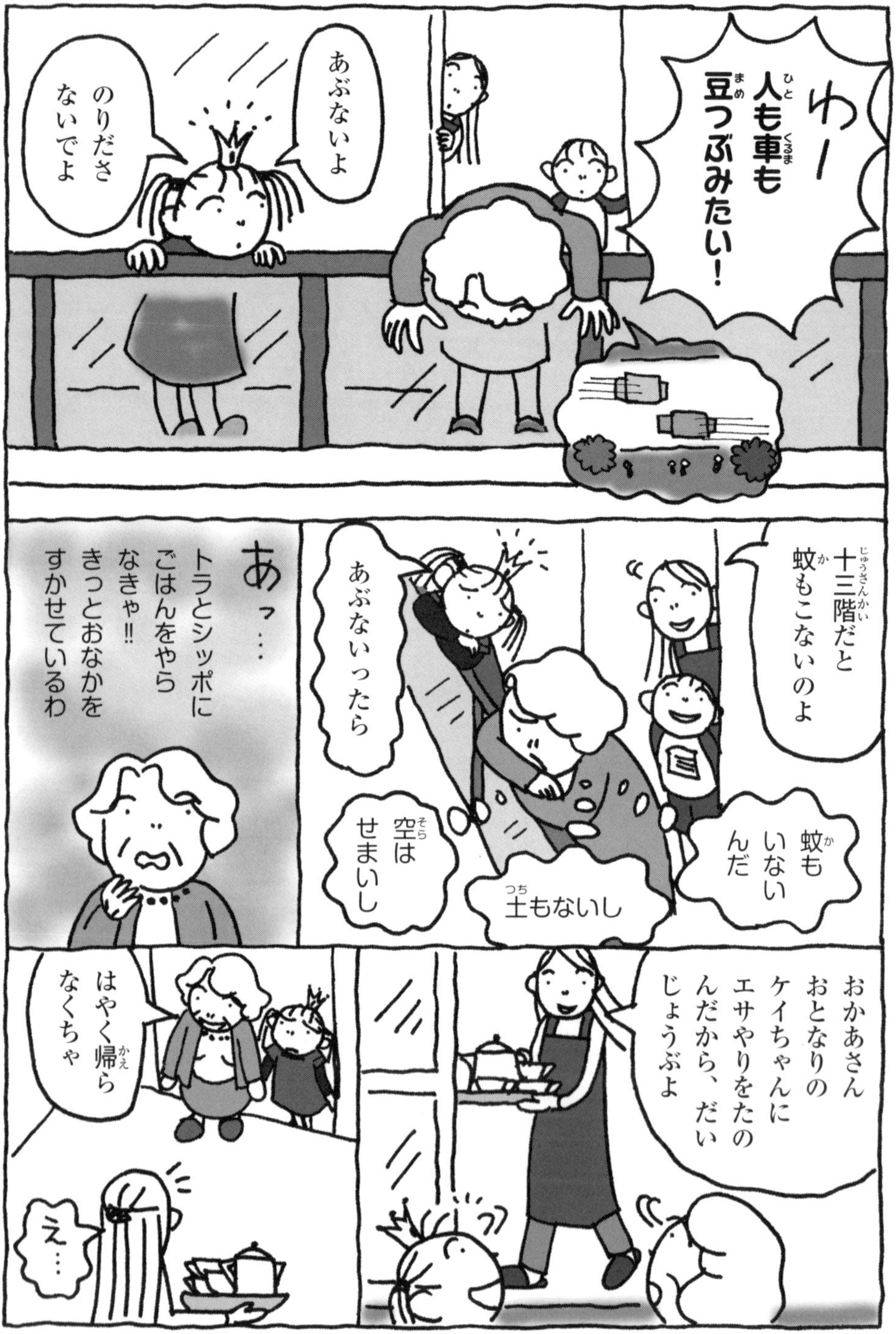
わ！
人《ひと》も車《くるま》も豆《まめ》つぶみたい！
あぶないよ
のりださないでよ
十三階《じゅうさんかい》だと蚊《か》もこないのよ
あぶないったら
蚊《か》もいないんだ
土《つち》もないし
空《そら》はせまいし
あっ…
トラとシッポにごはんをやらなきゃ!! きっとおなかをすかせているわ
おかあさんおとなりのケイちゃんにエサやりをたのんだから、だいじょうぶよ
はやく帰《かえ》らなくちゃ
え…

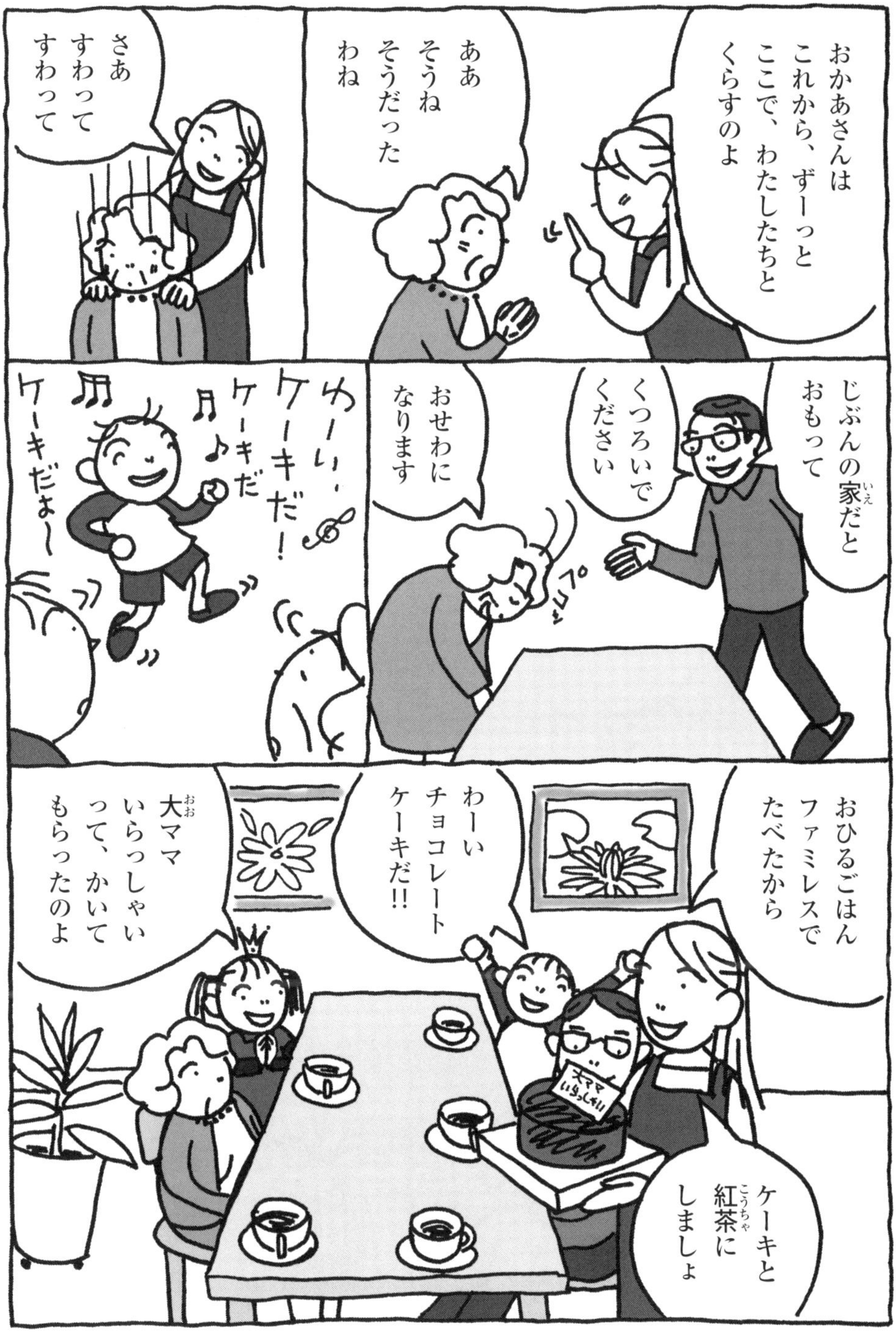
おかあさんはこれから、ずーっとここで、わたしたちとくらすのよ
ああそうねそうだったわね
さあすわってすわって
じぶんの家《いえ》だとおもって
くつろいでください
おせわになります
わーい、ケーキだ!
ケーキだ
ケーキだよ〜
おひるごはんファミレスでたべたから
ケーキと紅茶《こうちゃ》にしましょ
わーいチョコレートケーキだ!!
大《おお》ママいらっしゃいって、かいてもらったのよ

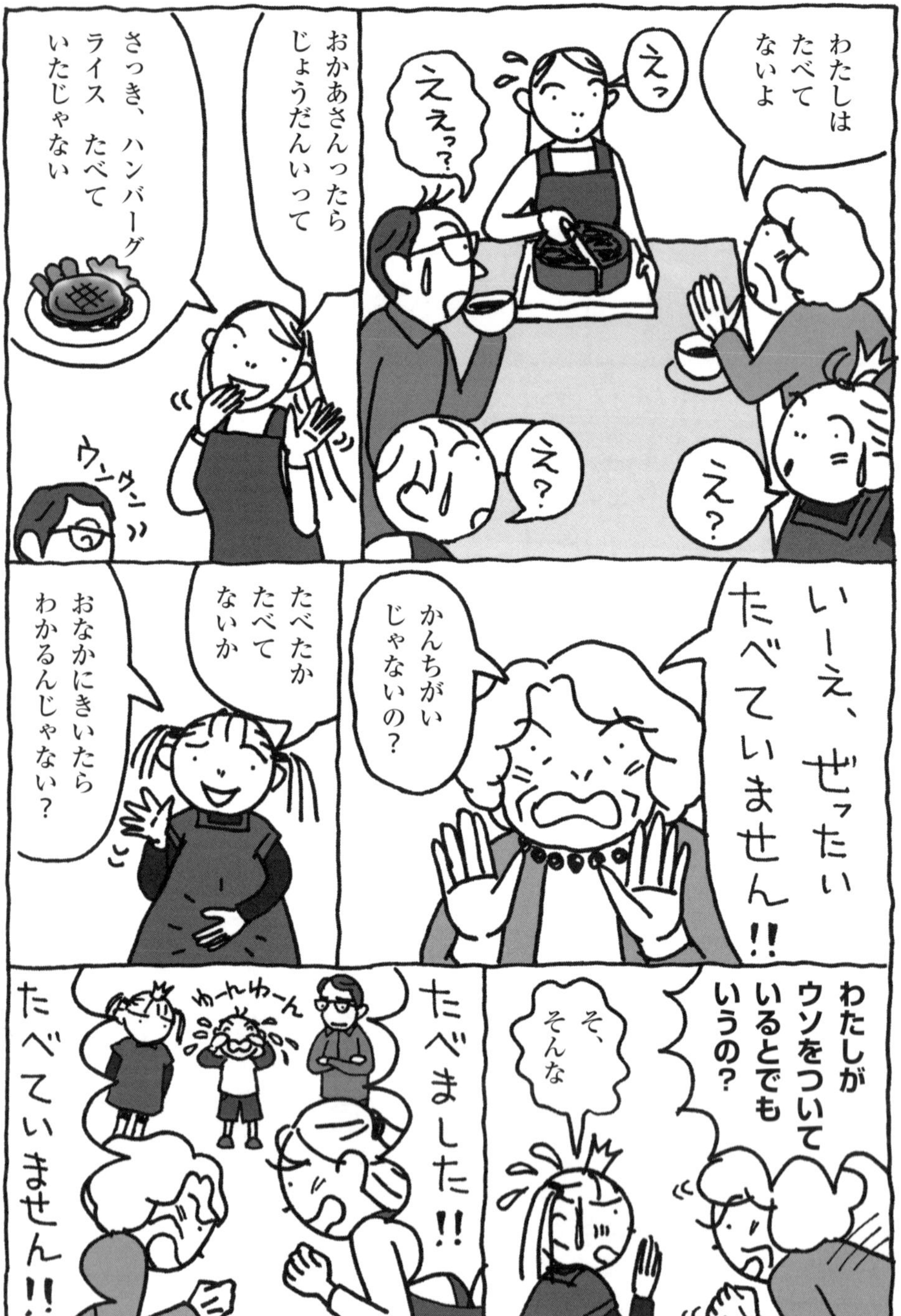
わたしは たべて ないよ
えっ
ええっ??
え?
え?
おかあさんったら じょうだんいって
さっき、ハンバーグ ライス たべて いたじゃない
ウンウン
いーえ、ぜったい たべていません!!
かんちがい じゃないの?
たべたか たべて ないか
おなかにきいたら わかるんじゃない?
わたしが ウソをついて いるとでも いうの?
そ、そんな
たべました!!
わーんわーん
たべていません!!

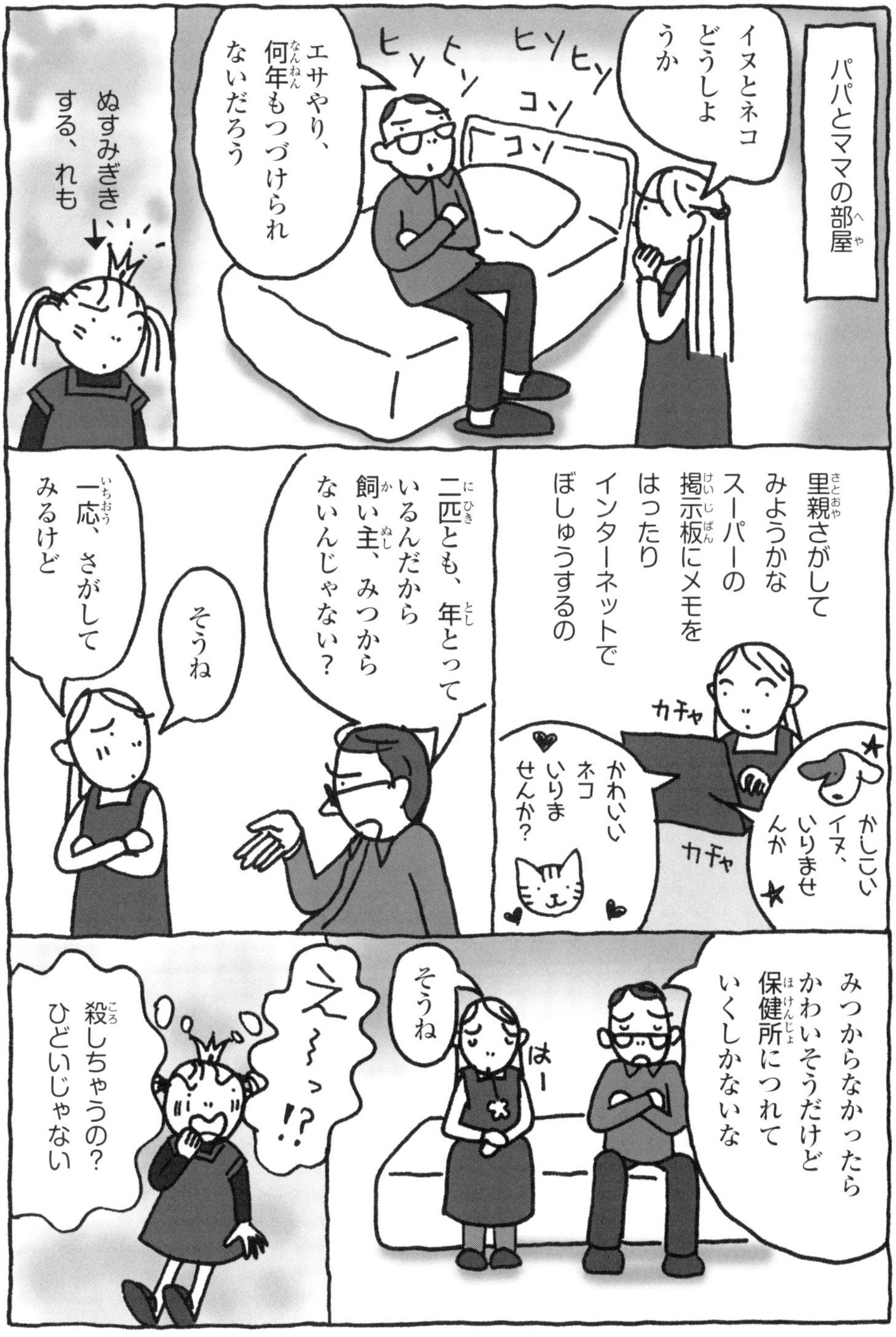
パパとママの部屋《へや》
イヌとネコどうしようか
ヒソヒソ ヒソヒソ コソコソ
エサやり、何年《なんねん》もつづけられないだろう
ぬすみぎきする、れも
里親《さとおや》さがしてみようかな スーパーの掲示板《けいじばん》にメモをはったり インターネットでぼしゅうするの
カチャ
カチャ
かしこいイヌ、いりませんか
かわいいネコいりませんか?
二匹《にひき》とも、年《とし》とっているんだから飼《か》い主《ぬし》、みつからないんじゃない?
そうね
一応《いちおう》、さがしてみるけど
みつからなかったら かわいそうだけど 保健所《ほけんじょ》につれて いくしかないな
はー
そうね
え～～っ!?
殺《ころ》しちゃうの? ひどいじゃない

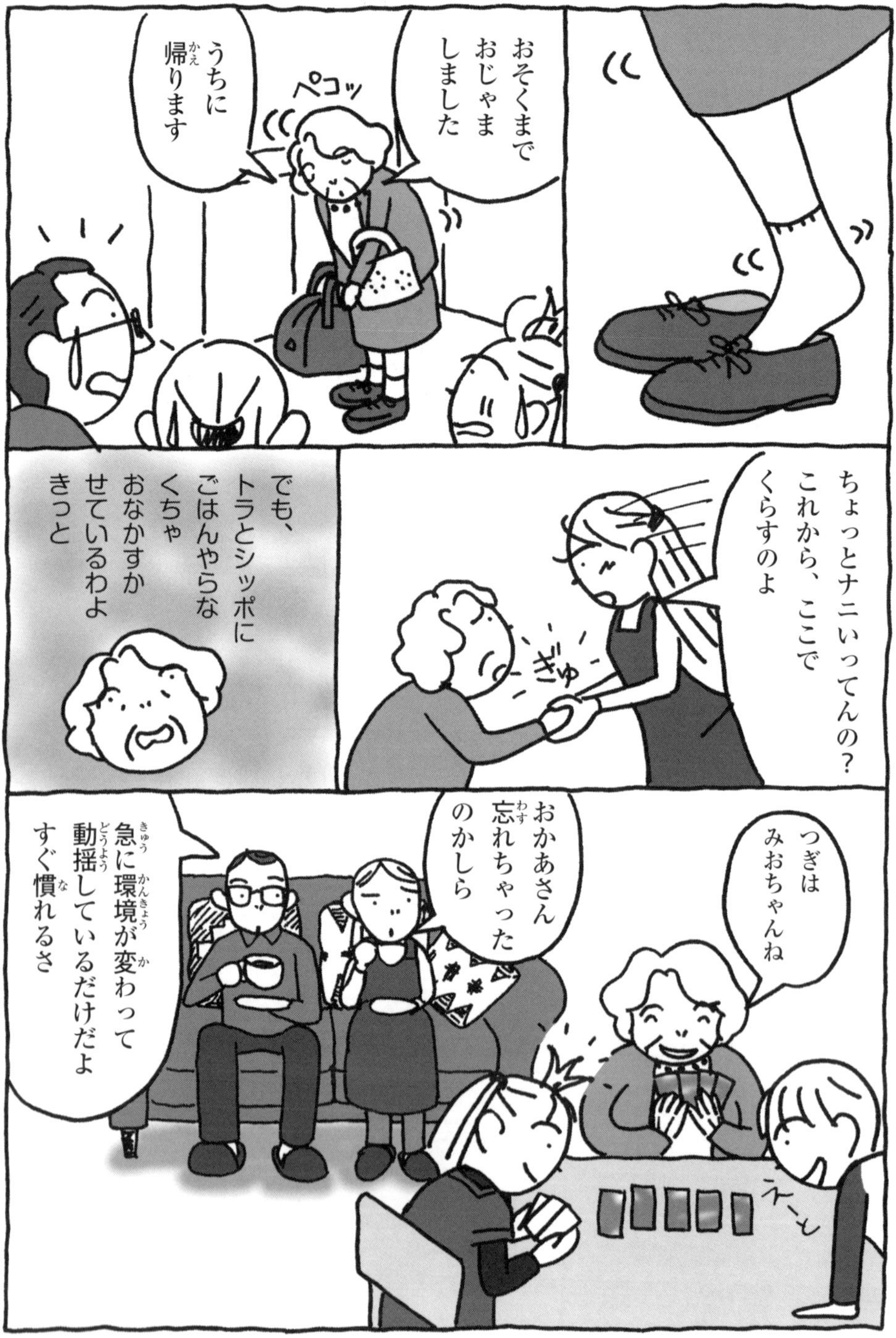
おそくまでおじゃましました
ペコッ
うちに帰《かえ》ります
ちょっとナニいってんの？これから、ここでくらすのよ
ぎゅ
でも、トラとシッポにごはんやらなくちゃおなかすかせているわよきっと
つぎはみおちゃんね
おかあさん忘《わす》れちゃったのかしら
急《きゅう》に環境《かんきょう》が変《か》わって動揺《どうよう》しているだけだよすぐ慣《な》れるさ
えーと

5 一人ぐらしできないですって？

大ママは「もの忘《わす》れ」が問題で、体に不《ふ》自《じ》由《ゆう》などころはありません。

最初《さいしょ》は、家の中のことをやってもらうとラクでした。しかし、自分では認知症《にんちしょう》でなく、年相応《としそうおう》の「もの忘《わす》れ」だと思っているので、だんだん買いものへも一人で行き、デイサービスも行かなくなりました。

しょっちゅうケアマネさんから電話がかかってきて、そんな話を報告《ほうこく》されていました。れもママも、毎週、みおが保育園《ほいくえん》から帰る前に、車をとばして、大ママの家に行きました。

一カ月後、大ママの家までむかえに行き、れものマンション近くの蔵田《くらた》先生のところに行きました。

「お薬はどうですか？　アタマがいたくなりませんか？」

「いいえ、だいじょうぶです」

「キモチ悪くなったりしませんか？」

「いいえ」

「おなかをこわしたりしませんか？」

「こわしていません」

「では、もう少し、お薬を強くしましょう。何か問題があったら、すぐ、言ってくださいね」

「はい」

「ガマンしないで、すぐ、わたしに言ってね」

大ママが診察室《しんさつしつ》の外に出ると、蔵田《くらた》先生がれもママに言いました。

「前より、もの忘《わす》れが進んでいますね」

「ちゃんと薬をのんでいるのに……」

れもママには、思いあたることがありました。早めに来て、かならず病院のカフェで休むのですが、大ママは前に来たときのことを、まったく忘《わす》れているのです。

診察《しんさつ》が終わると、大ママを家まで送って、れものマンションに帰ります。車の運転も、一日二往復《おうふく》で、それだけでも、かなりつかれます。そのうえ、大ママに何度もくりかえし同じことを聞かれ、れもママはくたくたになってしまいます。

そんなある日、ケアマネジャーさんから電話がかかってきました。

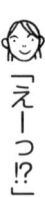

「薬のチェックに行くと、のみ忘《わす》れが多かったんです。それが、次の週に行くと、なくなっているのです。お薬ケースの曜日をあわせようと、いっぺんにたくさんのむようなんですよ」

「えーっ!?」

それからまた一カ月後、大ママをむかえに行って、病院のカフェで休みます。

「このケーキ、おいしいわねえ。はじめて食べたよ」

「フォンダンショコラね。この前も食べたわよ」

「そう？　ぜんぜんおぼえてないわ」

「自分で食べたいって言って、自分で注文したのよ。どうして忘《わす》れちゃうの？」

れもママは、大きな声で言いました。

「そんなこと言われたって、おぼえてないんだから、しかたないじゃない」

まち合い室で順番《じゅんばん》をまっていると、大ママが「トイレに行ってくる」と言いました。

「トイレは、すぐそこだからね」

「わかってるわよー」

しばらくして、受付《うけつけ》の人が「いいじまみさこさ～

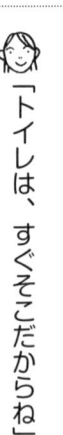

ん」とよんでも、もどってきません。れもママがトイレを見にいくと、大ママがいません。れもママは名前をよびながら、あちこちさがしまわりました。

「どこ行ったんだろう？　どこかでたおれてる？道路にとびだして、車にはねられたとか？」

　れもママは、パニックで、頭がぐらんぐらんして、涙《なみだ》があふれてきました。すると、中庭の花だんのところに、大ママがいるじゃないですか！　こっちをふりむいて、気がつきました。

「見てみてー、水仙《すいせん》の花がさいているよ。すごくきれいだよ」

「なんで、こんなところにいるのよ！　トイレに行くだけだったでしょ？」

　れもママは、どなりちらします。
大ママをつれて、蔵田《くらた》先生のところに行きました。

「そうですか。お話はよくわかりました。たいへんでしたね。みさ子さん、知らないところでこわかったでしょ？」

「右を向いても、左を向いても、知らないところで。水仙《すいせん》の花があったから、ほっとしたんです」

「もう、だいじょうぶですよ。安心してください」

　看護師さんが大ママに話しかけて、ほかの部屋につれていきました。

「薬はちゃんとのんでいますか？」

「それが、のめていないみたいなんです。ケアマネさんが来てチェックしてくれるのですが、つじつまあわせをしているみたいなんです」

「つじつまあわせ？」

「いっぺんに何錠《なんじょう》かのむようで、一週間後にはなくなっているのです」

「朝食後、昼食後、夕食後、寝《ね》る前と、ケアマネさんに来てもらって、薬をのんだかチェックしてもらうしかないですね。
もう、一人ぐらしはむずかしいと思いますよ」

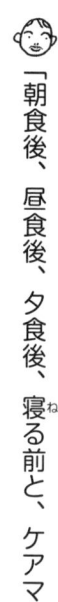

れもママは、何度も車で往復《おうふく》して、家に帰ったらごはん作って、れもとみおの世話をして、せんたくして、干《ほ》して、そうじ機《き》かけて…とても仕事なんかできない、と思いました。

れもママは、以前《いぜん》は出版社《しゅっぱんしゃ》につとめていました。子どもが生まれて、今は家で編集《へんしゅう》の仕事をしています。みおが小学生になったら、また、毎日つとめるつもりでした。

れもママは、頭の中でシュミレーションしてみました。わたしたちが、大ママの家に行っていっしょに住む？

わたしたち一家が住んでも、だいじょうぶなほど広い家。庭もあるし。子育てするのには、いい環境《かんきょう》ね。海も山もあって、のどかだし、空気もおいしいし。
でも、小・中学校が遠くて、バスで行かなきゃならないから、あぶないわ。それに、都心まですごーく遠い。バスで十分、電車を二回のりかえて二時間半。パパが会社に通勤《つうきん》するにはたいへんすぎるわ。

じゃあ、大ママがうちに来るのは？

年とって、ましてや認知症《にんちしょう》だから、環境《かんきょう》が変わらないほうがいいのよね。ちがうところに住むと、症《しょう》状《じょう》が悪化するっていうし。しかも、うちのマンションは、すごーくせまい。どこで寝起《ねお》きしてもらうの？別《べつ》の部屋を借《か》りるにも、家賃《やちん》が高すぎてムリだわ。
でも、どっちかにするしかないのよ。どうしよう。

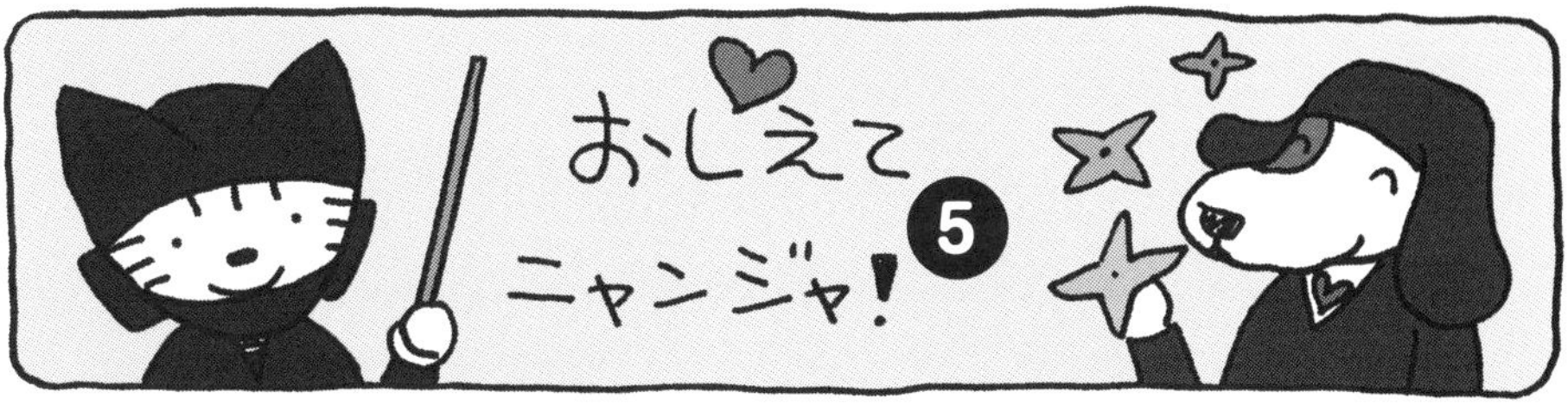
おしえて
ニャンジャ!
5

Q **買《か》ってきたものを、み〜んなたなの上《うえ》に、おいちゃうんです。いくら注意《ちゅうい》しても、しまいません。どうしてですか？**

A しまうと忘《わす》れてしまうので、見《み》えるところにおいているのです。
それでも、おなじものを、買《か》ってきてしまいますが、本人《ほんにん》はいっしょうけんめい、おぼえようとしているのです。

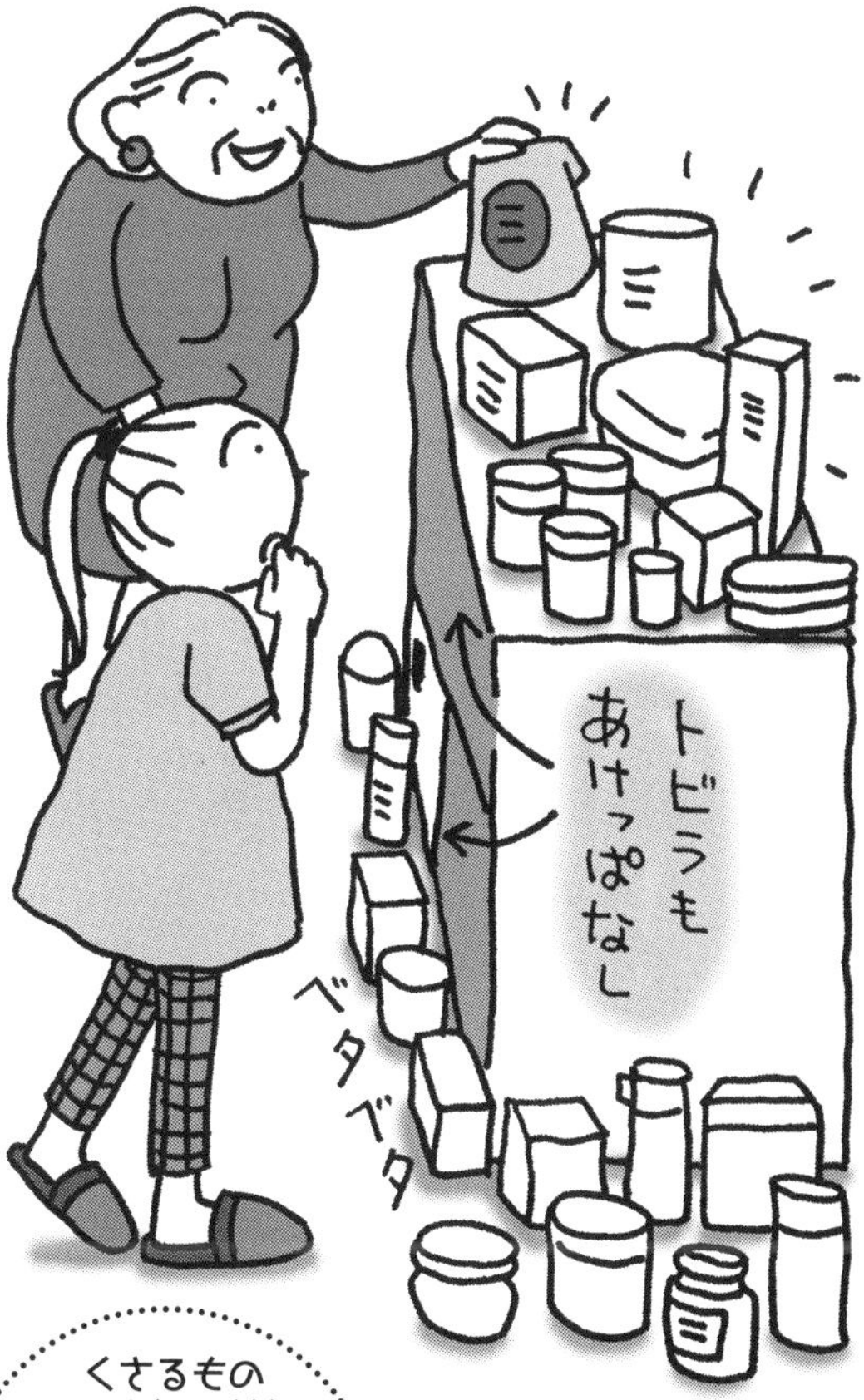
トビラもあけっぱなし
ベタベタ

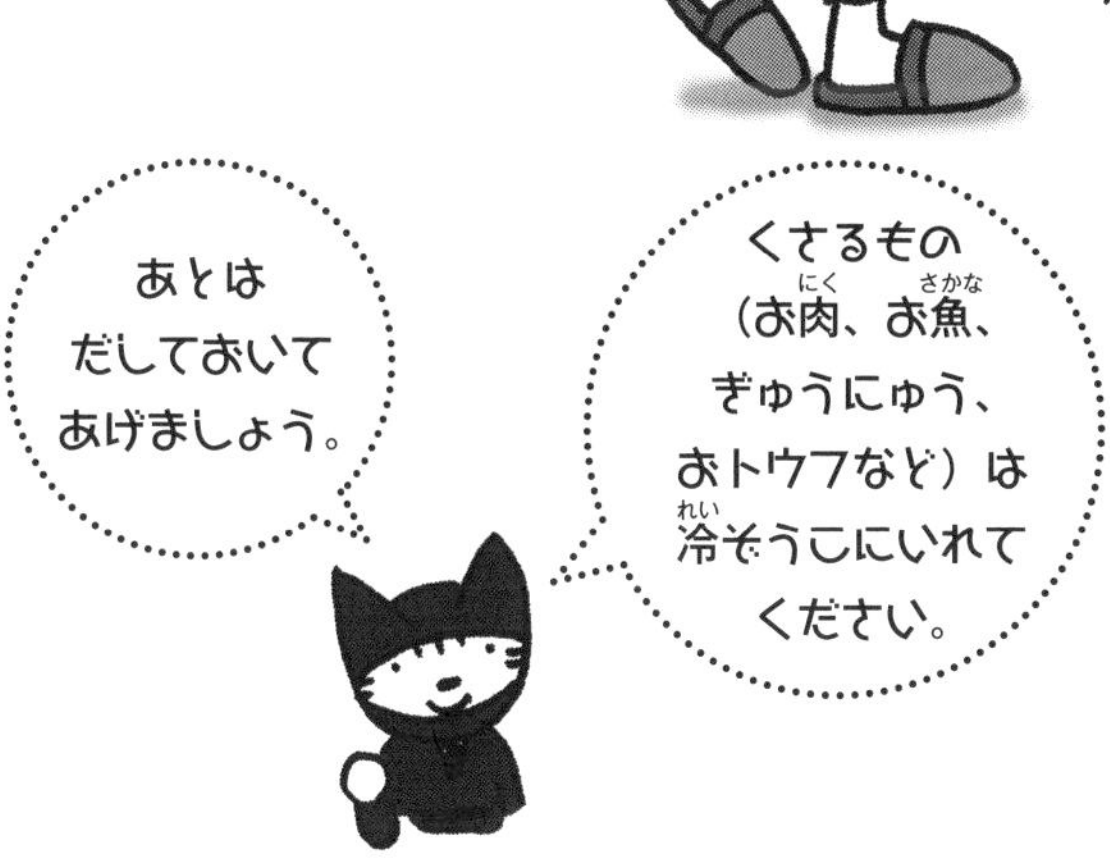
あとはだしておいてあげましょう。
くさるもの（お肉《にく》、お魚《さかな》、ぎゅうにゅう、おトウフなど）は冷《れい》ぞうこにいれてください。

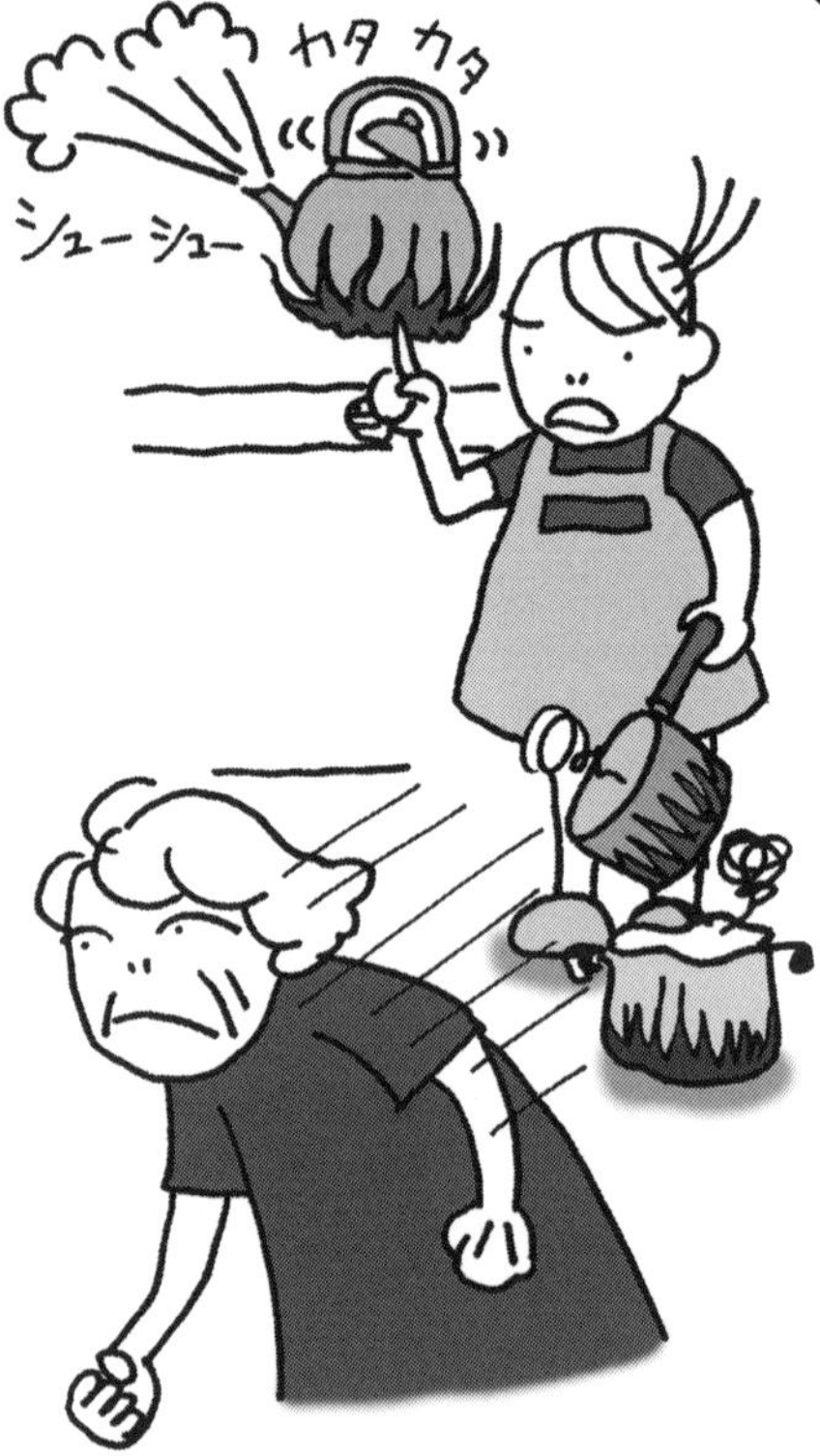

Q ひとりぐらしの祖母《そぼ》は、火《ひ》をかけたまま、ふらふら、どこかへいっちゃうんです。
やかんや、おなべがこげちゃって、みんなつかえないんです！
もう！

A 火《ひ》をつけたことを忘《わす》れてしまうのです。注意《ちゅうい》してもおぼえられません。
火事《かじ》になって、じぶんの家《いえ》が燃《も》えたり、おとなりに燃《も》えうつってもたいへんです。
火《ひ》がでない電気《でんき》ポットや電磁調《でんじちょう》理《り》器《き》などにかえることをオススメします。

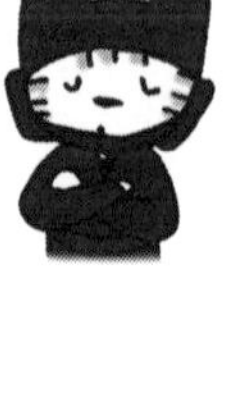

お湯《ゆ》が
ふっとうすると
ピーピー鳴《な》る
やかんにしたら、
気《き》がつきま
せんか？

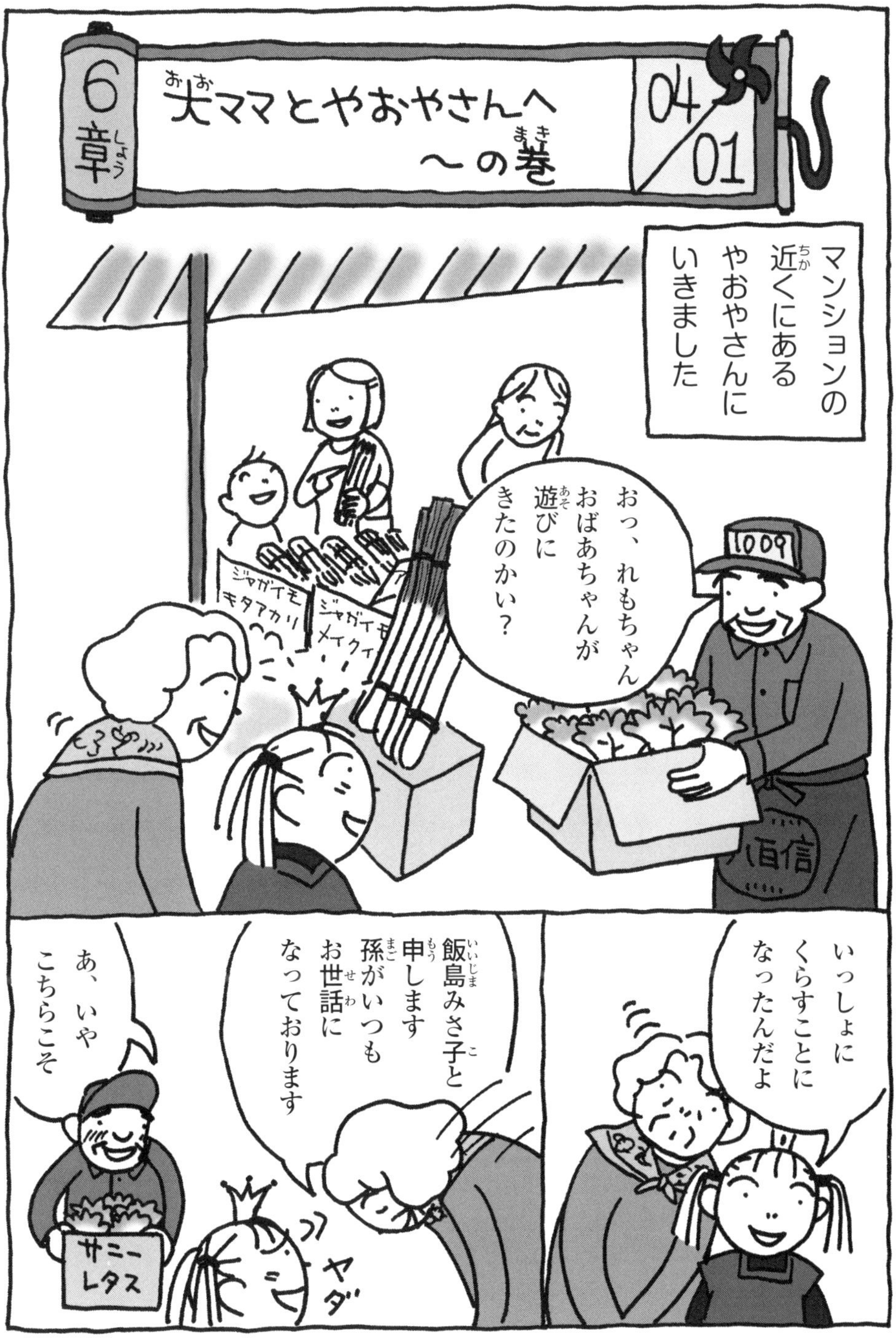
6章《しょう》
大《おお》ママとやおやさんへ〜の巻《まき》
04/01
マンションの近《ちか》くにあるやおやさんにいきました
おっ、れもちゃんおばあちゃんが遊《あそ》びにきたのかい？
1009
ジャガイモ キタアカリ
ジャガイモ メイクイン
八百信
いっしょにくらすことになったんだよ
飯島《いいじま》みさ子《こ》と申《もう》します孫《まご》がいつもお世話《せわ》になっております
ヤダ
あ、いやこちらこそ
サニーレタス

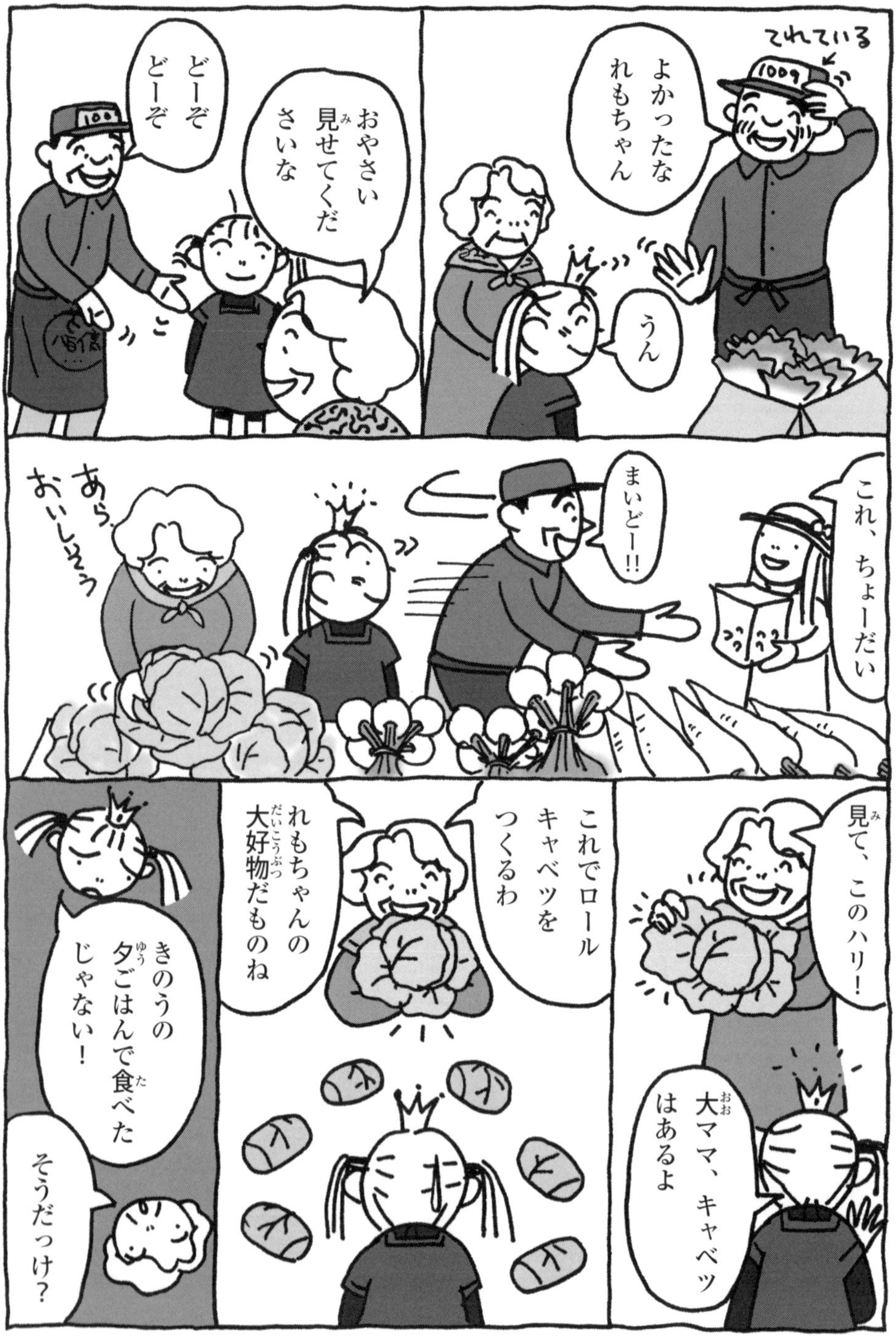
てれている
よかったな れもちゃん
うん
おやさい 見《み》せてくだ さいな
どーぞ どーぞ
これ、ちょーだい
まいどー!!
あら、おいしそう
見《み》て、このハリ!
大《おお》ママ、キャベツ はあるよ
これでロール キャベツを つくるわ
れもちゃんの 大好物《だいこうぶつ》だものね
きのうの 夕《ゆう》ごはんで食《た》べた じゃない!
そうだっけ?

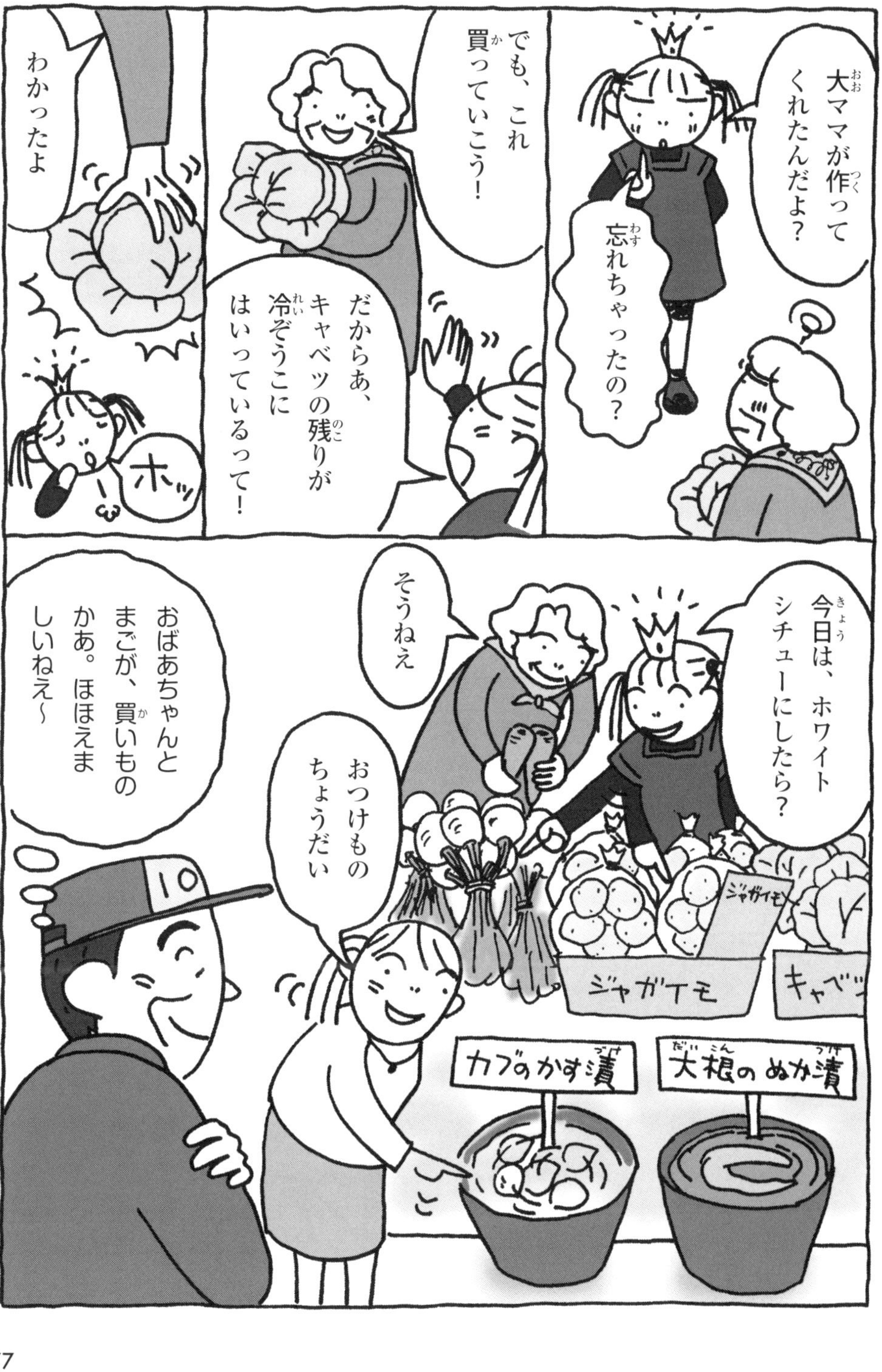
大《おお》ママが作《つく》ってくれたんだよ？
忘《わす》れちゃったの？
でも、これ買《か》っていこう！
だからあ、キャベツの残《のこ》りが冷《れい》ぞうこにはいっているって！
わかったよ
ホッ
今日《きょう》は、ホワイトシチューにしたら？
そうねえ
ジャガイモ
ジャガイモ
キャベツ
おつけものちょうだい
おばあちゃんとまごが、買《か》いものかあ。ほほえましいねえ～
10
カブのかす漬《づけ》
大根《だいこん》のぬか漬《つけ》

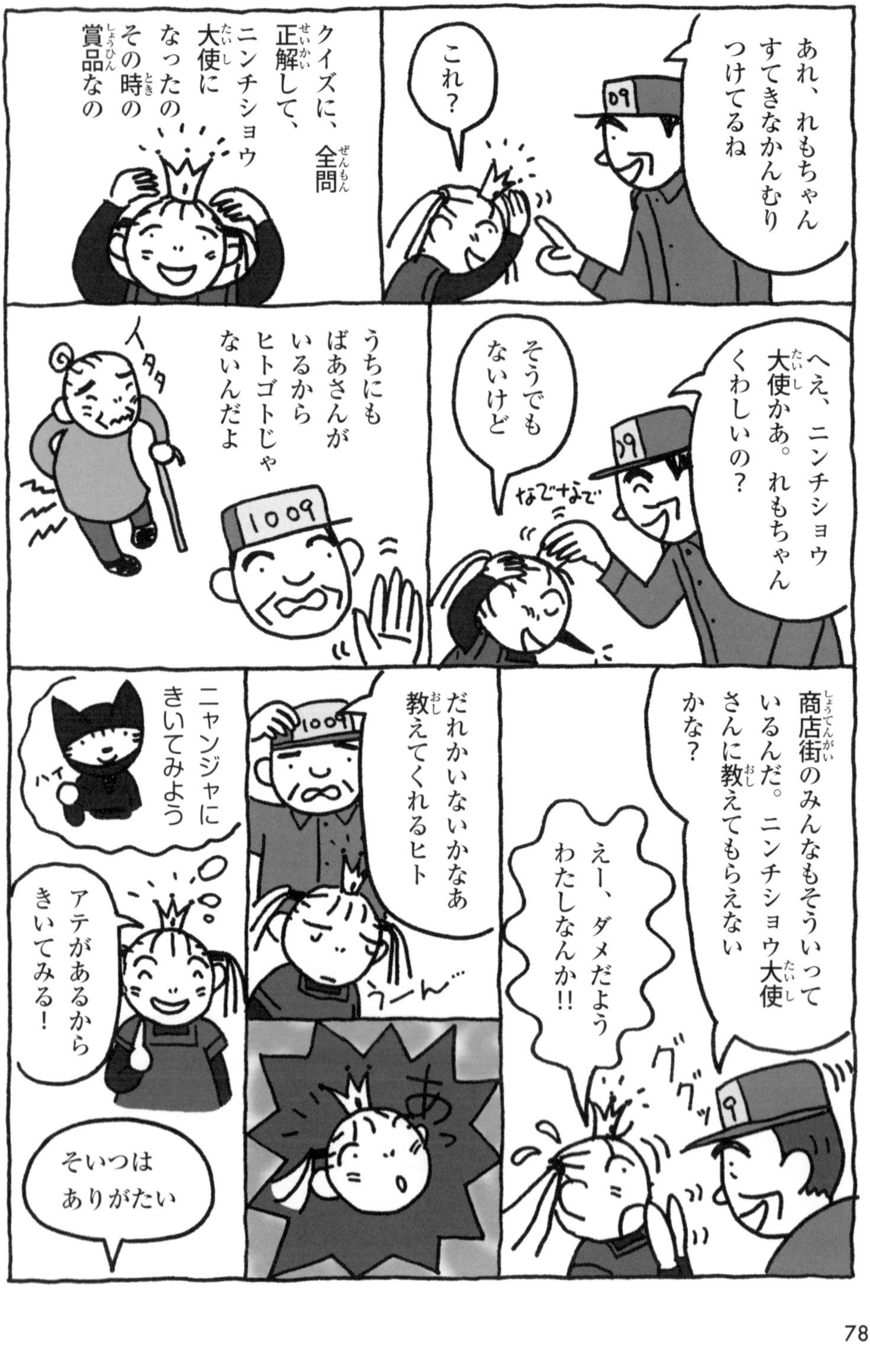
あれ、れもちゃんすてきなかんむりつけてるね
これ?
クイズに、全問《ぜんもん》正解《せいかい》して、ニンチショウ大使《たいし》になったのその時《とき》の賞品《しょうひん》なの
へえ、ニンチショウ大使《たいし》かあ。れもちゃんくわしいの?
そうでもないけど
なでなで
うちにもばあさんがいるからヒトゴトじゃないんだよ
イタタ
商店街《しょうてんがい》のみんなもそういっているんだ。ニンチショウ大使《たいし》さんに教《おし》えてもらえないかな?
えー、ダメだようわたしなんか!!
ググッ
だれかいないかなあ教《おし》えてくれるヒト
う〜ん…
あっ
ニャンジャにきいてみよう
ハイ
アテがあるからきいてみる!
そいつはありがたい

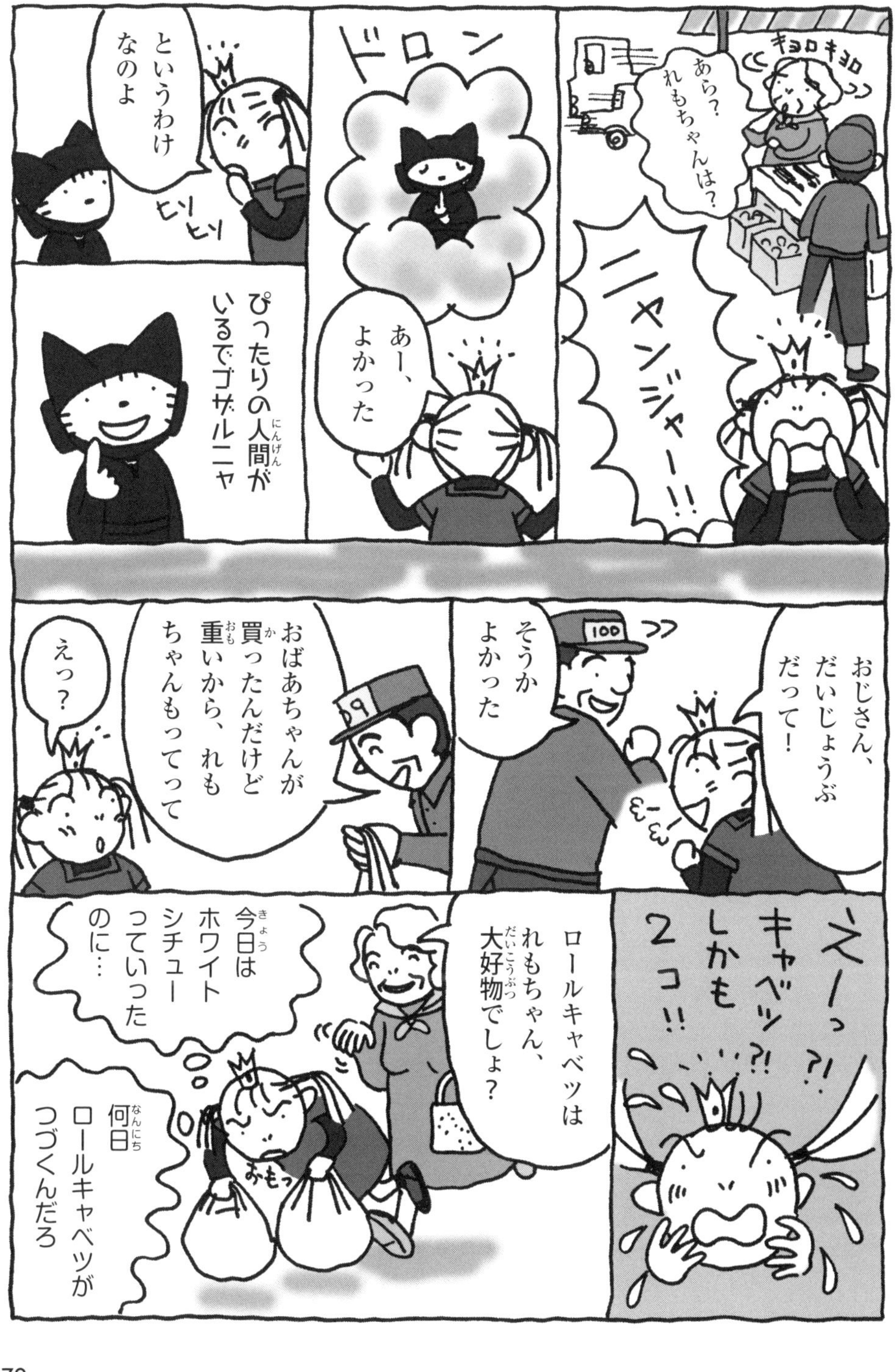
キョロキョロ
あら？れもちゃんは？
ニャンジャー!!
ドロン
あー、よかった
というわけなのよ
ヒソヒソ
ぴったりの人間《にんげん》がいるでゴザルニャ
おじさん、だいじょうぶだって！
100
そうかよかった
おばあちゃんが買《か》ったんだけど重《おも》いから、れもちゃんもってってって
えっ？
え〜っ?! キャベツ?! しかも2コ!!
ロールキャベツはれもちゃん、大好物《だいこうぶつ》でしょ？
今日《きょう》はホワイトシチューっていったのに…
何日《なんにち》ロールキャベツがつづくんだろ
おもっ

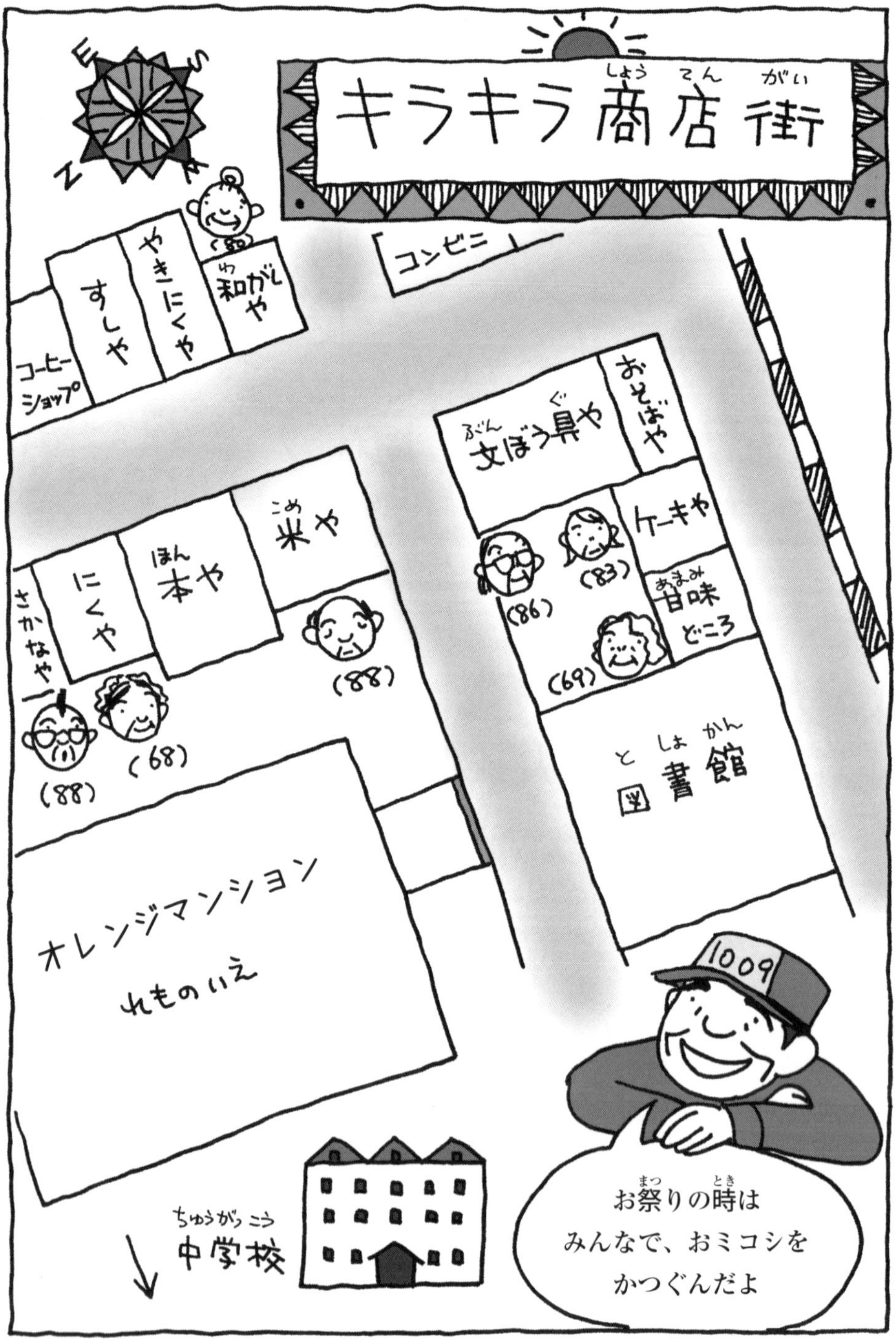
キラキラ商《しょう》店《てん》街《がい》
コンビニ
やきにくや
すしや
和《わ》がしや
コーヒーショップ
おそばや
文《ぶん》ぼう具《ぐ》や
ケーキや
甘味《あまみ》どころ
(86)
(83)
(69)
図《と》書《しょ》館《かん》
米《こめ》や
本《ほん》や
にくや
さかなや
(88)
(68)
(88)
オレンジマンション
れものいえ
中学校《ちゅうがっこう》
1009
お祭《まつ》りの時《とき》は
みんなで、おミコシを
かつぐんだよ

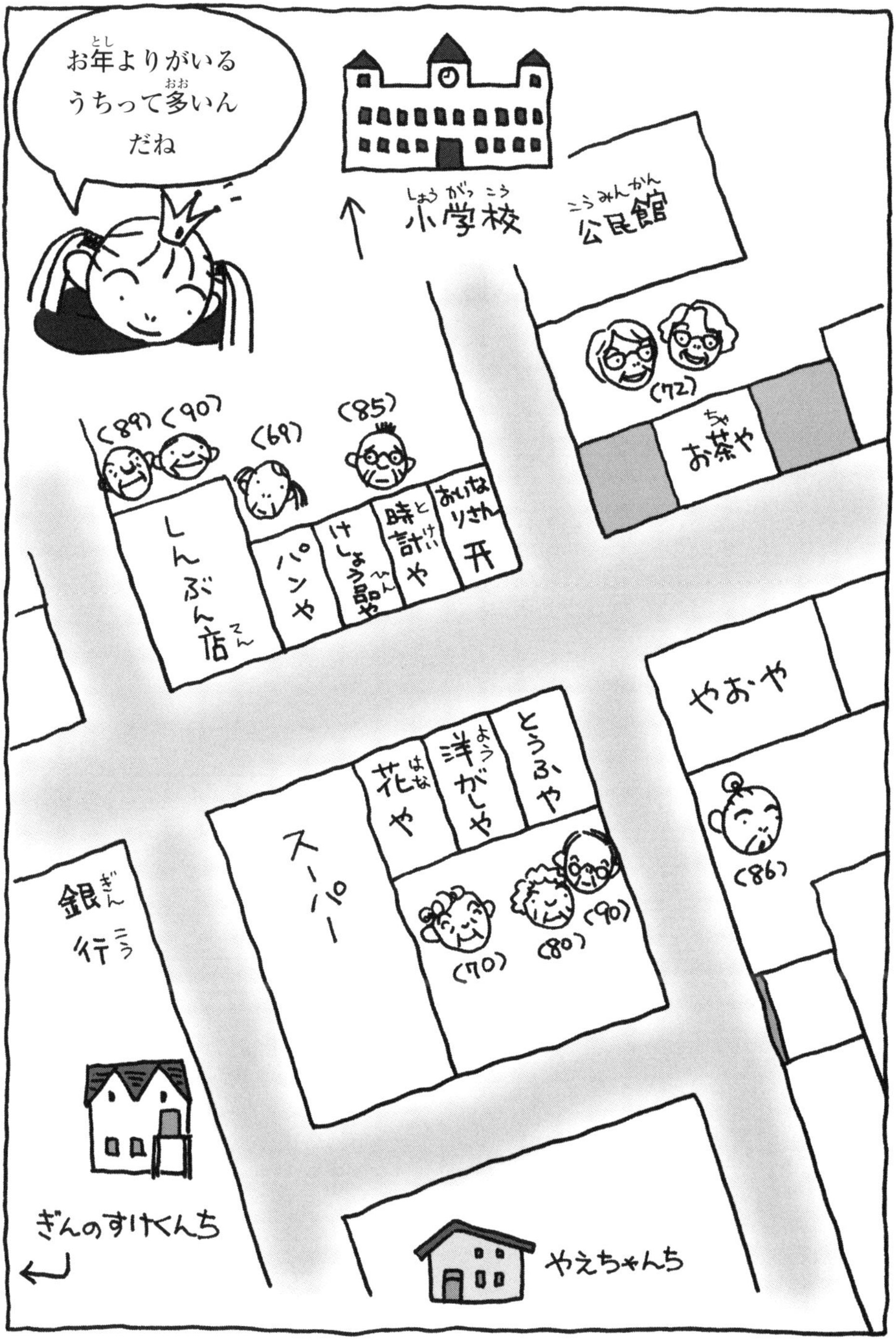
お年《とし》よりがいる
うちって多《おお》いん
だね
小学校《しょうがっこう》
公民館《こうみんかん》
(89)
(90)
(69)
(85)
(72)
お茶《ちゃ》や
しんぶん店《てん》
パンや
けしょう品《ひん》や
時《と》計《けい》や
おいなりさん
やおや
とうふや
洋《よう》がしや
花《はな》や
スーパー
(86)
(70)
(80)
(90)
銀《ぎん》行《こう》
ぎんのすけくんち
やえちゃんち

6 大ママは同じことばかり聞くの

れもが学校から帰ると、大ママがうれしそうにやってきました。

「あー、よかった。一人でこわかったのよ」

「?? ママは?」

「知らない。目がさめたらいなかったのよ」

冷蔵庫《れいぞうこ》の横のホワイトボードを見ると

「みおをむかえにいった帰《かえ》りに、用事《ようじ》をすませてきます。3時半《じはん》にはもどります。
ママ　1時《じ》30分《ぷん》」

「ここを見れば予定がわかるようになっているのよ。みんな出かける時は、書いていくの」

「そうなんだ」

「やえちゃんと図書館《としょかん》に行《い》きます。帰《かえ》りは5時《じ》。
れも　2時《じ》50分《ぷん》」

ペンをとって、れもも、きゅっきゅっと書き始めました。

「ふ～ん、やえちゃんと図書館に行くんだ」

「そうだよ～。ママとみおは、もうじき帰ってくるよ」

れもは、お気に入りのクマちゃんもようのトートバッグを肩《かた》にかけて、玄関《げんかん》に行くと、大ママがとんできて、

「れもちゃん、どこ行くの?」

え? ちょっと前に聞かれて答えたのに。もう忘《わす》れちゃったのかな。もしかして、ふざけているのかな?

れもは、大ママの顔をまじまじと見ましたが、ふざけているようには見えません。

「だからあ、やえちゃんと図書館に行くって、さっき言ったじゃない」

「やえちゃんって、だれ?」

「え?」

「はじめて聞く名前だわ。仲《なか》よしの子?」

「やえちゃんは、親友だよ」

「そうなんだ。今度、ここにつれてきてね」

「うちにもきてるし、大ママと遊園地や水族館にも行ったよ?」

「そうだったかしら。お友だちは大切にしなさいね」

大ママは、やえちゃんのことも忘《わす》れちゃったみたいです。

「それで、何時に帰ってくるの?」

「だからあ、五時ころって言ったじゃない。それじゃ、遅《おそ》いの?」

「ちがうわよ。聞いただけ。ママにつたえておくわね」

「ホワイトボードに書いたから、見ればわかるよ」

れもは、自分の部屋に行き、引き出しの中から、認知症《にんちしょう》サポーター講座《こうざ》でもらった※**オレンジリング**をとりだしました。それを大ママの左手につけて、そこにメモ用紙をくるっと巻きつけました。メモには、『ママとみお　すぐ帰る。れも図書館に行く　五時に帰る』と書きました。

「ね、これを見れば、すぐわかるわ」

「そうね。自分の手につけていたら、忘《わす》れないわね」

「よかった」

「なになに、ママとみおがなんだって?」

「大ママったら、メモ用紙を引きぬかないでよ。わからなくなっちゃうじゃない」

「だって、小さな字で、よく見えないんだもん」

「そっか、小さく書いたら、見えないのか。もっと大きく書かないと。でも、そうしたら、オレンジリングに巻《ま》きつけられないよ〜」

「ただいまー」

　そうこうしているうちに、ママとみおが帰ってきました。大ママがうれしそうに、近づいていきます。

「おかえりー！　今日の夕ごはんは、なあに?」

「えっ?　今夜は、あたしがロールキャベツ作るわよって、言ってたじゃない?」

「そうだったかしら?」

「だから、なにも用意してないのに。ひゃー、こまったわ！」

　れもは、やくそくの時間におくれてしまい、あわててとびだしていきました。

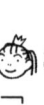

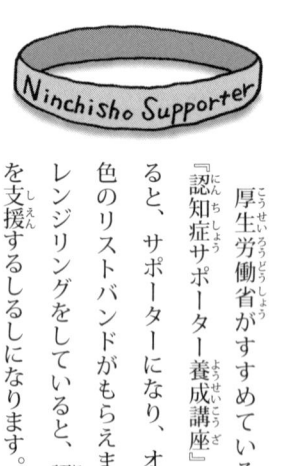

※オレンジリングとは?

　厚生労働省《こうせいろうどうしょう》がすすめている事業、『認知症《にんちしょう》サポーター養成講座《ようせいこうざ》』を受けると、サポーターになり、オレンジ色のリストバンドがもらえます。オレンジリングをしていると、認知症《にんちしょう》を支援《しえん》するしるしになります。

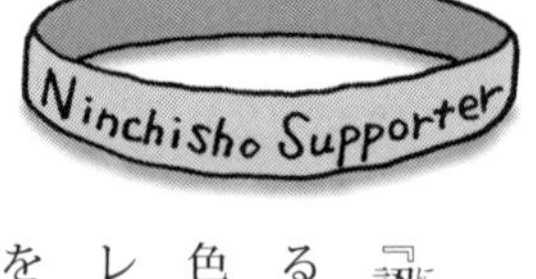

おしえて
ニャンジャ！
6

Q
好《す》きなものを買《か》ってやるよというから、ついていったのに、店《みせ》についたら忘《わす》れちゃって…こういうの、わざとじゃない？

A
認知症《にんちしょう》なら、ほんとうに忘《わす》れます。悪気《わるぎ》はありません。それより、買《か》うつもりのものを忘《わす》れて、こまることはよくあります。また、買《か》ったことを忘《わす》れて、もう一度《いちど》買《か》い、家《いえ》に同《おな》じものがいくつも！　なんてこともあります。

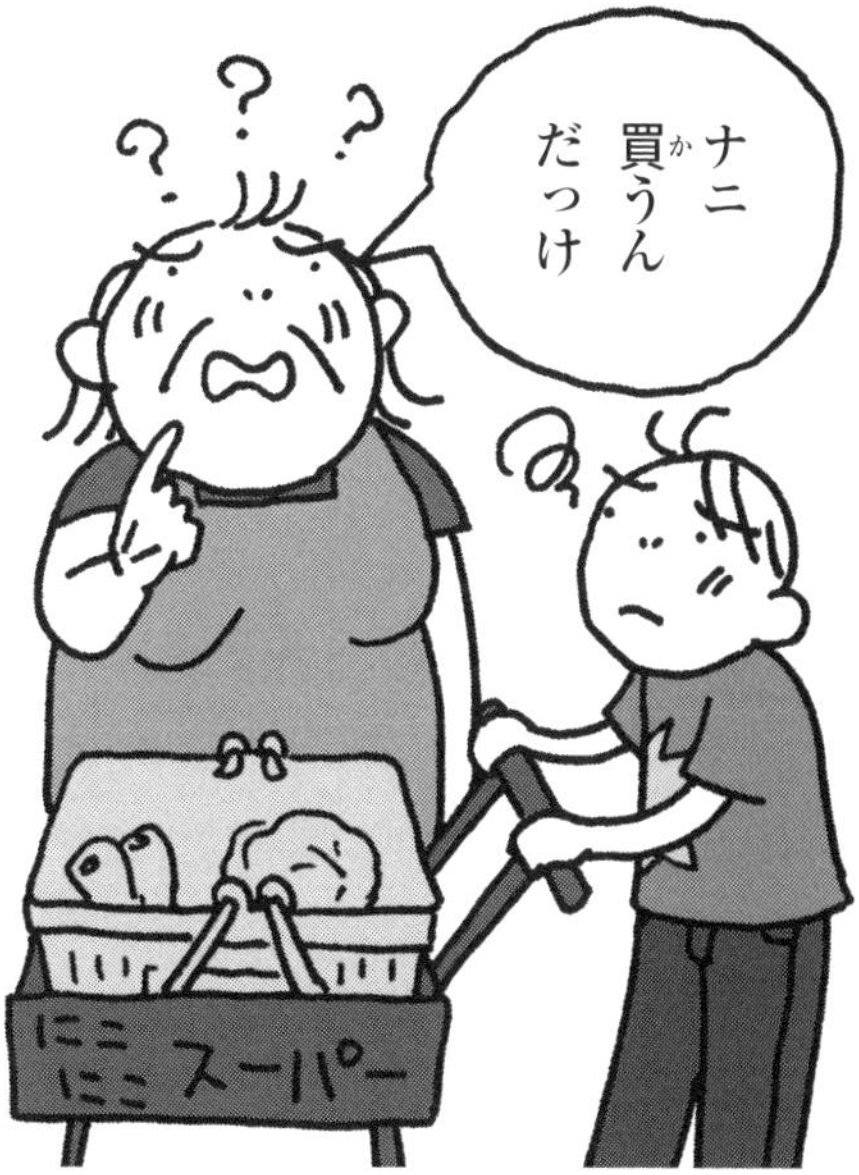
ナニ買《か》うんだっけ
にこにこスーパー

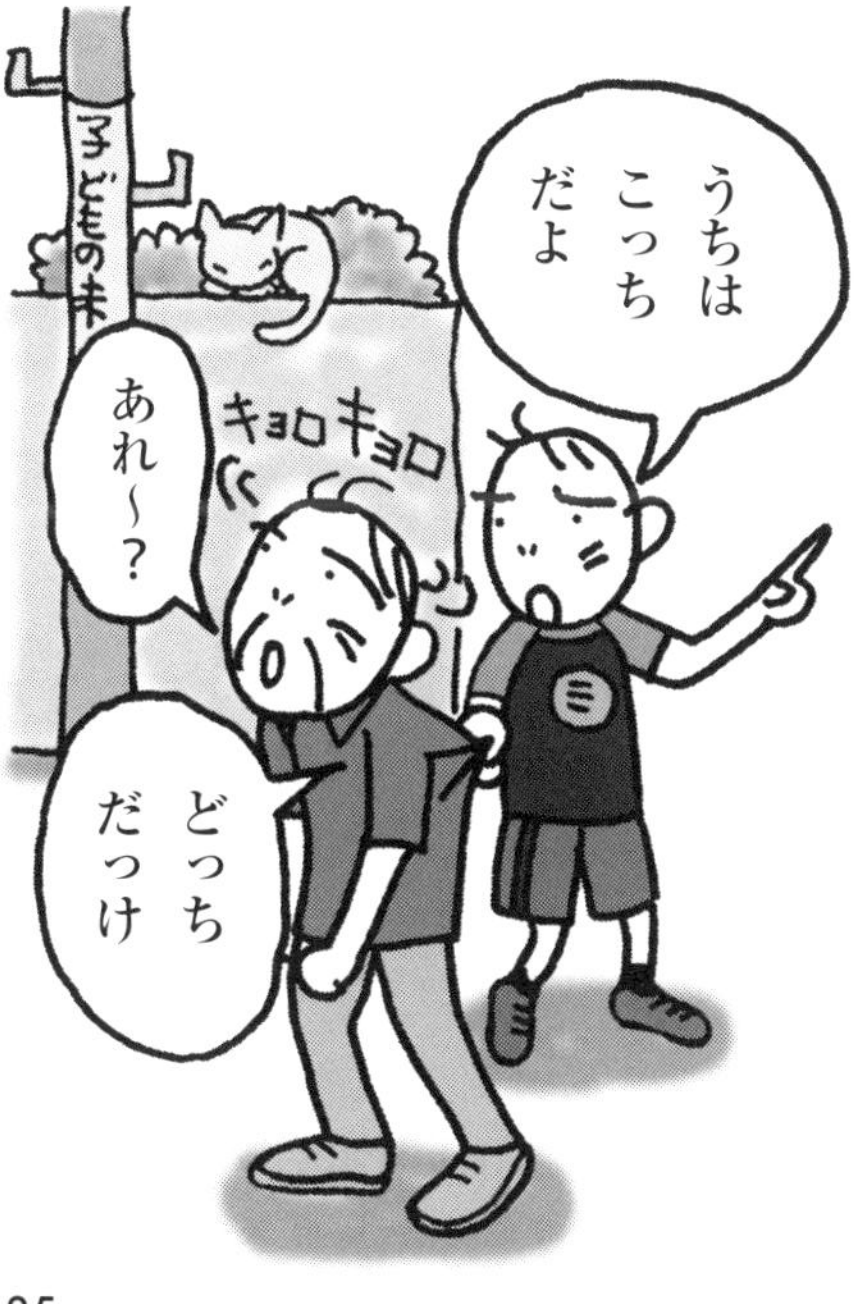
うちはこっちだよ
あれ～？
キョロキョロ
どっちだっけ

Q
じぶんの家《いえ》の場所《ばしょ》がわからなくなるなんて、ありえないよ！

A
「おかしいな、長年帰《ながねんかえ》っている家《いえ》なのに、なんでわからないんだろう？」。心配《しんぱい》になって病院《びょういん》へいくと、「認知症《にんちしょう》」と診断《しんだん》されるケースはよくあることです。
そんなとき、「迷子札《まいごふだ》」をもっていると、通行人《つうこうにん》にたずねやすいですね。

Q 時間《じかん》をまちがえたのは、おじいちゃんなんだ。前《まえ》の日《ひ》に電話《でんわ》でもう一度《いちど》いったのに。

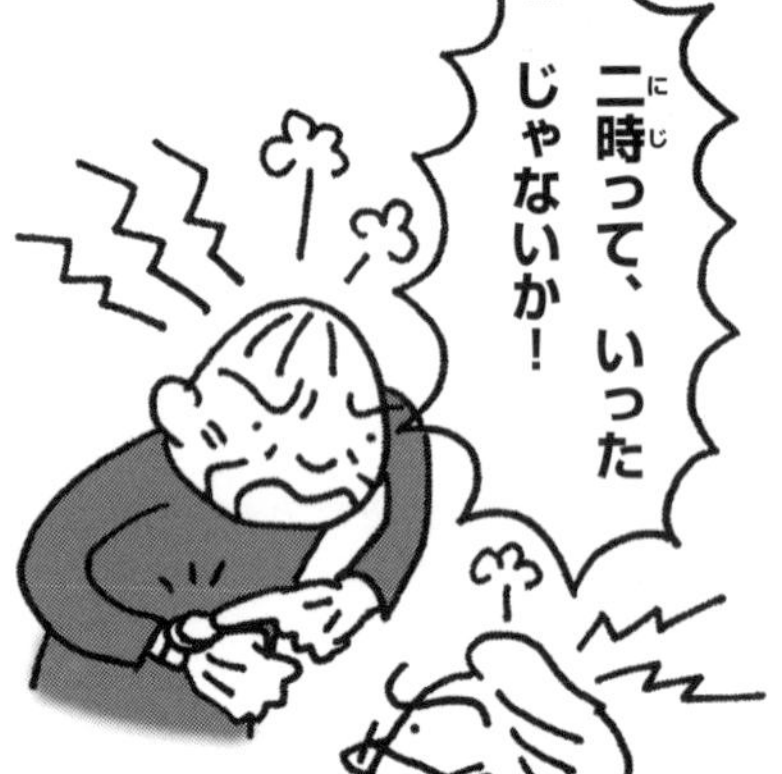
二時《にじ》って、いったじゃないか！

A だんだん待《ま》ち合《あ》わせをするのがむずかしくなってきます
まだ、時間《じかん》をまちがえるだけで、みんなに会《あ》うことはおぼえていましたね。
ひどくなると、やくそくしたことじたい忘《わす》れてしまいますよ。

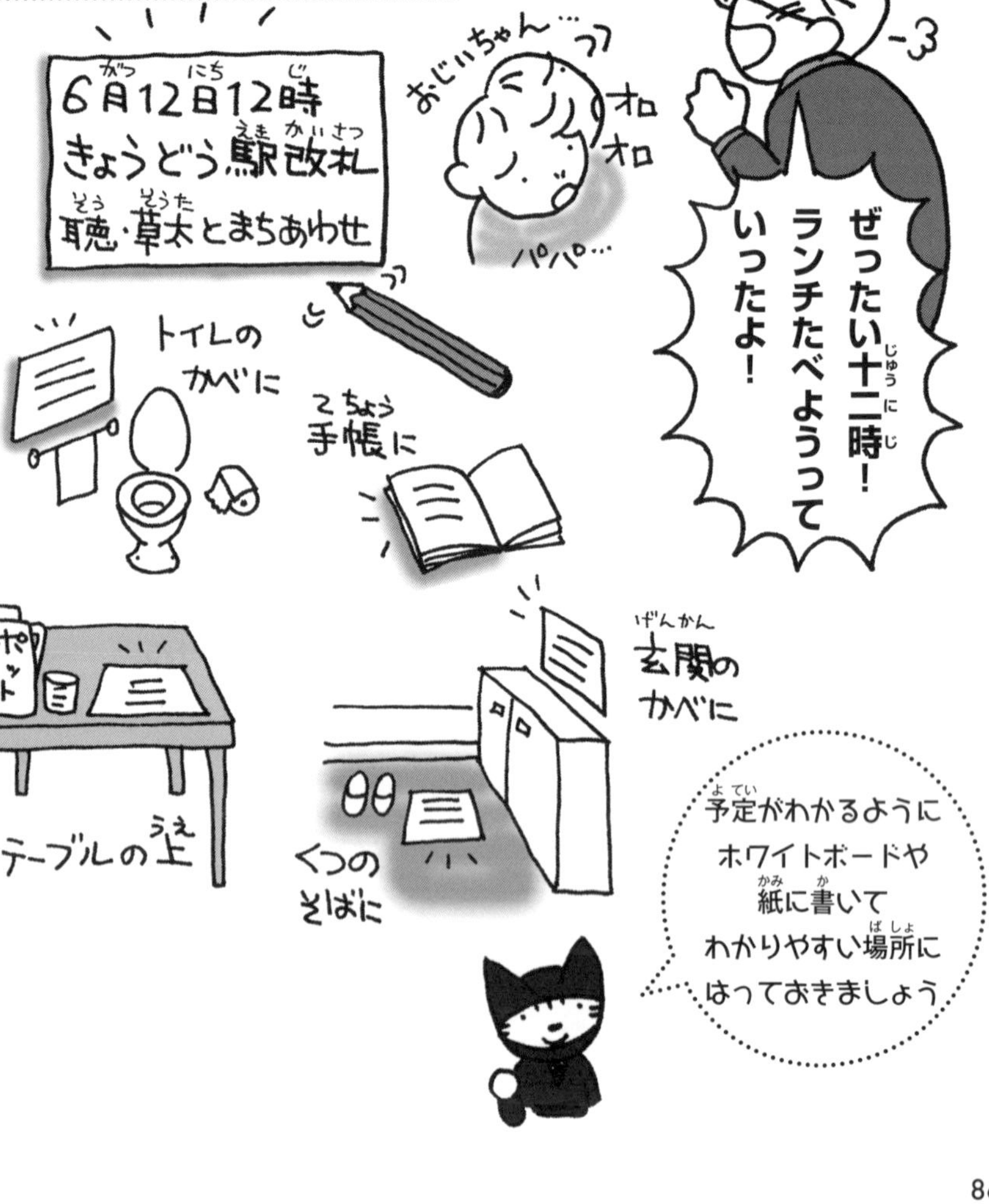
ぜったい十二時《じゅうにじ》！ランチたべようっていったよ！
おじいちゃん…っ
オロオロ
パパ…
6月《がつ》12日《にち》12時《じ》
きょうどう駅改札《えきかいさつ》
聰《そう》・草太《そうた》とまちあわせ
トイレのかべに
手帳《てちょう》に
ポット
テーブルの上《うえ》
くつのそばに
玄関《げんかん》のかべに
予定《よてい》がわかるように
ホワイトボードや
紙《かみ》に書《か》いて
わかりやすい場所《ばしょ》に
はっておきましょう

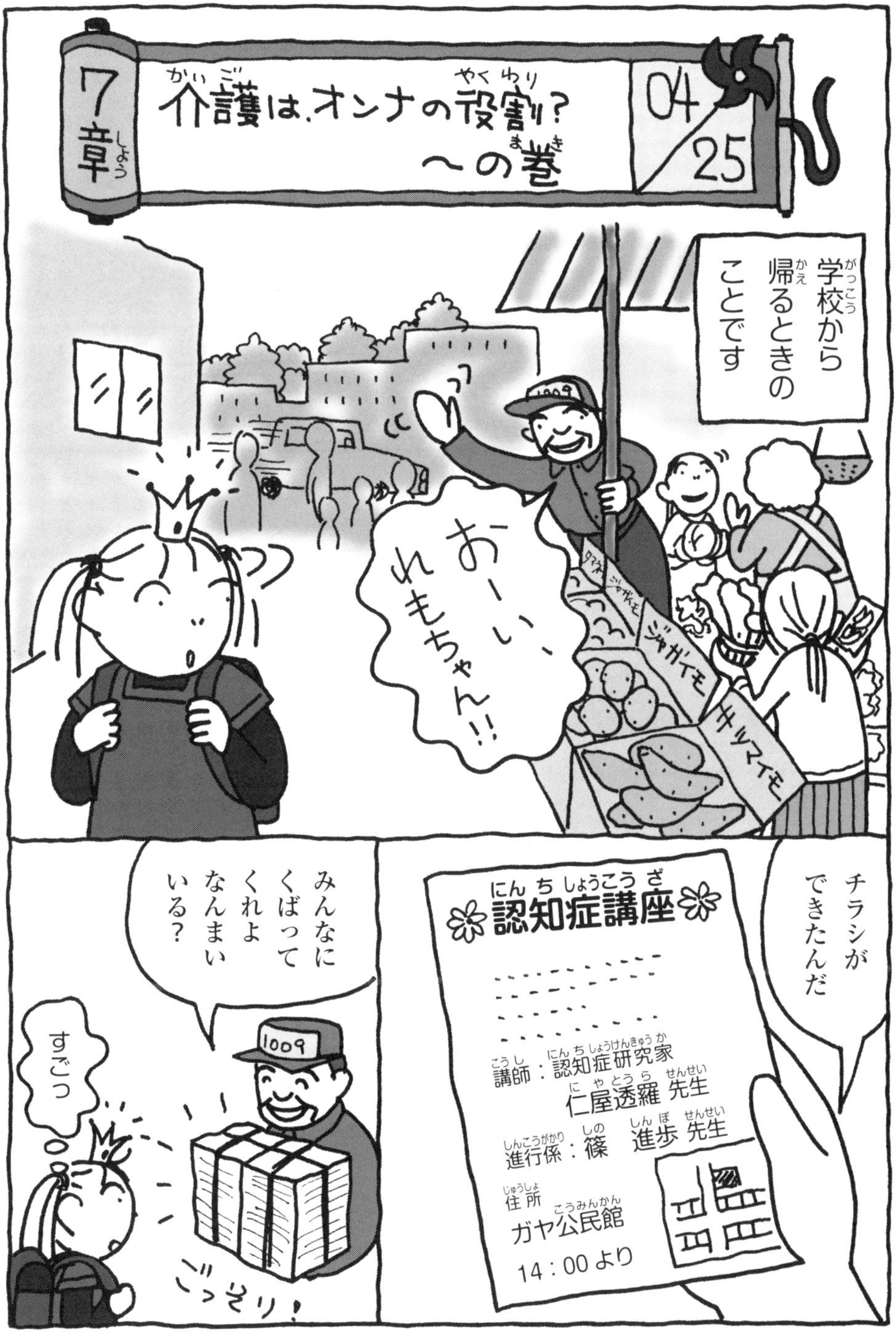

7章《しょう》
介護《かいご》は、オンナの役割《やくわり》？
〜の巻《まき》
04/25
学校《がっこう》から帰《かえ》るときのことです
おーい、れもちゃん!!
1009
ジャガイモ
サツマイモ
チラシができたんだ
認知症講座《にんちしょうこうざ》
講師《こうし》：認知症研究家《にんちしょうけんきゅうか》
仁屋透羅《にやとうら》 先生《せんせい》
進行係《しんこうがかり》：篠《しの》 進歩《しんぽ》 先生《せんせい》
住所《じゅうしょ》
ガヤ公民館《こうみんかん》
14：00より
みんなにくばってくれよなんまいいる？
すごっ
ごっそり！

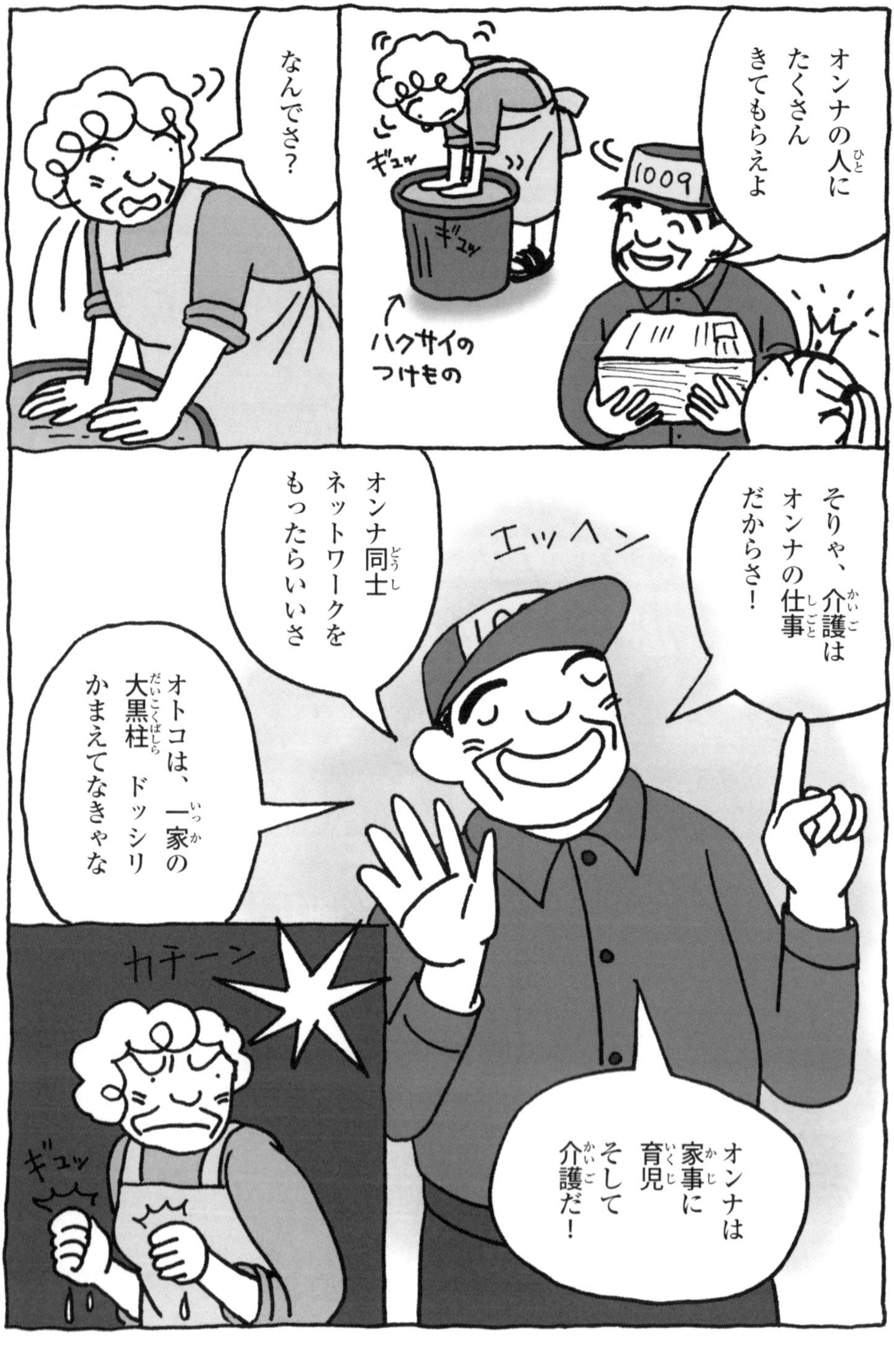
オンナの人《ひと》にたくさんきてもらえよ
1009
ギュッ
ギュッ
ハクサイのつけもの
なんでさ？
エッヘン
そりゃ、介護《かいご》はオンナの仕事《しごと》だからさ！
オンナ同士《どうし》ネットワークをもったらいいいさ
オトコは、一家《いっか》の大黒柱《だいこくばしら》　ドッシリかまえてなきゃな
オンナは家事《かじ》に育児《いくじ》そして介護《かいご》だ！
カチーン
ギュッ

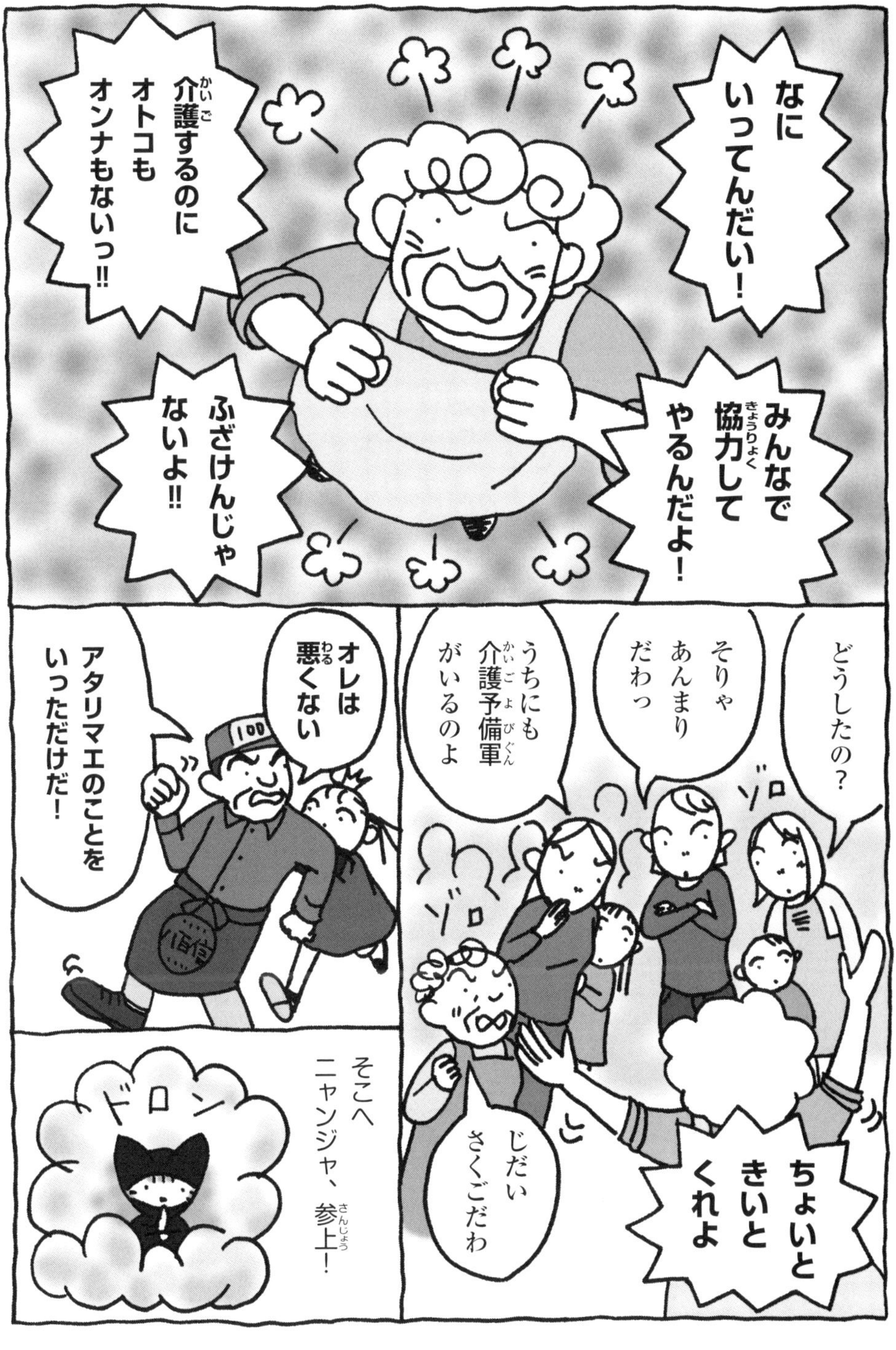
なにいってんだい！
介護《かいご》するのにオトコもオンナもないっ!!
みんなで協力《きょうりょく》してやるんだよ！
ふざけんじゃないよ!!
どうしたの？
ゾロ
そりゃあんまりだわっ
うちにも介護《かいご》予備軍《よびぐん》がいるのよ
ゾロ
ちょいときいとくれよ
じだいさくごだわ
オレは悪《わる》くない
アタリマエのことをいっただけだ！
そこへニャンジャ、参上《さんじょう》！
ドロン

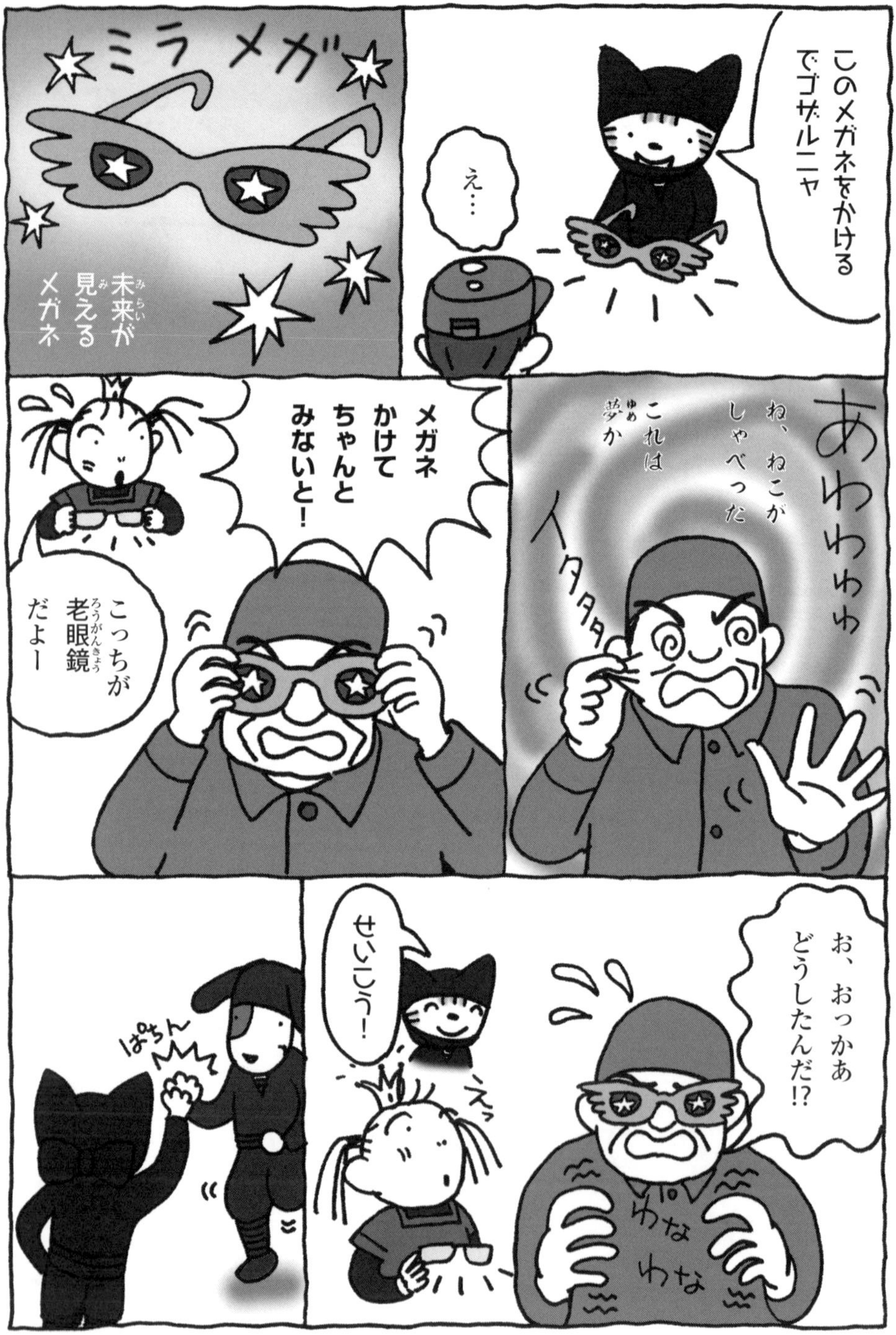
このメガネをかけるでゴザルニャ
え…
ミラメガ
未来《みらい》が見《み》えるメガネ
あわわわゎゎ
ね、ねこがしゃべった
これは夢《ゆめ》か
イタタタタ
メガネかけてちゃんとみないと！
こっちが老眼鏡《ろうがんきょう》だよー
お、おっかあどうしたんだ!?
せいこう！
えっ
わなわな
ぱちん

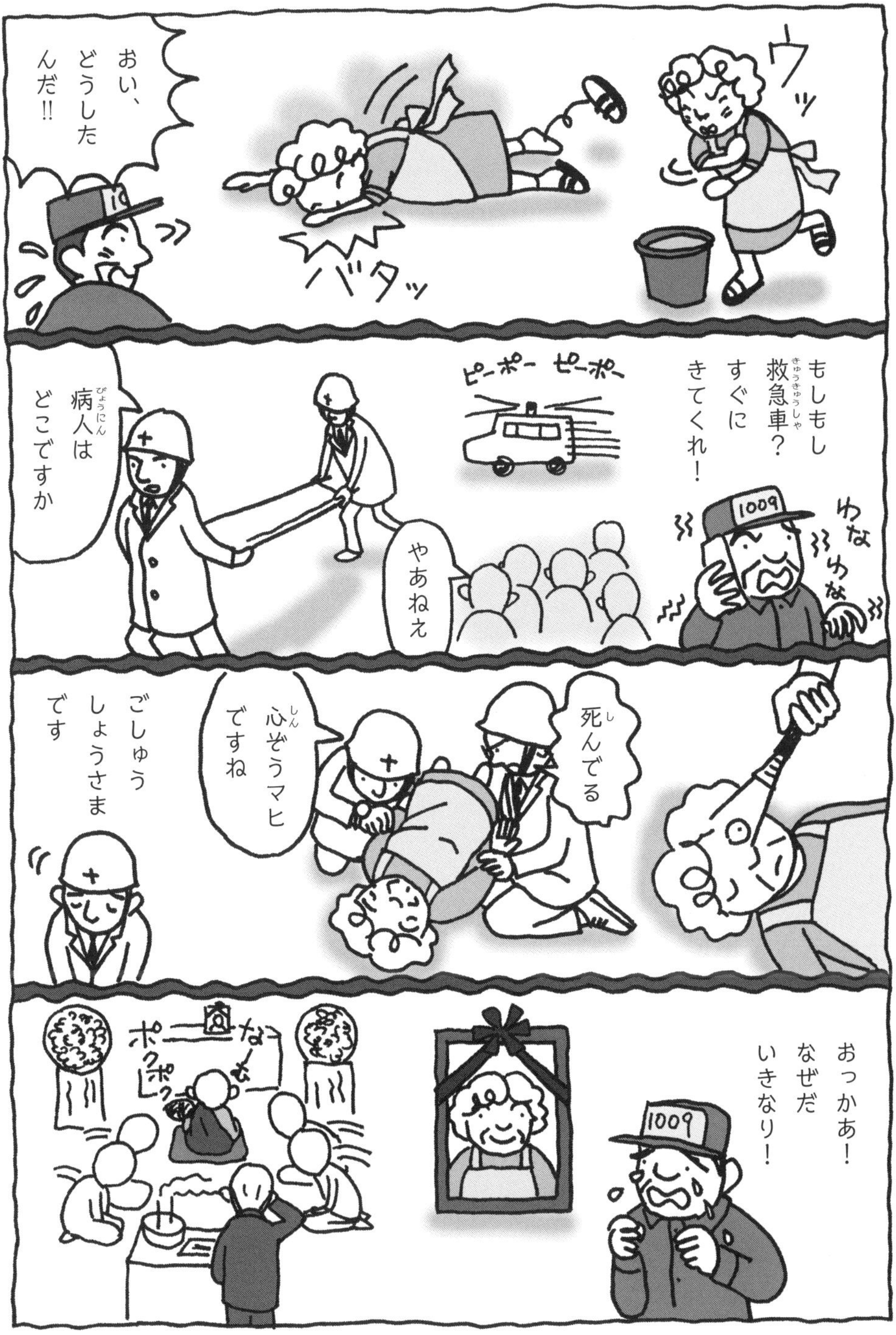
ウッ
バタッ
おい、どうしたんだ!!
もしもし救急車《きゅうきゅうしゃ》?すぐにきてくれ!
わなわな
ピーポー ピーポー
やあねえ
病人《びょうにん》はどこですか
死《し》んでる
心《しん》ぞうマヒですね
ごしゅうしょうさまです
おっかあ!なぜだいきなり!
なーむー
ポクポク

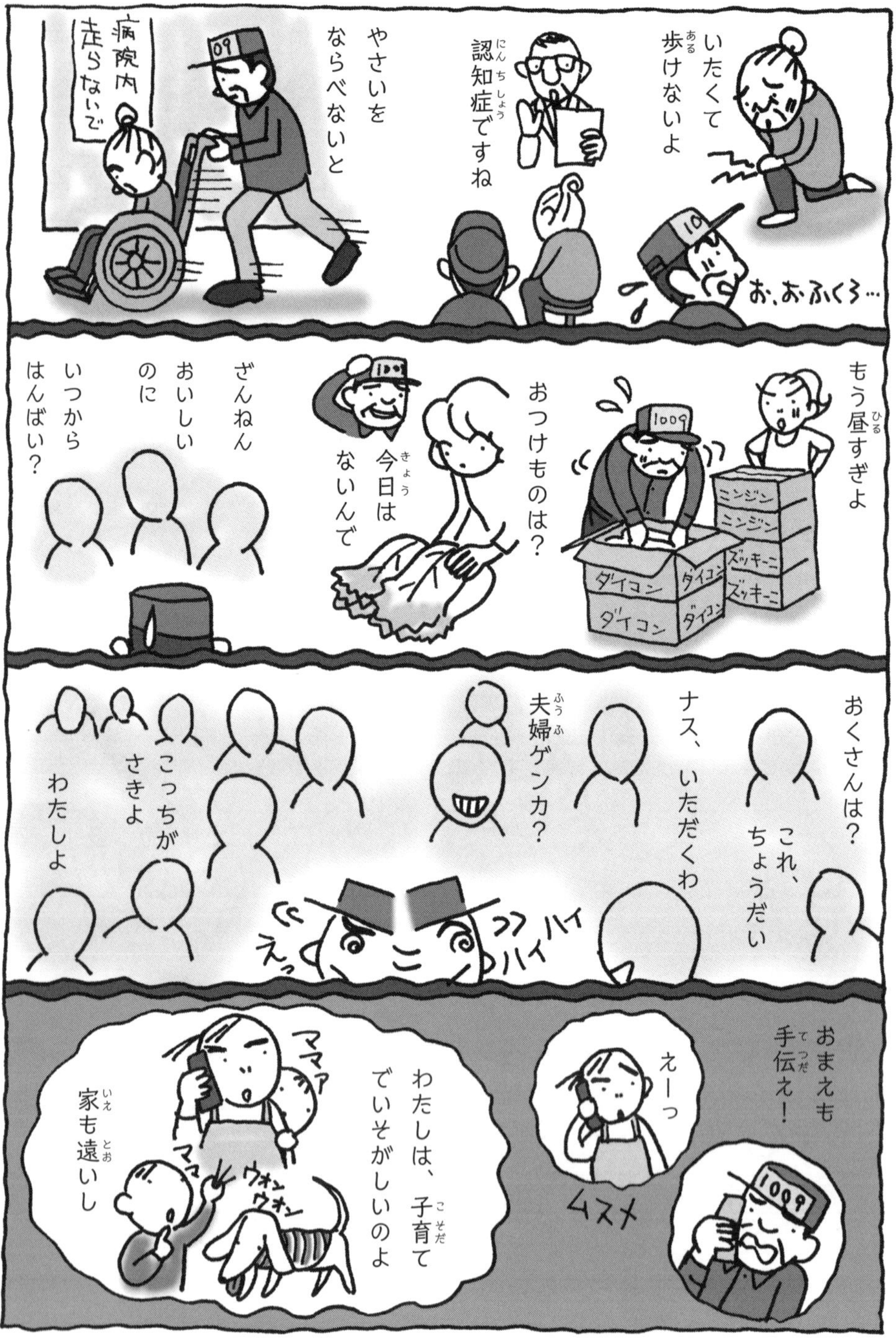
いたくて歩《ある》けないよ
お、おふくろ…
認知症《にんちしょう》ですね
やさいをならべないと
病院内走らないで
もう昼《ひる》すぎよ
ニンジン
ニンジン
ズッキーニ
ズッキーニ
ダイコン
ダイコン
おつけものは?
今日《きょう》はないんで
ざんねんおいしいのに
いつからはんばい?
おくさんは?
これ、ちょうだい
ナス、いただくわ
夫婦《ふうふ》ゲンカ?
こっちがさきよ
わたしよ
ハイハイ
えっ
おまえも手伝《てつだ》え!
えーっ
ムスメ
わたしは、子育《こそだ》てでいそがしいのよ
ママァ
ママ
ウォンウォン
家《いえ》も遠《とお》いし

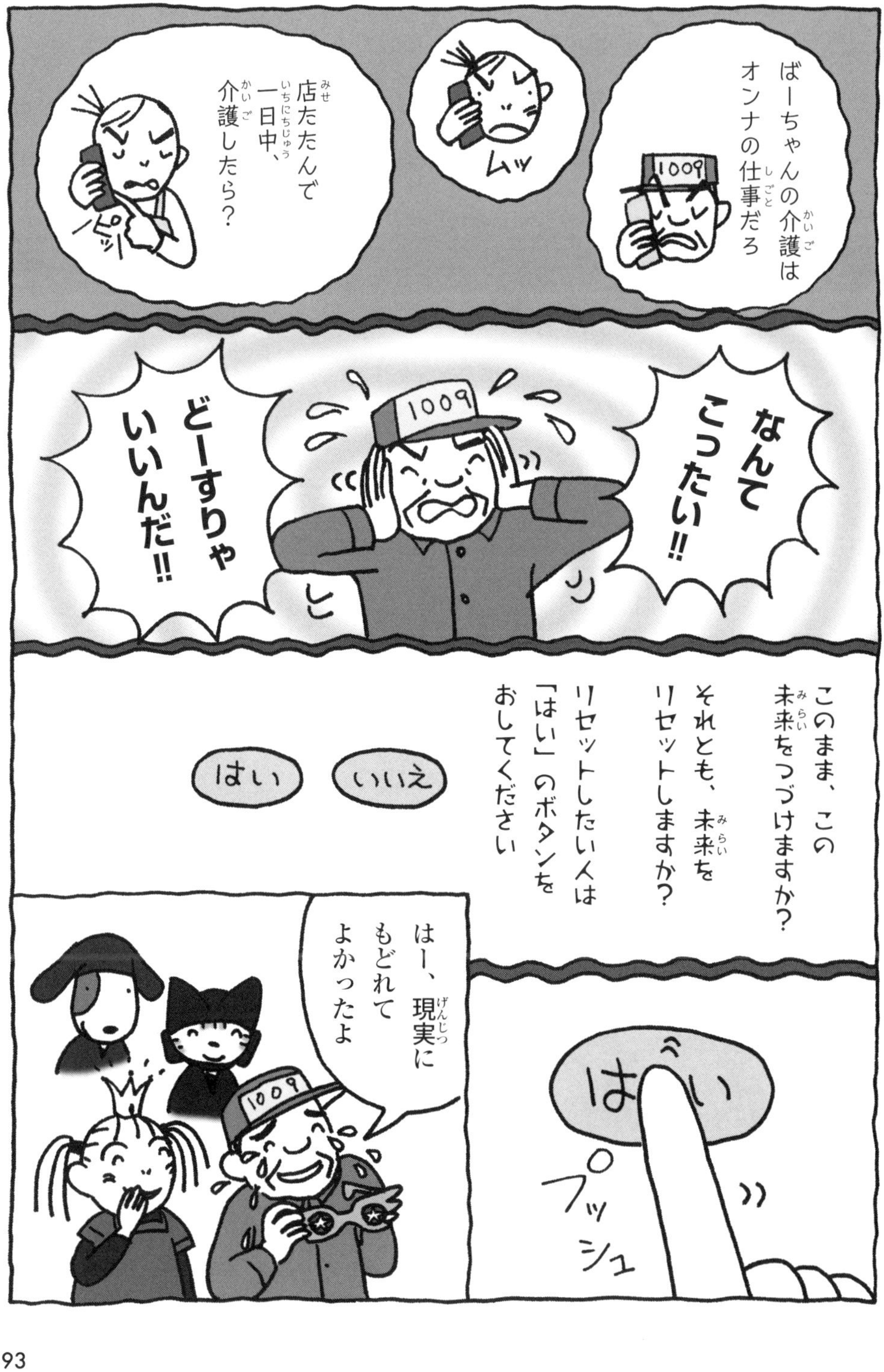
ばーちゃんの介護《かいご》は
オンナの仕事《しごと》だろ
ムッ
店《みせ》たたんで
一日中《いちにちじゅう》、
介護《かいご》したら？
ピクッ
なんてこったい!!
どーすりゃいいんだ!!
このまま、この未来《みらい》をつづけますか？
それとも、未来《みらい》をリセットしますか？
リセットしたい人は「はい」のボタンをおしてください
いいえ
はい
はい
プッシュ
はー、現実《げんじつ》にもどれてよかったよ

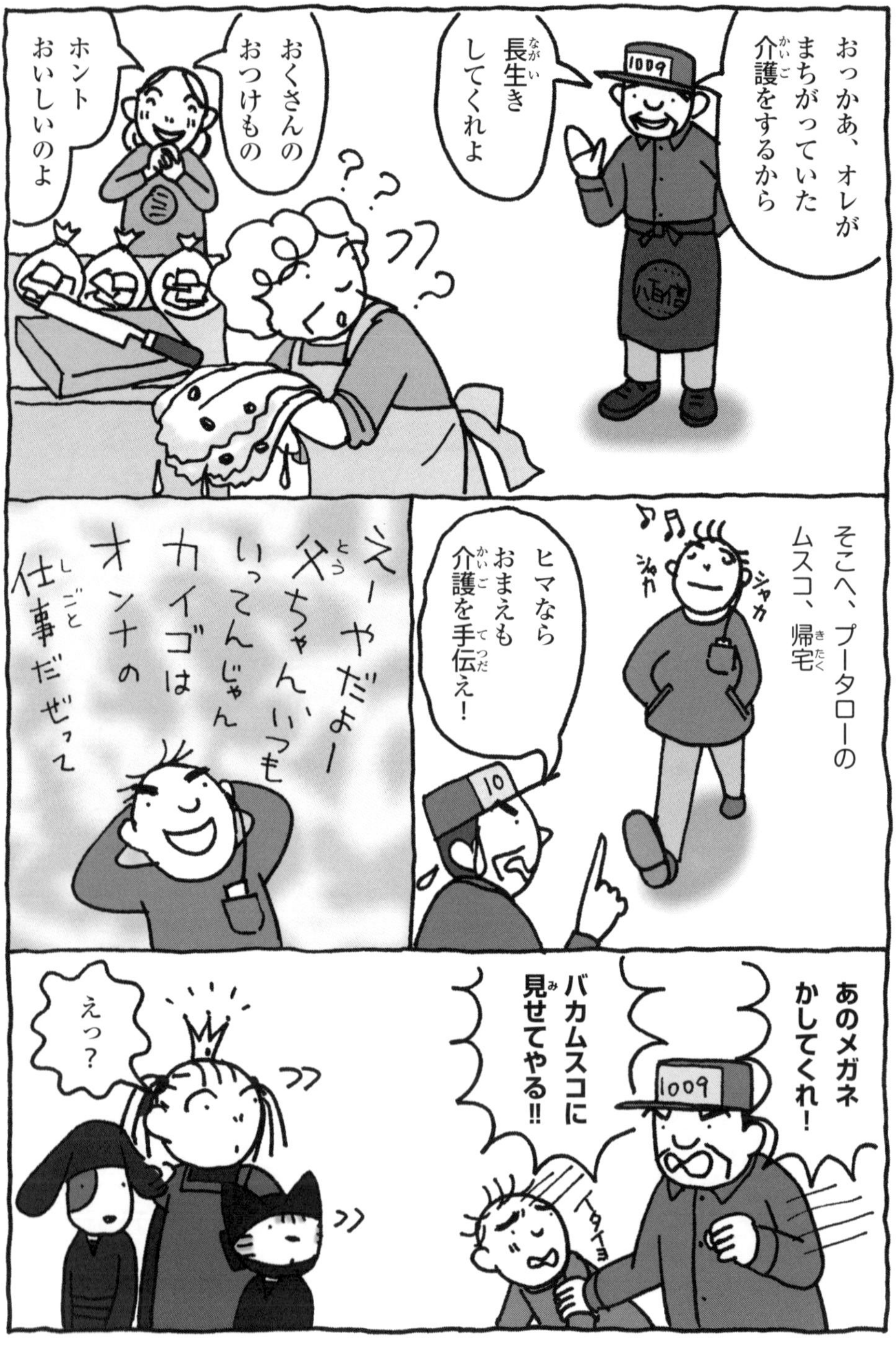

おっかあ、オレがまちがっていた介護《かいご》をするから
長生《ながい》きしてくれよ
おくさんのおつけもの
ホントおいしいのよ
そこへ、プータローのムスコ、帰宅《きたく》
シャカ
シャカ
ヒマならおまえも介護《かいご》を手伝《てつだ》え!
えーやだよー父《とう》ちゃんいつもいってんじゃんカイゴはオンナの仕事《しごと》だぜって
あのメガネかしてくれ!
バカムスコに見《み》せてやる!!
イタイヨ
えっ?

7 あれこれあって、おぼえられない！

わたしたちは、生まれたときから、どんどん大きくなるけれど、どんどん年をとっていきます。ガーッとすばやく成長《せいちょう》して、あとはゆるやかに、おとろえていくだけです。そう考えると、だれでもいつかはお年よりになります。だれもがいつか通る道なんです。人も動物も、みんな生まれた瞬間《しゅんかん》から、死に向かって、生きているのです。

　大ママの気持ちになって、考えてみましょう。急に、れものマンションに住むことになりました。それも、自分の希望ではありません。大ママは、海が見える、空が広い、のどかなところがよかったのに、都会ぐらしをしなくてはならなくなりました。それも、たくさんの人がいっしょに住んでいるマンションの高層階《こうそうかい》です。

「もう、一人ぐらしはできないから、わたしの家に行こう」と、ある日、いきなりムスメ（れもママ）に言われたのです。なんで、今、住んでいる家じゃダメなの？　わたしは、ここをはなれたくないの。

知らないところに行きたくないの。でも、『老《お》いたら、子に従《したが》え』というコトワザもあることだから、ムスメ（れもママ）の言うとおりにしました。孫《まご》のれも、みおといっしょにいられるのも、魅力《みりょく》です。

　そうして、ムスメ（れもママ）の家に来たのはいいのですが、年をとると、新しいことをおぼえるのがにがてになってきます。電気スイッチの場所、トイレの場所、おふろの場所、自分の部屋の場所が、なかなかおぼえられません。何度もまちがえてしまいます。

「ベッドルームが十もあるような、広い家じゃないのにねえ」

　ガスコンロの火のつけ方も、今までとはちがいます。

「お湯をわかす時は電気ポットがべんりよ。火を使わないし」

「どこを押《お》すの？」

「ここよ。スイッチはひとつしかないわよ」

「そう言われても、おぼえられないわ」

「え、なんで？」

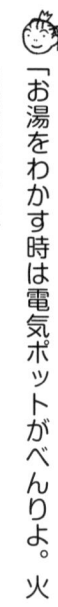

わたしたちだって、電化製品《せいひん》を新しくすると、今までとは使い方がちがって、どうするのか、どこを押《お》すのか、まちがえちゃいますよね？　年をとってくると、それがもっとひどくなります。認知症《にんちしょう》でなくても、新しいことをおぼえるのがにがてになるのです。大ママ、テレビを見ようにも、リモコンのボタンがたくさんあって、よくわかりません。でも、これはなんとかできました。エアコンも、なんとかつけられました。

「自分の服くらいせんたくしようと思うんだけど、せんたく機《き》はどこ？」

「それは助かるわ。乾燥《かんそう》まですれば、干《ほ》さなくてもいいのよ。たたんで、すぐにしまえるわ」

「ダメダメ！　せんたくものはお日さまにあてないとね」


ムスメ（れもママ）とせんたく機《き》のところにきました。

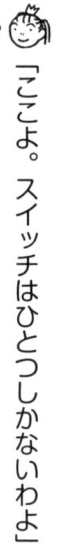

「これ？　今までのとちがうわ」
「そうね、大ママのは二層式《にそうしき》だったものね。今は、全自動かドラム式が主流よ」
「洗《あら》っている時に、これも足しちゃおうと思っても、ふたがあけられないの？」
「ダメダメ！　そんなことしたら、こわれちゃうわ！」

「こわれちゃう」と言われて、大ママは、さわるのがこわくなりました。しかも、このせんたく機《き》は、かがんでせんたく物を入れなきゃならないので、腰《こし》が悪い大ママには、つらい姿勢《しせい》です。

「じゃあ、そうじ機《き》はどこ？　自分が使わせてもらっている部屋くらい、そうじしようと思うんだけど」

「はい、これよ」

大ママが受け取ります。

「あら、軽いのね。よかった。コードはどこに巻《ま》きこんでるの？」

「ふふふ、これ、コードレスといって、コードがないのよ。動きが悪くなったら、充電《じゅうでん》してね」

「充電《じゅうでん》？」

コードを接続《せつぞく》して、コンセントにさしこむ充電《じゅうでん》のやり方を教えてもらいましたが、充電《じゅうでん》はやってもらおうと思いました。

「そうじをする時は、スイッチを押《お》し続《つづ》けてね。はなしたら、スイッチがはいらないから」

「今までのそうじ機《き》は、スイッチを一度押《お》せば、ずっと使えてたよ」

「うん、でもこれはちがうのよ」

ためしにやってみましたが、大ママはすぐ手をはなしてスイッチが切れてしまいました。

「慣《な》れよ〜、慣《な》れ。何度もやっていれば、できるようになるから」

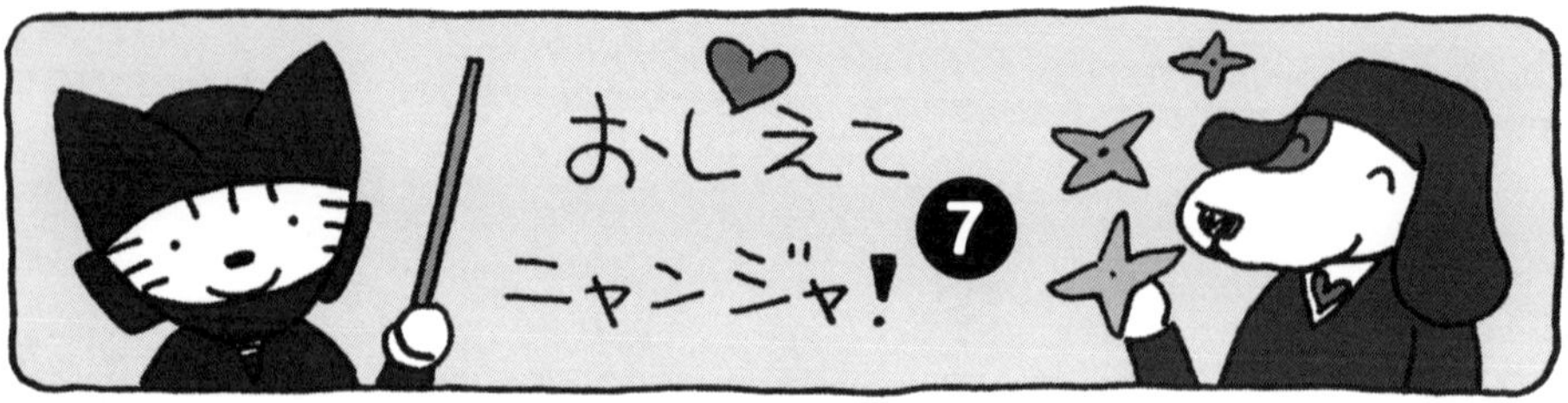
おしえて
ニャンジャ！
7

Q おじいちゃんが認知症《にんちしょう》じゃないかと、ママもパパも、うたがっているのですが、病院《びょういん》にいってくれません。どうしたらいい？

A ムリヤリつれていっても、すぐにだまされたと気《き》づき、家族《かぞく》や病院《びょういん》に不信感《ふしんかん》をいだきます。「家族《かぞく》のために、みてもらって」、「このままでは、孫《まご》が悲《かな》しむ」「わたしのためとおもって、病院《びょういん》へいきましょう」などと、おねがいしてみてください。

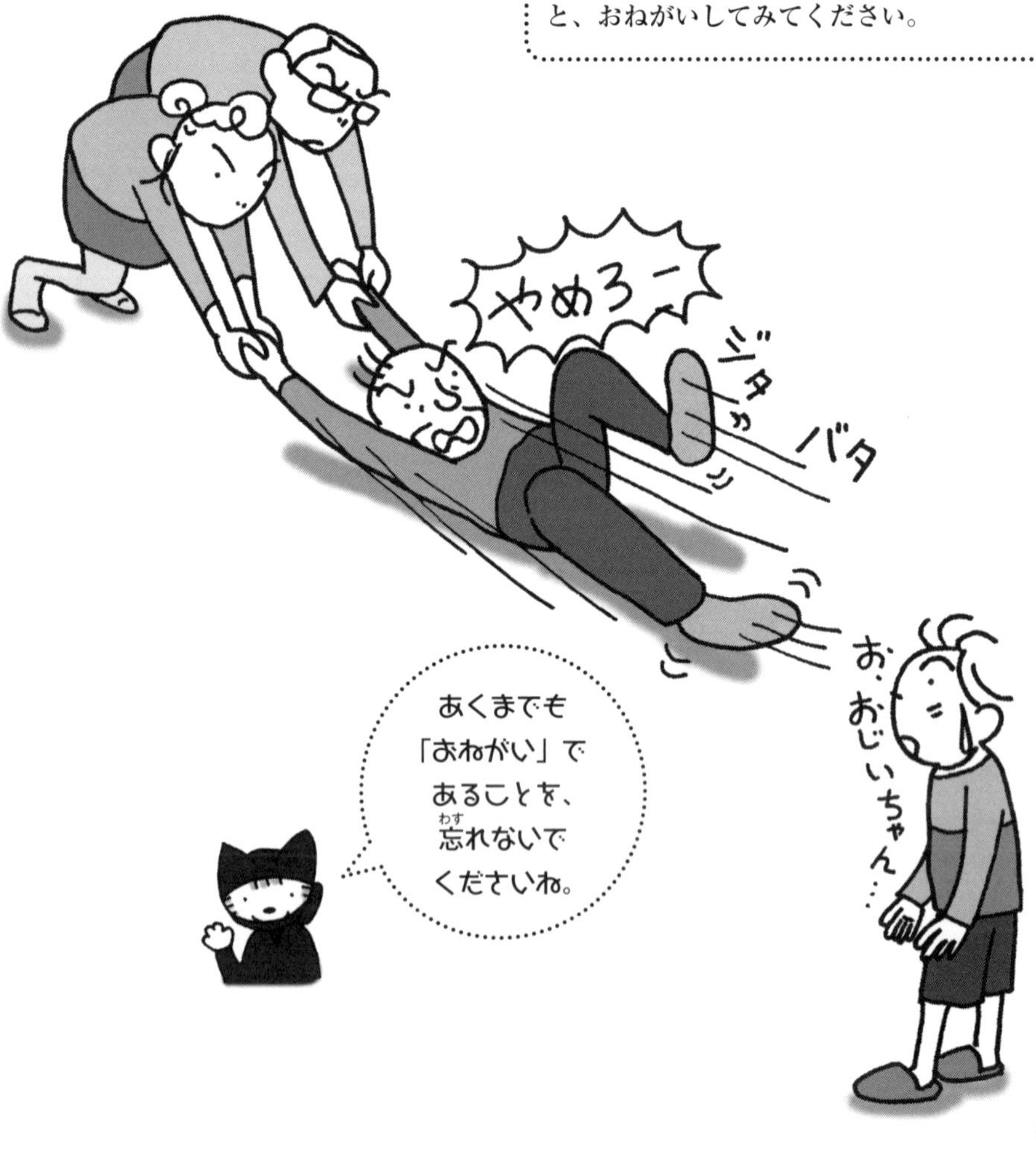
やめろ〜
ジタ
バタ
お、おじいちゃん…
あくまでも
「おねがい」で
あることを、
忘《わす》れないで
くださいね。

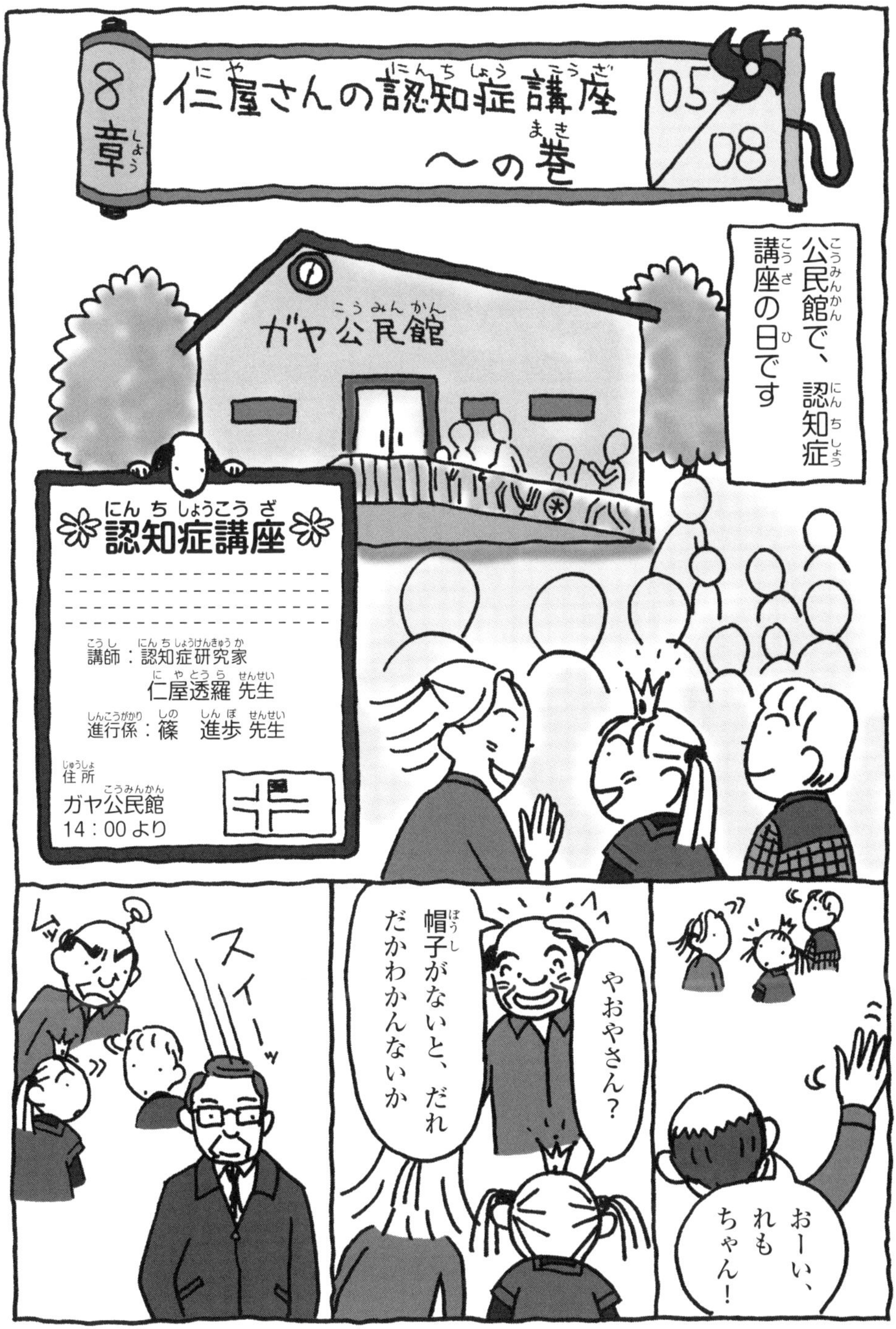
8章《しょう》
仁屋《にや》さんの認知症講座《にんちしょうこうざ》〜の巻《まき》
05/08
公民館《こうみんかん》で、認知症《にんちしょう》講座《こうざ》の日《ひ》です
ガヤ公民館《こうみんかん》
認知症講座《にんちしょうこうざ》
講師《こうし》：認知症研究家《にんちしょうけんきゅうか》
仁屋透羅《にやとうら》 先生《せんせい》
進行係《しんこうがかり》：篠《しの》 進歩《しんぽ》 先生《せんせい》
住所《じゅうしょ》
ガヤ公民館《こうみんかん》
14：00より
おーい、れもちゃん！
やおやさん？
帽子《ぼうし》がないと、だれだかわかんないか
スイーッ
ムッ

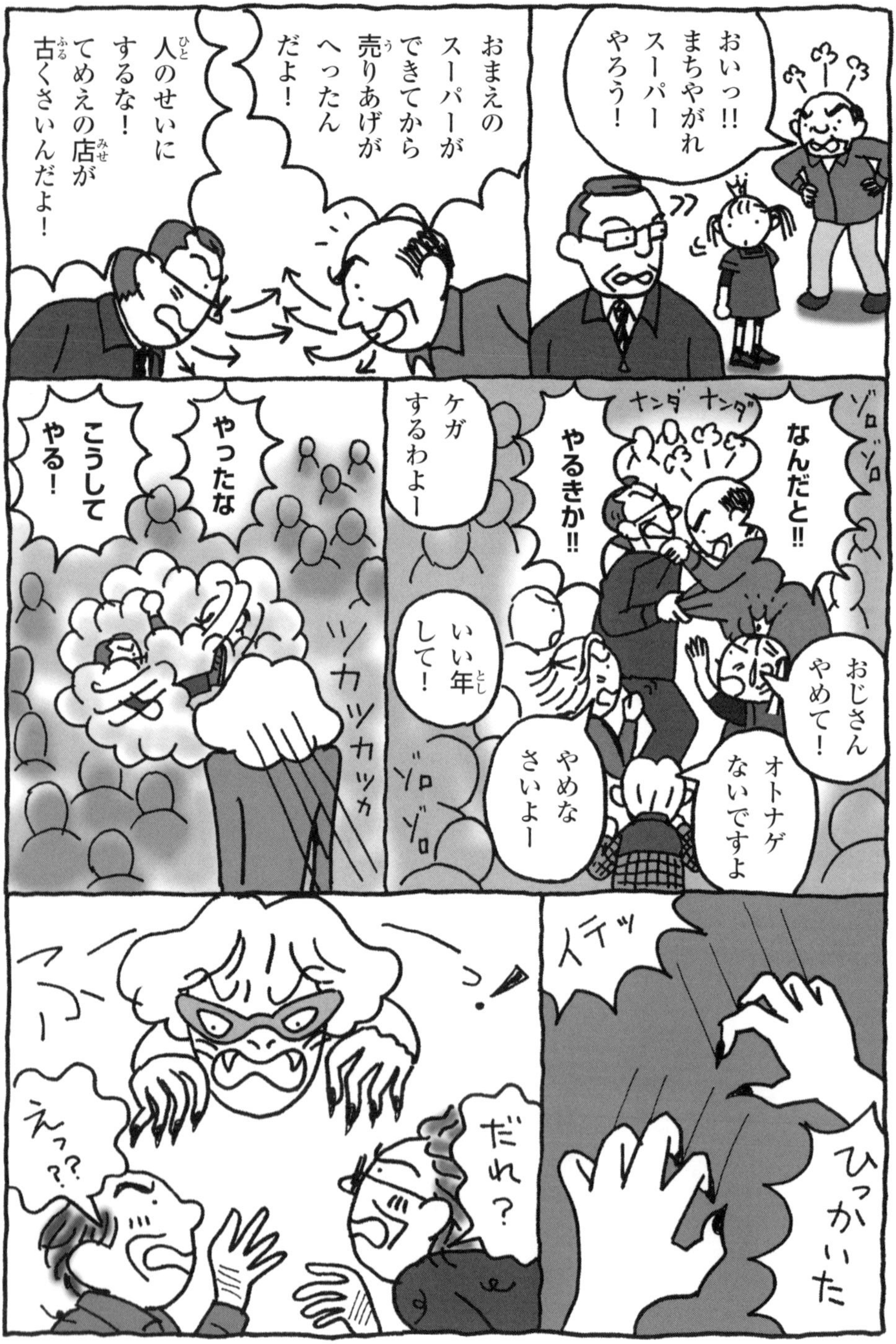

おいっ!! まちやがれ スーパー やろう!
おまえの スーパーが できてから 売《う》りあげが へったん だよ!
人《ひと》のせいに するな! てめえの店《みせ》が 古《ふる》くさいんだよ!
ゾロゾロ
なんだと!!
ナンダ ナンダ
やるきか!!
ケガ するわよー
おじさん やめて!
オトナゲ ないですよ
やめな さいよー
いい年《とし》 して!
ゾロゾロ
ツカツカツカツカ
やったな
こうして やる!
イテッ
ひっかいた
だれ?
えっ ???

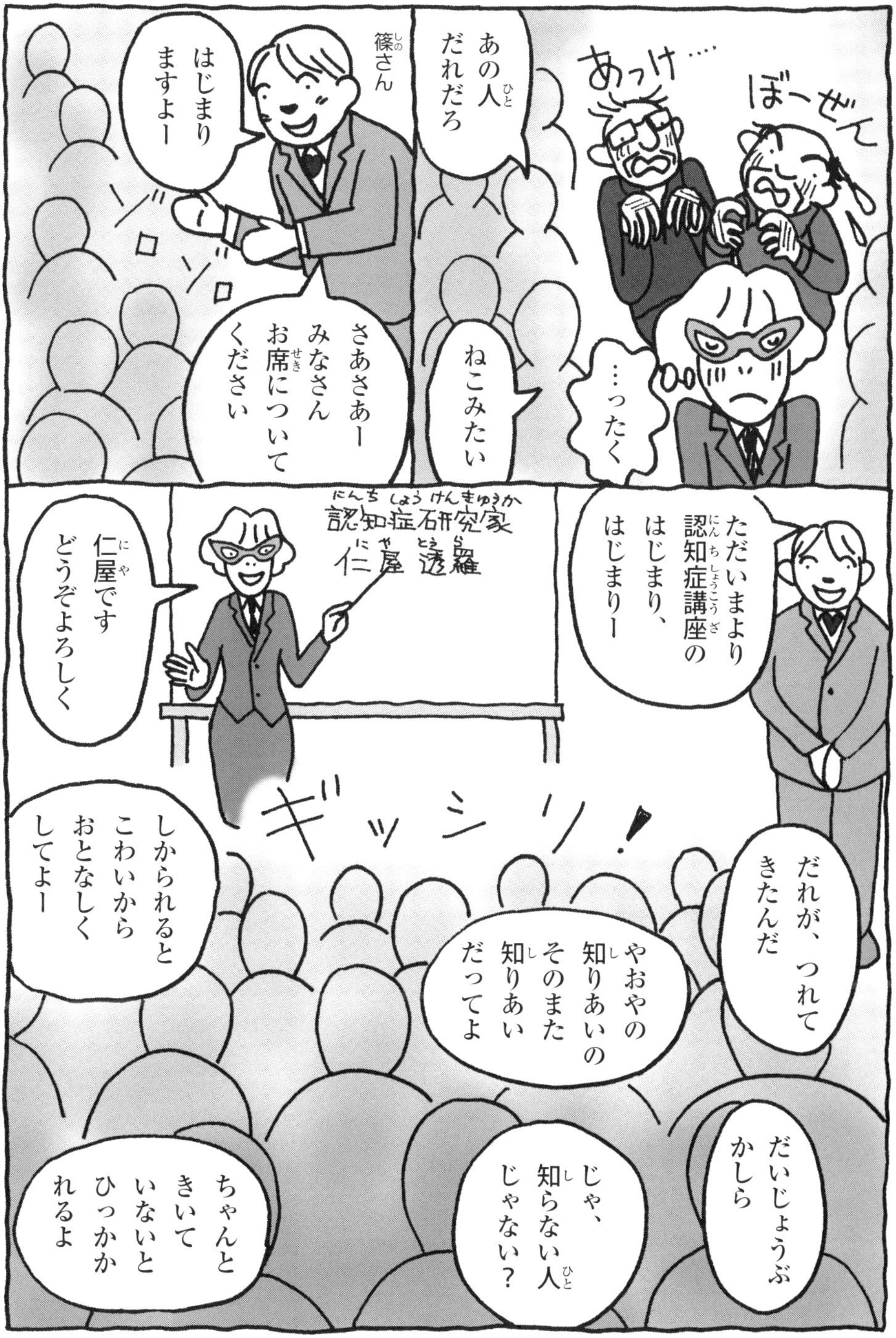
あっけ…
ぼーぜん
あの人《ひと》だれだろ
ねこみたい
…ったく
篠《しの》さん
はじまりますよー
さあさあーみなさんお席《せき》についてください
ただいまより認知症講座《にんちしょうこうざ》のはじまり、はじまりー
認知症研究家《にんちしょうけんきゅうか》
仁屋透羅《にゃとら》
仁屋《にゃ》ですどうぞよろしく
ギッシリ！
だれが、つれてきたんだ
やおやの知《し》りあいのそのまた知《し》りあいだってよ
しかられるとこわいからおとなしくしてよー
だいじょうぶかしら
じゃ、知《し》らない人《ひと》じゃない？
ちゃんときいていないとひっかかれるよ

8 仁屋《にや》さんの認知症講座《にんちしょうこうざ》

「ひとくちに認知症《にんちしょう》と言っても、いろいろな種《しゅ》類《るい》があります。

有名なのが、『アルツハイマー型認知症《がたにんちしょう》』で、全体の五十%をしめます。現在《げんざい》は、多くがアルツハイマー型《がた》です。あとでくわしく説明《せつめい》するのも、このタイプです」

「えっ、そうなの!? みんな同じなのかと思ってた」

「つぎに多いのが、『血管性認知症《けっかんせいにんちしょう》』。脳《のう》の血管《けっかん》がつまっておこる『脳梗塞《のうこうそく》』、脳《のう》の血《けっ》管《かん》が破《やぶ》れる『脳出血《のうしゅっけつ》』、そして『くも膜下出血《まくかしゅっけつ》』。これは、血のかたまりがコブになり、とつぜん破裂《はれつ》します。どこがつまったか、どこがやぶれたか、どこが破裂《はれつ》したかによって、脳《のう》のこわれた場所が変《か》わってくるので、手がマヒしたり、足がマヒしたり、体の右半分や、左半分が動かなくなったりします。また、うまくしゃべれなかったり、わかっているのに単語《たんご》がスムーズに出なくなること、あるいは『リンゴ』など、かんたんな単語《たんご》が思い出せないこともあります」

「うちのお父さん、脳梗塞《のうこうそく》になって、手と足がマヒしちゃってるのよ」

「それらが原因《げんいん》で、認知症《にんちしょう》を発症《はっしょう》した場合を『血管性認知症《けっかんせいにんちしょう》』と言います。主に生活習慣病《しゅうかんびょう》が原因《げんいん》と言われています。自覚症状《じかくしょうじょう》のない『無《む》症候性脳梗塞《しょうこうせいのうこうそく》』という小《ちい》さな脳梗塞《のうこうそく》がたくさんできることで、本人の知らないうちに発症《はっしょう》することもあります。

そして『レビー小体型認知症《がたにんちしょう》』。

これの特徴《とくちょう》は、幻覚《げんかく》を見ることです。部屋にサルがいる、とか、だれもいないのに、お客さんが来てる、とか。筋肉《きんにく》がこわばったり、ふるえたりもします」

「このあいだ来たお客のおばあさん、店の中にユ～レイがいるって言いはってたけど、これだったのかな」

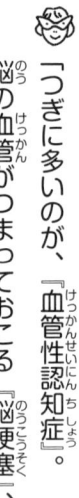

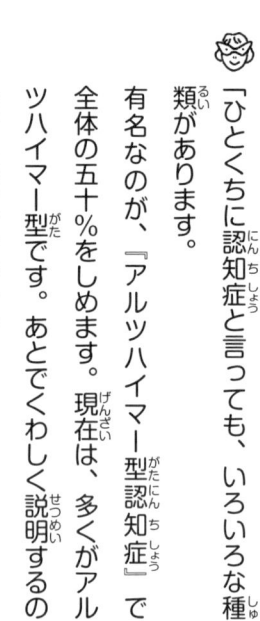

「それから『前頭側頭型認知症《ぜんとうそくとうがたにんちしょう》』。この症状《しょうじょう》のこまった点は、万引《まんび》きしたり、お金をはらわないで電車やタクシーに乗ったり、みんなの前ではだかになったり、人を攻撃《こうげき》したりすることです。本人にとっては、悪気はないし、まったく罪の意識はありません。反対に、家の中に閉《と》じこもってしまう人もいます」

「そうそう、万引《まんび》きしても平気なお年よりがいたのよ。注意しても、なにが悪いんだ！　と開きなおって。こまっちゃったわ」

「『若年性認知症《じゃくねんせいにんちしょう》』というのもあります。六十五歳未満《さいみまん》で認知症《にんちしょう》になった人をさします。中には、まれに二十代で認知症《にんちしょう》になる人もいます」

「ひや〜、オレは六十八歳《さい》だから、今認知症《にんちしょう》になっても、もう若年性《じゃくねんせい》じゃないぞ！」

ワハハハ。会場のみんなが大笑《おおわら》いしました。

「なに笑《わら》ってんだ。五十代や六十代だって認知症《にんちしょう》になるんだぞ！」

そしてまた、みんな大笑《おおわら》い。

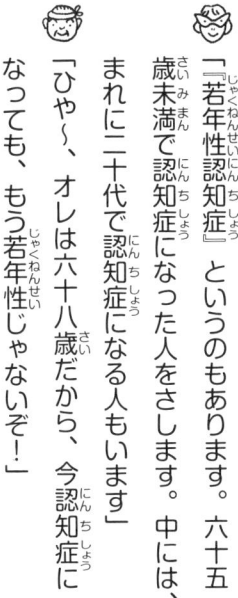

「ほかに、アルコール依存症《いぞんしょう》、特発性正常圧水頭症《とっぱつせいせいじょうあつすいとうしょう》、慢性硬膜下血腫《まんせいこうまくかけっしゅ》、甲状腺機能低下症《こうじょうせんきのうていかしょう》、脳腫瘍《のうしゅよう》、ビタミン不足《ぶそく》、薬の副作用《ふくさよう》、鉛《なまり》や水銀の中毒《ちゅうどく》などに、認知症《にんちしょう》のような症状《しょうじょう》があらわれます。これらは、早く治療《ちりょう》すれば、かなりよくなることが多いです。

さて、食事ですが、なにがいいというのはありません。ぎゃくになにが悪いというのもないので、好《す》きなものを食べてだいじょうぶ。塩《しお》やさとうの量《りょう》は、ほどほどに、ということですね。

お酒やタバコも、いきなり禁酒《きんしゅ》・禁煙《きんえん》では、イライラしたり、口ざみしいとガムやアメの量《りょう》が増《ふ》えたりするので、少しずつ減《へ》らしていくほうがいいと思います」

「そうだよ！　いきなり禁酒《きんしゅ》はダメだよ」

「酒が売れなくなったらこまるからだろ？」

みんなは、また大笑《おおわら》い。

「よく問題になるのが、認知症《にんちしょう》の方が食事の後すぐに、『食べてない』と言いはることです。そう言うのは食べたことを忘《わす》れてしまうからですが、本人にとって、まったく悪気はないのです。お腹《なか》にきいてみればわかると思うでしょう？　空腹《くうふく》か満腹《まんぷく》かわかりますよね。小腹《こばら》がすいた、甘《あま》いものは別腹《べつばら》だとか、いろいろ言いますね。

でも、認知症《にんちしょう》の人は、頭からの命令《めいれい》がうまくつたわらないので、わかりません。すぐに忘《わす》れてしまうしね。だからといって、好《す》きなだけ食べさせると、糖尿病《とうにょうびょう》や肥満《ひまん》などほかの病気で食事制限《せいげん》をしていることもあるので、食べすぎになってしまいます。そういう時は、ほかの話をして気をそらしたり、軽くおかしやパンを出すなど、くふうしてみましょう」

「そうそう、糖尿病《とうにょうびょう》はたいへんなんだよ」

「経験者《けいけんしゃ》は語る、だわね」

「認知症《にんちしょう》の方の中には、味がわからなくなっている人もいます。しょっぱいか、甘《あま》いか、すっぱいか、にがいか。しょうゆやソース、塩《しお》、さとうを入れすぎないように、チェックしていてくださいね。食卓《しょくたく》におかないほうがいいですね」

「うちのダンナ、認知症《にんちしょう》じゃないんだけど、なんにでも塩《しお》やしょうゆをかけるんです。それもたくさんなんです。なんとかなりませんか？」

「それは問題がちがうんじゃないの？」

こんなふうに楽しく時間がすぎていきます。

まず、認知症《にんちしょう》かどうかから
お話《はな》し、しましょう
毎日《まいにち》、新聞《しんぶん》を
読《よ》む男性《だんせい》
オススメの
記事《きじ》は？
うーんと…
えーと…
これだな
ドレドレ
ところが
認知症《にんちしょう》の場合《ばあい》は
えっ？
忘《わす》れちゃった
今《いま》、読《よ》んで
いたのに…
と、いうように
最近《さいきん》のことが
おぼえられない
のです
熱心《ねっしん》に読書《どくしょ》していても
じぶんがなんの本《ほん》を
読《よ》んでいるのか、時々《ときどき》
わからなくなります
その本《ほん》を読《よ》んでいた
ことすら、おぼえて
いないのです

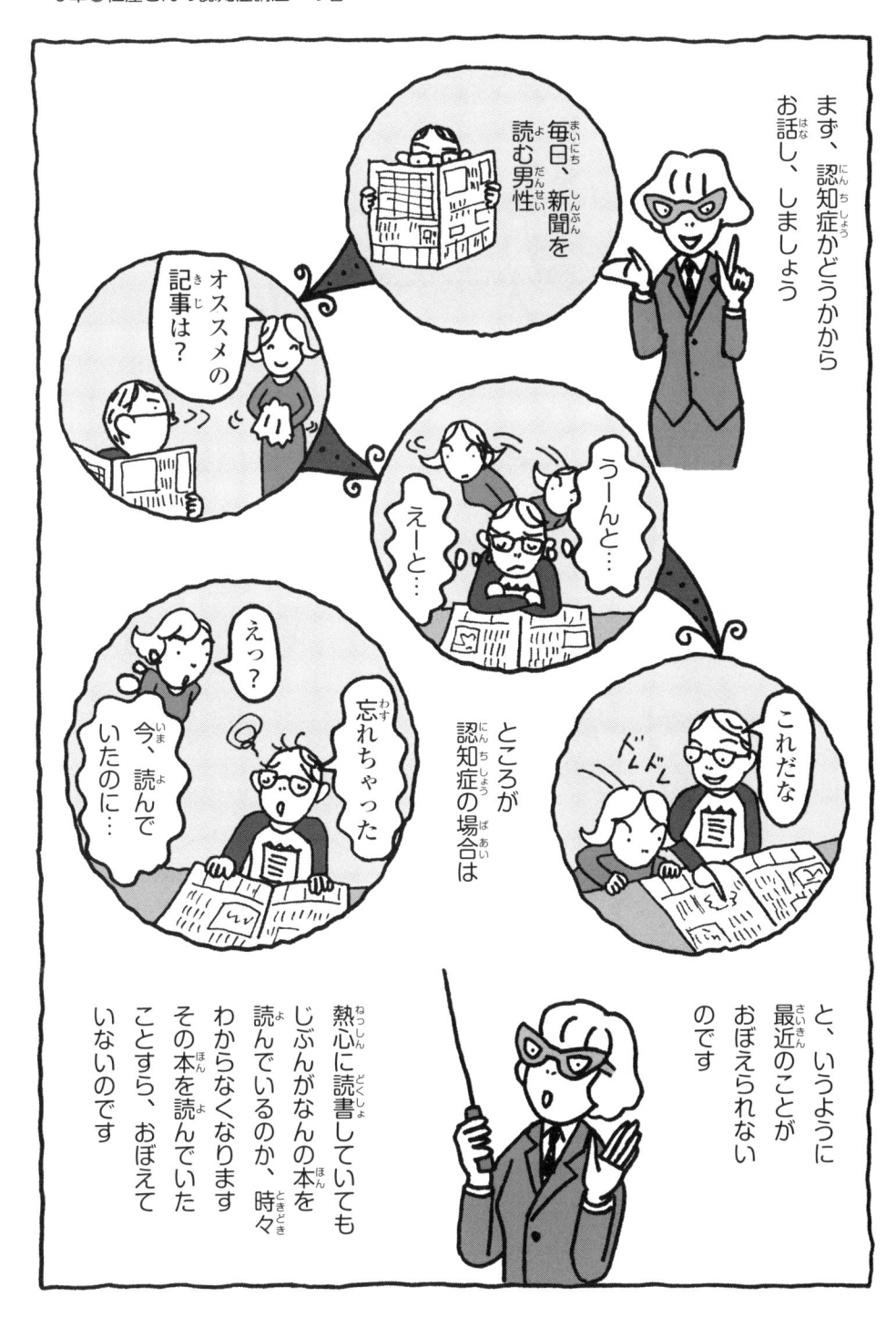

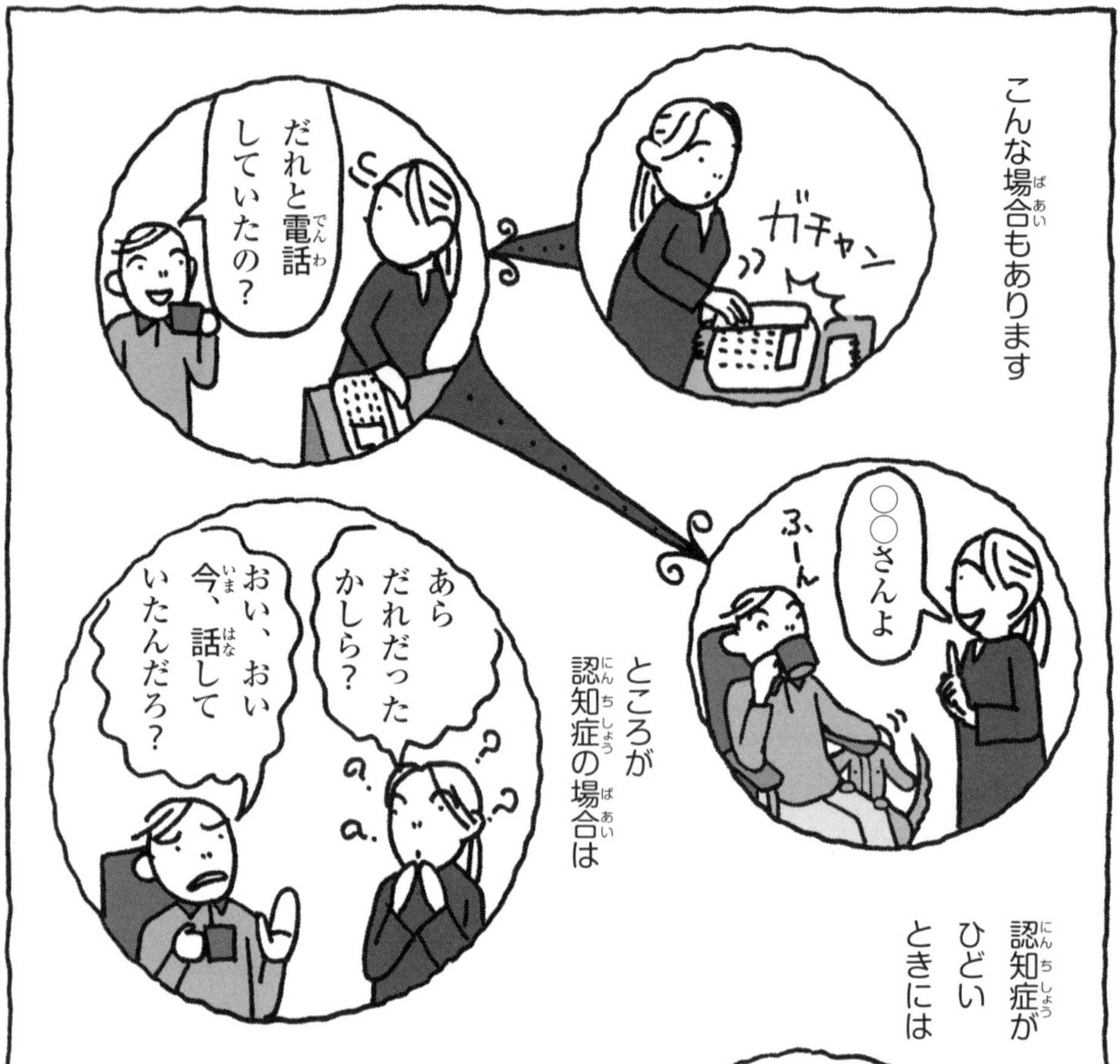
こんな場合《ばあい》もあります
ガチャン
だれと電話《でんわ》していたの？
◯◯さんよ
ふーん
ところが認知症《にんちしょう》の場合《ばあい》は
あらだれだったかしら？
おい、おい今《いま》、話《はな》していたんだろ？
認知症《にんちしょう》がひどいときには
やあねえ、電話《でんわ》なんてしてないわ
え？
電話《でんわ》していたことすらおぼえていないのです
待《ま》ちあわせの約束《やくそく》をすっぽかされるのもそんな理由《りゆう》からです

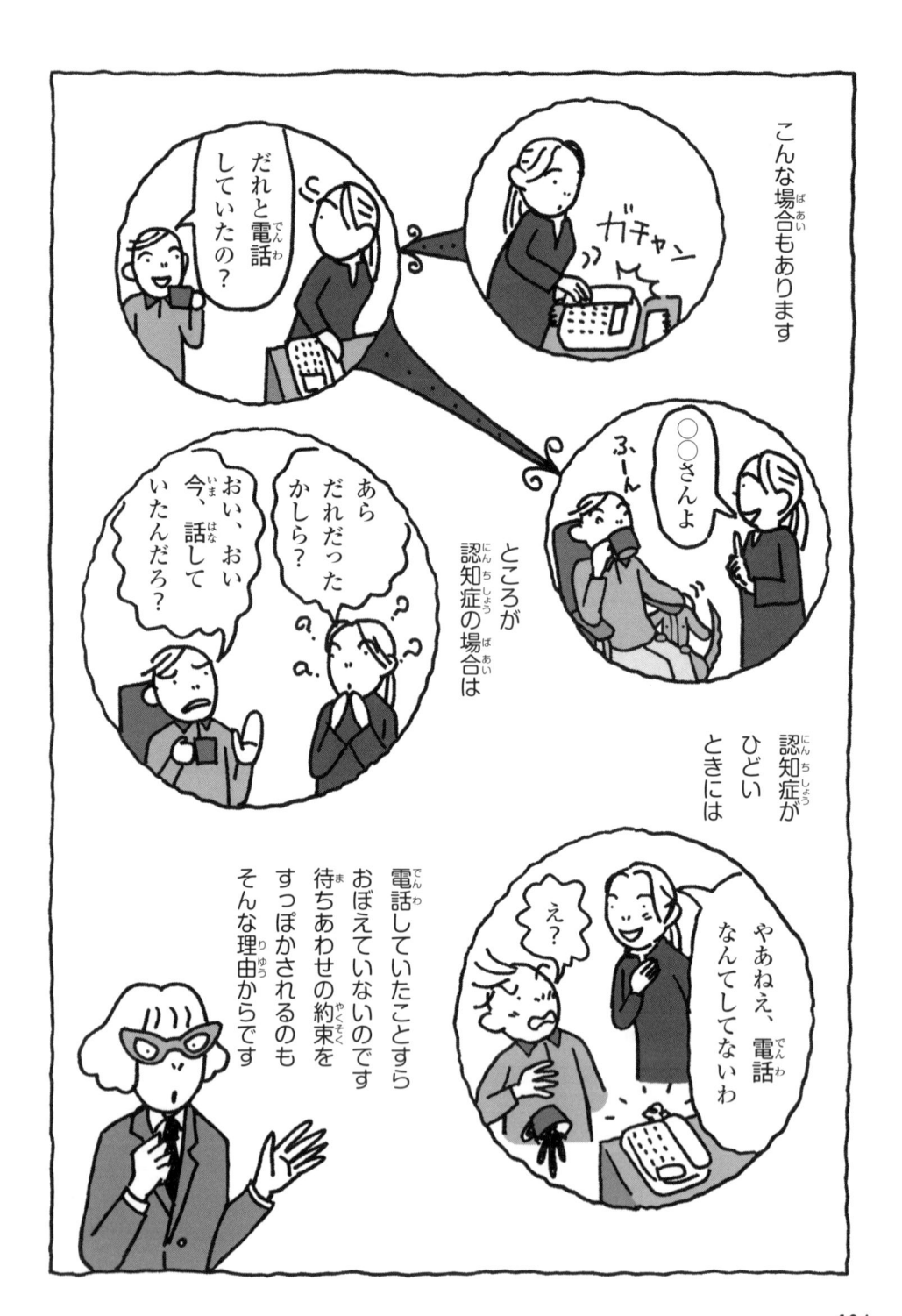

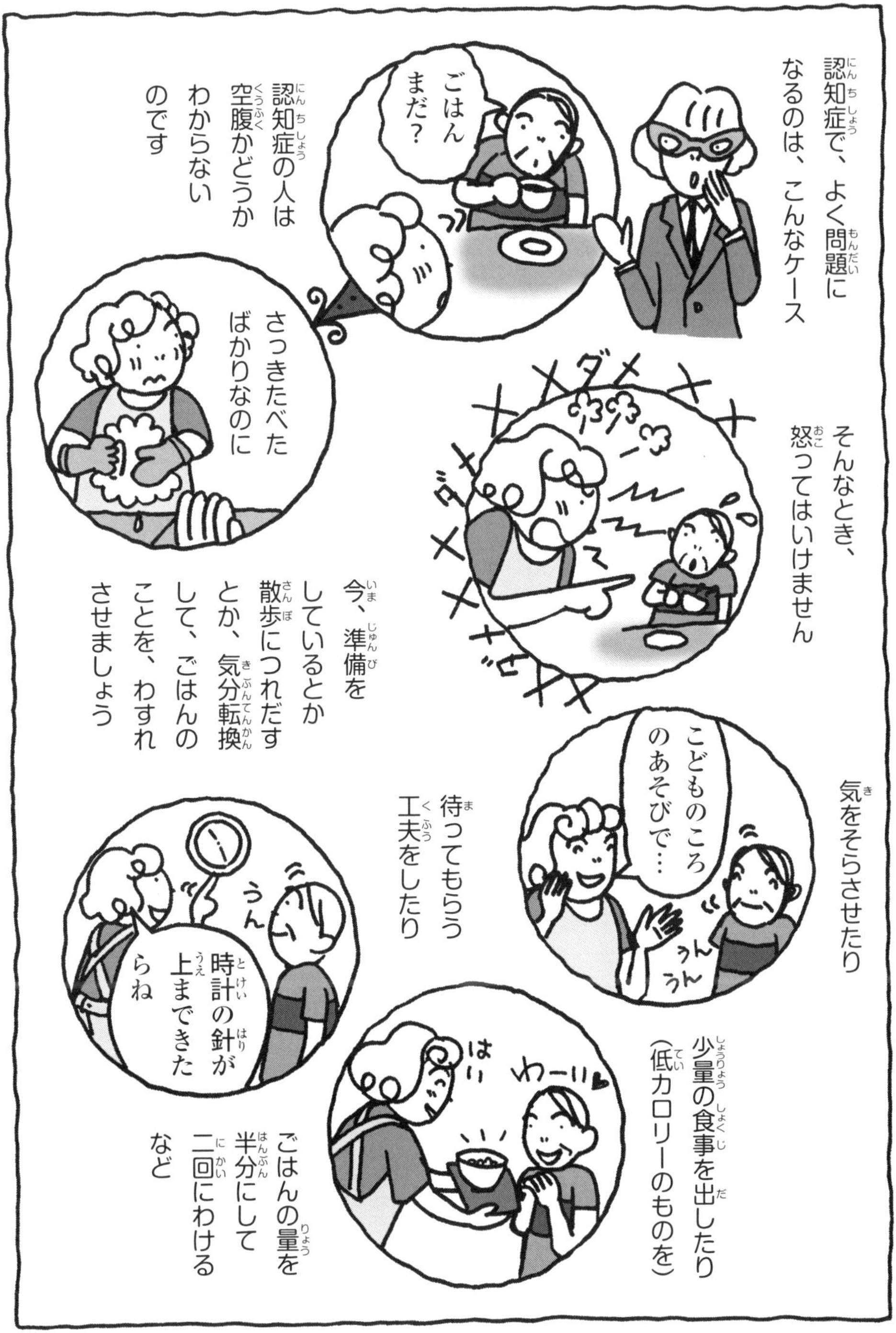
認知症《にんちしょう》で、よく問題《もんだい》に
なるのは、こんなケース
ごはん
まだ？
さっきたべた
ばかりなのに
認知症《にんちしょう》の人は
空腹《くうふく》かどうか
わからない
のです
そんなとき、
怒《おこ》ってはいけません
ダメ
気《き》をそらさせたり
こどものころ
のあそびで…
うん
うん
待《ま》ってもらう
工夫《くふう》をしたり
時計《とけい》の針《はり》が
上《うえ》まできた
らね
うん
今《いま》、準備《じゅんび》を
しているとか
散歩《さんぽ》につれだす
とか、気分転換《きぶんてんかん》
して、ごはんの
ことを、わすれ
させましょう
少量《しょうりょう》の食事《しょくじ》を出《だ》したり
（低《てい》カロリーのものを）
はい
わーい♥
ごはんの量《りょう》を
半分《はんぶん》にして
二回《にかい》にわける
など

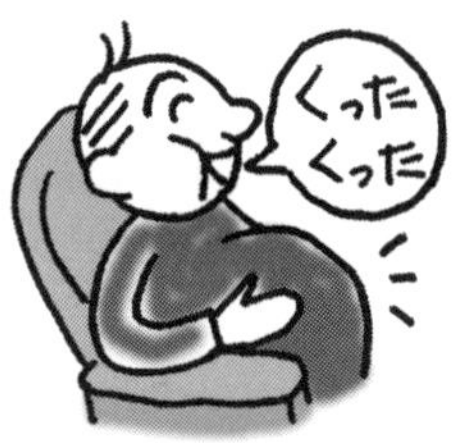

好《す》きなだけ、たべさせては
いけません
糖尿病《とうにょうびょう》や、ほかの病気《びょうき》で
食事制限《しょくじせいげん》をしていることが
あるからです

味《あじ》もわからなくなってきます
濃《こ》い味《あじ》にしないよう、チェック
していてください

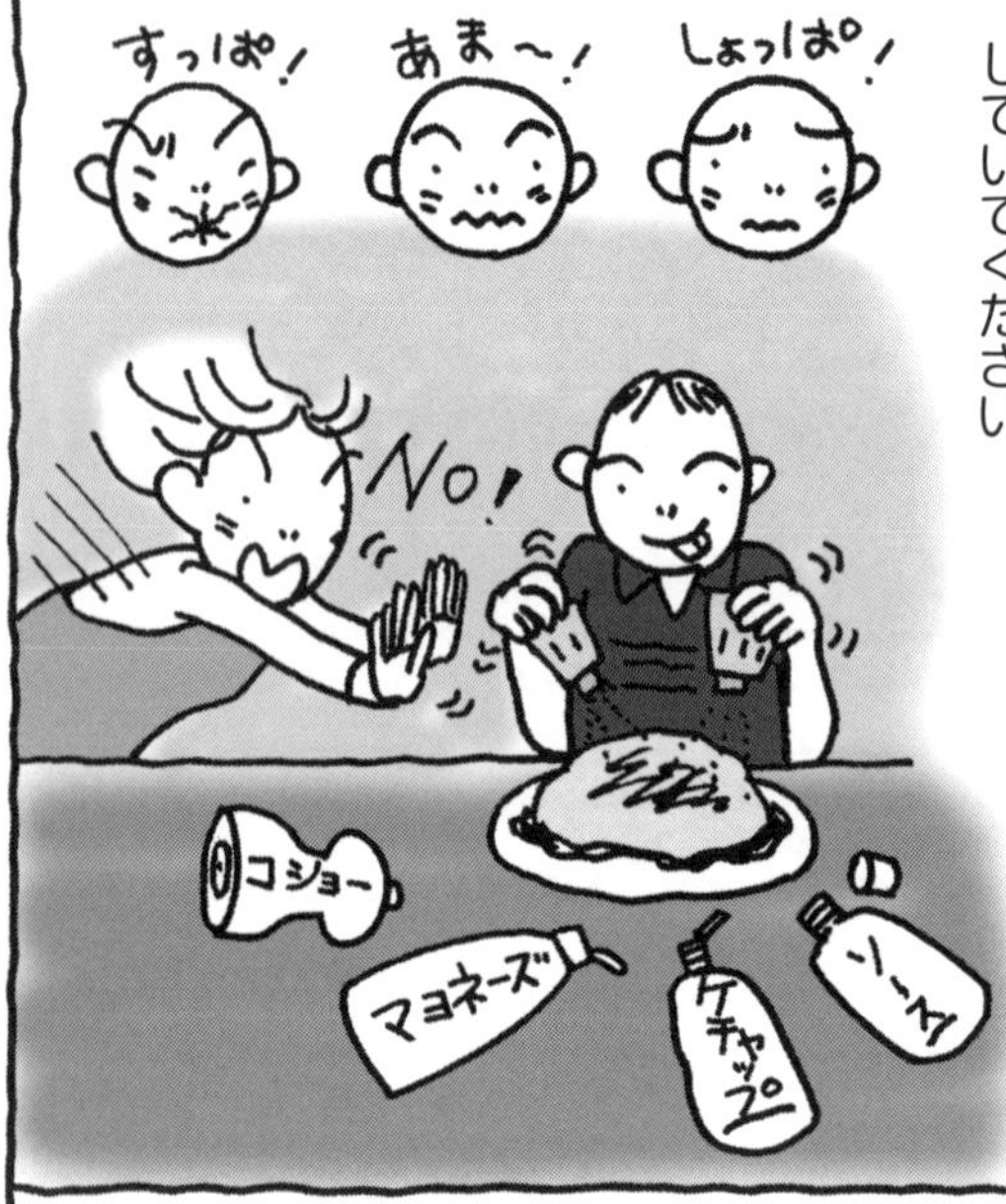

年《とし》をとると、ノドの筋肉《きんにく》が
おとろえてきます
のみこみにくくなったり

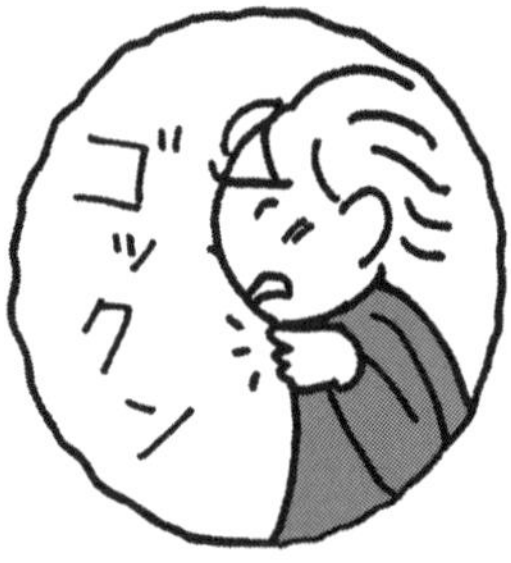

のみこむと、むせたり

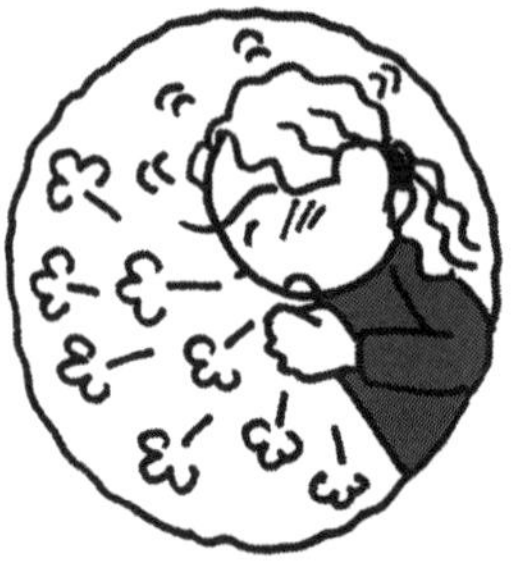

せきが止《と》まらなかったり

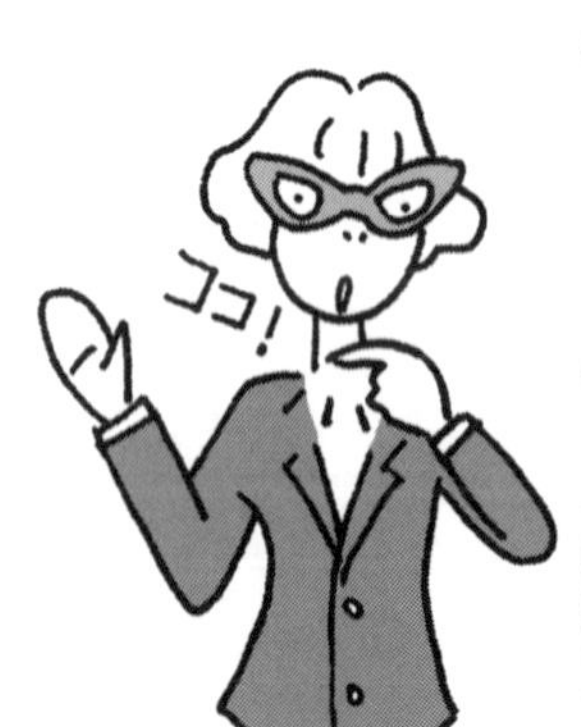

肺《はい》や気管《きかん》に
たべもの、のみものが
はいって
苦《くる》しい時《とき》
せきが止《と》まらない時《とき》、
また、しばらくして
熱《ねつ》が出《で》た時《とき》は、
お医者《いしゃ》さんに
相談《そうだん》して
ください

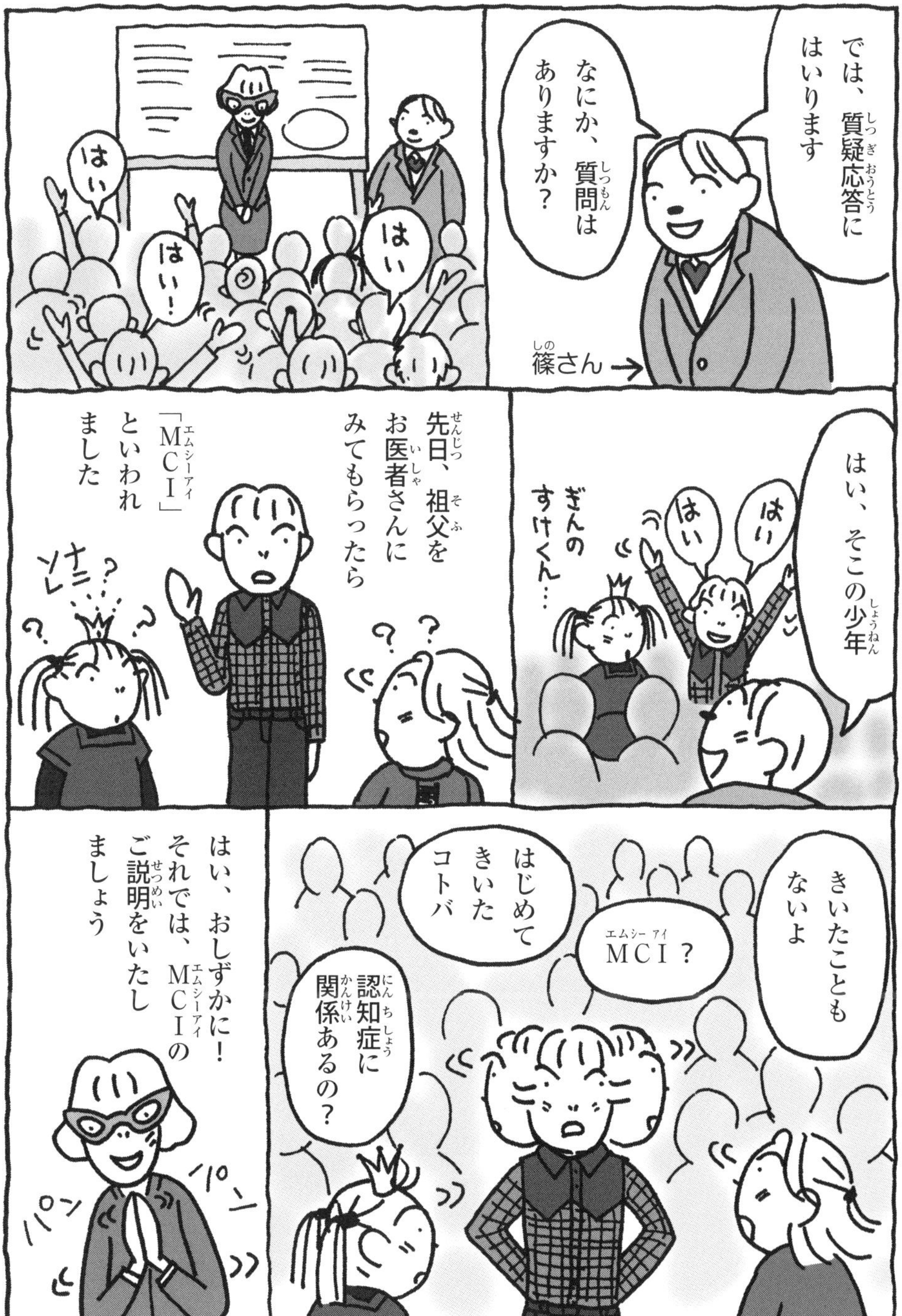
では、質疑応答《しつぎおうとう》にはいります
なにか、質問《しつもん》はありますか？
篠《しの》さん
はい
はい！
はい
はい、そこの少年《しょうねん》
はい
はい
ぎんのすけくん…
先日《せんじつ》、祖父《そふ》をお医者《いしゃ》さんにみてもらったら「MCI《エムシーアイ》」といわれました
きいたこともないよ
はじめてきいたコトバ
MCI《エムシーアイ》？
認知症《にんちしょう》に関係《かんけい》あるの？
はい、おしずかに！それでは、MCI《エムシーアイ》のご説明《せつめい》をいたしましょう
パン
パン

仁屋《にや》さんの認知症講座《にんちしょうこうざ》
MCI《エムシーアイ》とは？

「MCIとは、よく言われるように軽度の認知《にんち》症《しょう》ではありません。ふつうの生活を送るのに問題ない状態《じょうたい》をさします。認知症《にんちしょう》と診断《しんだん》された人は、一人では、ふつうに生活しづらくなります。MCIというのは、軽度認知障《けいどにんちしょう》がいで、同じ『認知《にんち》』がつくからまぎらわしいのですが、『軽《けい》度認知症《どにんちしょう》』とはちがいます。認知症《にんちしょう》の初期段階《しょきだんかい》ではありません」

「わたくしは国語を教えていますが、似《に》すぎていると思います。『軽度認知障《けいどにんちしょう》がい』と『軽度《けいど》認知症《にんちしょう》』のちがいが、まったくわかりません」

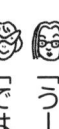

「ただ、認知症予備軍《にんちしょうよびぐん》ではあるのです。そのまま認知症《にんちしょう》になることもあるし、ならない方も大《おお》勢《ぜい》います。グレーゾーンですね」

「うーん、むずかしいですね」

「では、こんな例《れい》をお話ししましょう。

Aさんは、○月×日にBさんと会うやくそくをしました。

Aさんは、忘《わす》れないようにカレンダーに書きこんで、何度もそれを見てチェックします。それをできるのがMCIです。

もし認知症《にんちしょう》だったなら、カレンダーに書きこんだことを忘《わす》れてしまい、やくそくをすっぽかしてしまいます」

「なんかわかったような気がする！」

「おれなんか、カレンダーに書いたことを忘《わす》れちまうよ」

「おまえ、認知症《にんちしょう》なんじゃないの？」

「バカ言え！　まだ早いわ」

「いやいや、若年性《じゃくねんせい》ってのもあるそうだから」

かけ漫才《まんざい》のようで、みんな大爆笑《だいばくしょう》！

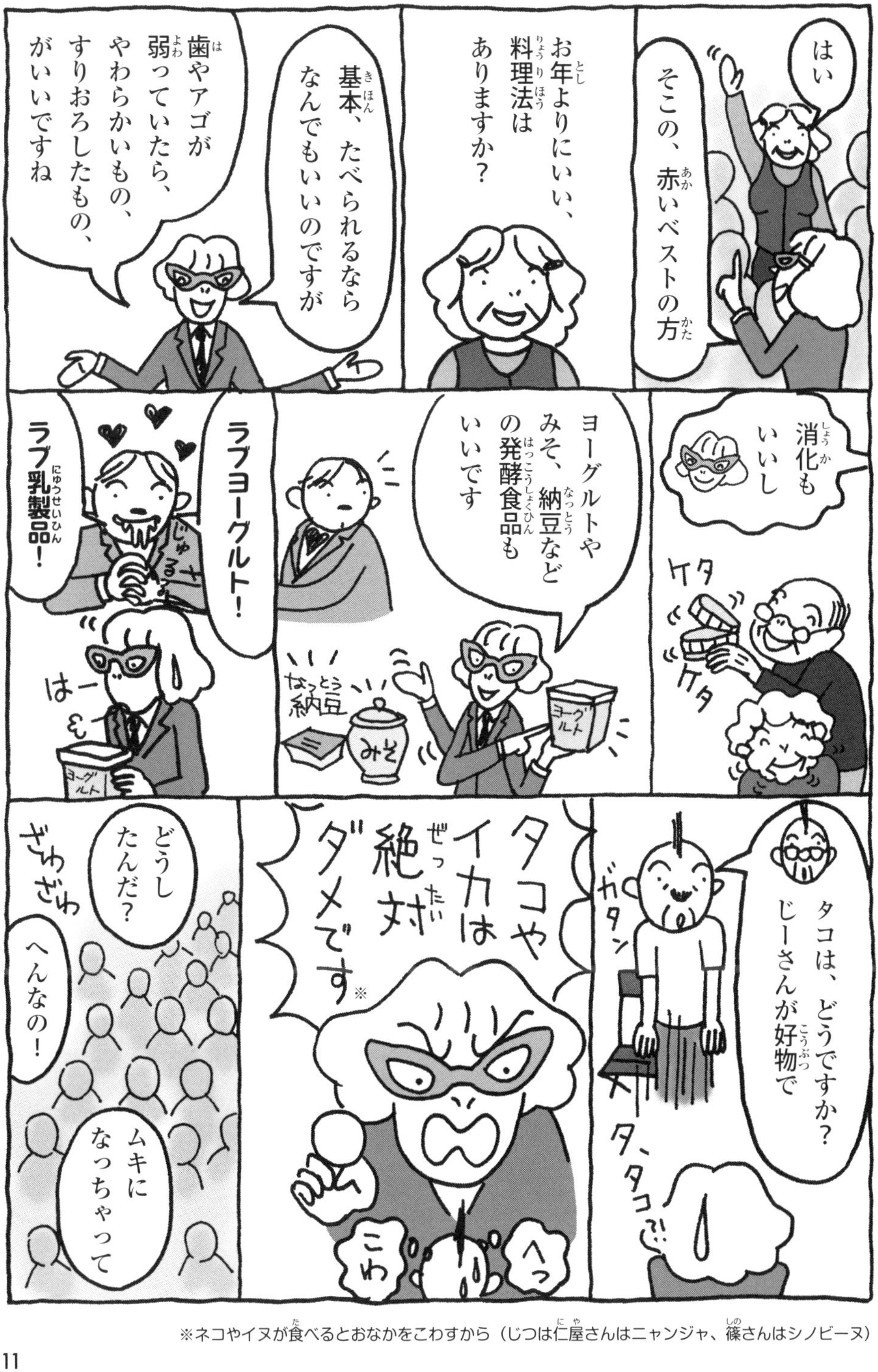
はい
そこの、赤《あか》いベストの方《かた》
お年《とし》よりにいい、料理法《りょうりほう》はありますか？
基本《きほん》、たべられるならなんでもいいのですが
歯《は》やアゴが弱《よわ》っていたら、やわらかいもの、すりおろしたもの、がいいですね
消化《しょうか》もいいし
ケタ
ケタ
ヨーグルトやみそ、納豆《なっとう》などの発酵食品《はっこうしょくひん》もいいです
なっとう 納豆
みそ
ヨーグルト
ラブヨーグルト！
ラブ乳製品《にゅうせいひん》！
じゅる
はー
ヨーグルト
タコは、どうですか？じーさんが好物《こうぶつ》で
ガタン
タ、タコ？！
タコやイカは絶対《ぜったい》ダメです※
こわ
へっ
どうしたんだ？
ざわざわ
へんなの！
ムキになっちゃって

※ネコやイヌが食《た》べるとおなかをこわすから（じつは仁屋《にや》さんはニャンジャ、篠《しの》さんはシノビーヌ）

仁屋《にや》さんの認知症講座《にんちしょうこうざ》

治《なお》る薬はできる？

「認知症《にんちしょう》にならないための食事、食品については、テレビや本、パンフレットにたくさんありますが、それを守っていれば認知症《にんちしょう》にならない、ということはありません。

原因《げんいん》は、特定《とくてい》のたんぱく質《しつ》が、脳《のう》にたまって起こると言われています。認知症《にんちしょう》は、脳《のう》の老化現《ろうかげん》象《しょう》なので、完全《かんぜん》に治《なお》すことは、不死身《ふじみ》になるくらい、むずかしいかもしれません。進行を遅《おく》らせる薬はありますが、ほんの数年遅《おく》らせるだけです。効《き》き方《かた》も人によってちがうから、効《き》いているのかどうか、わかりにくいです」

「そうなんだぁ。うちのおばあさん、最近《さいきん》もの忘《わす》れが多くて心配なのよねえ」

「人類《じんるい》が発明した薬で、結核《けっかく》のように治《なお》せるようになった病気もあるので、まつしかありませんね」

「ぼくたちがおとなになるまでには、ぜったいできますよ！　ぼくが薬をあみだしてみせます！」

「おー、そりゃすごい！」

みな、くちぐちに「期待してるよ」「がんばって！」「すごいねえ」

「ぎんのすけくんなら、ぜったいできるよ！」

「今のうちにサインしといてね〜　ふふふ」

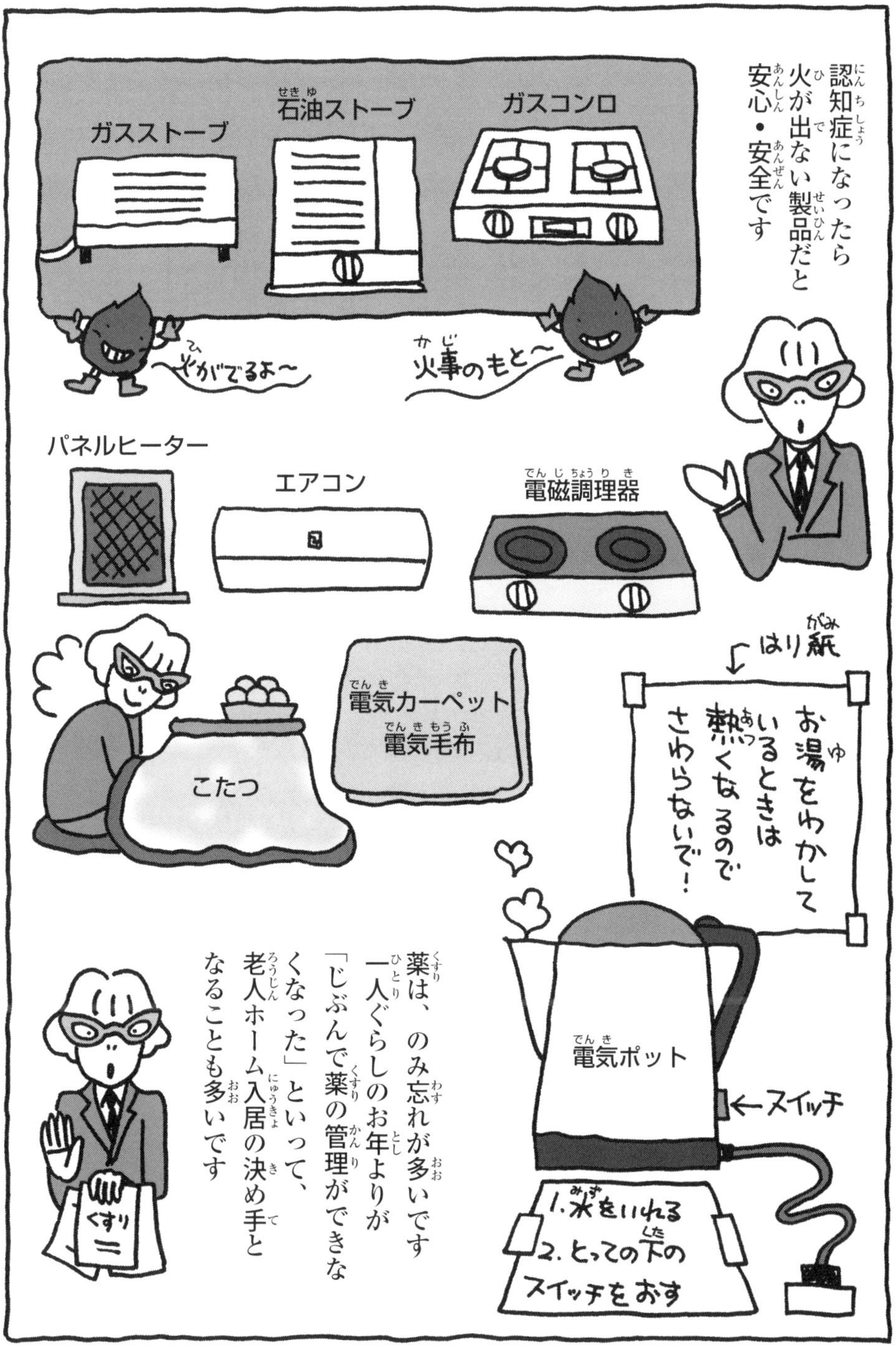
認知症《にんちしょう》になったら
火《ひ》が出《で》ない製品《せいひん》だと
安心《あんしん》・安全《あんぜん》です
ガスストーブ
石油《せきゆ》ストーブ
ガスコンロ
火《ひ》がでるよ〜
火事《かじ》のもと〜
パネルヒーター
エアコン
電磁調理器《でんじちょうりき》
はり紙《がみ》
お湯《ゆ》をわかして
いるときは
熱《あつ》くなるので
さわらないで！
電気《でんき》カーペット
電気毛布《でんきもうふ》
こたつ
電気《でんき》ポット
←スイッチ
1.水《みず》をいれる
2.とっての下《した》の
スイッチをおす
薬《くすり》は、のみ忘《わす》れが多《おお》いです
一人《ひとり》ぐらしのお年《とし》よりが
「じぶんで薬《くすり》の管理《かんり》ができなくなった」といって、
老人《ろうじん》ホーム入居《にゅうきょ》の決《き》め手《て》と
なることも多《おお》いです
くすり

※「一包化加算《いっぽうかかさん》」といって、通常《つうじょう》の料金《りょうきん》より、すこし高《たか》くなります。

曜日《ようび》、朝《あさ》・昼《ひる》・夜《よる》と書《か》いた、お薬《くすり》カレンダーや、お薬《くすり》ケースにいれる

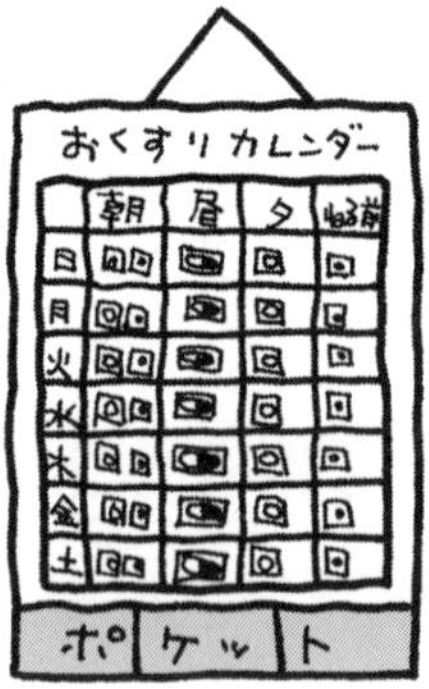
おくすりカレンダー
朝
昼
夕
ねる前
日
月
火
水
木
金
土
ポケット

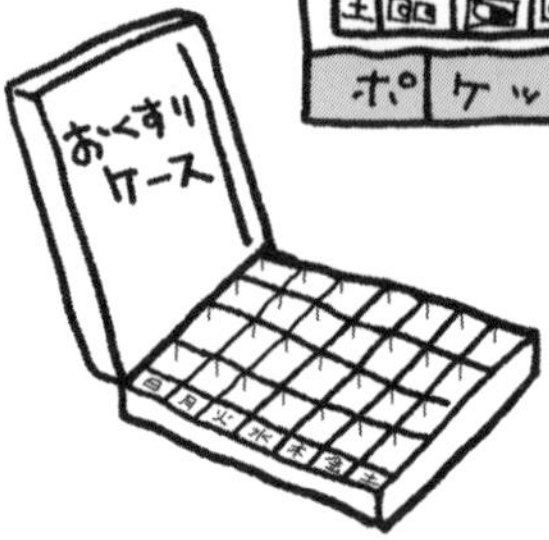
おくすりケース

一包化《いっぽうか》

一回《いっかい》に複数《ふくすう》の薬《くすり》、どれをのむんだった？とわからなくなる人《ひと》には、朝《あさ》、昼《ひる》、夕《ゆう》、ねる前《まえ》に、まとめてパックすることを「一包化《いっぽうか》」といいます

必要《ひつよう》なら、日《ひ》づけや、朝《あさ》、昼《ひる》などと印字《いんじ》してくれますよ※

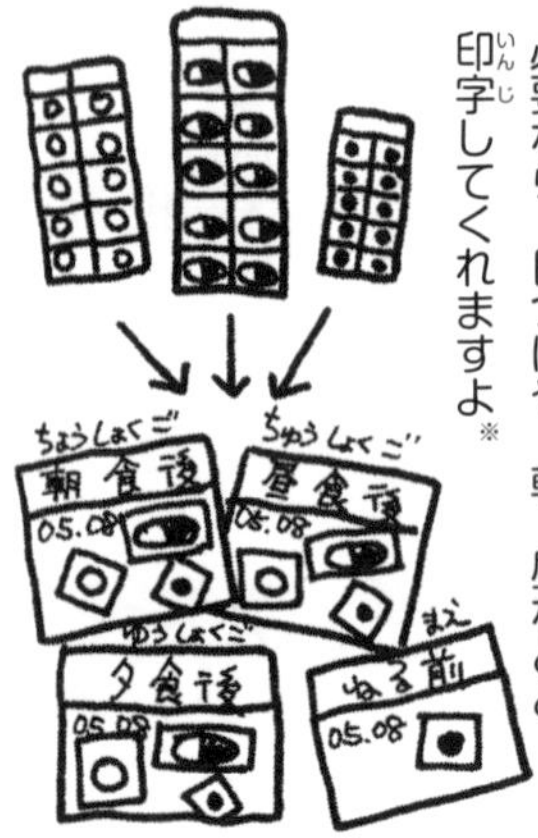
朝食後《ちょうしょくご》
05.08
昼食後《ちゅうしょくご》
05.08
夕食後《ゆうしょくご》
05.08
ねる前《まえ》
05.08

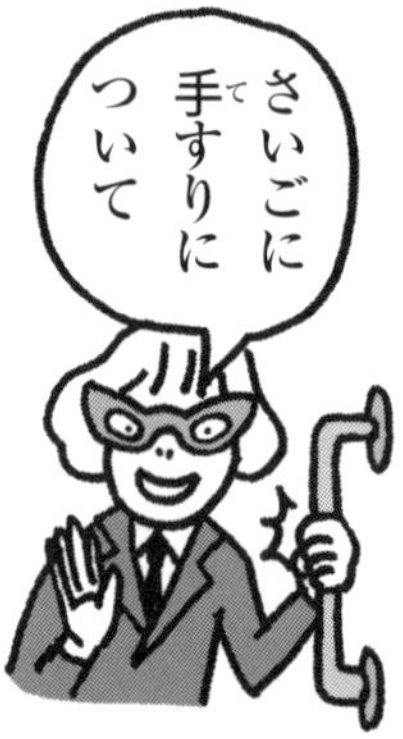
さいごに手《て》すりについて

はなれて暮《く》らしているなら、電話《でんわ》でチェックしましょう

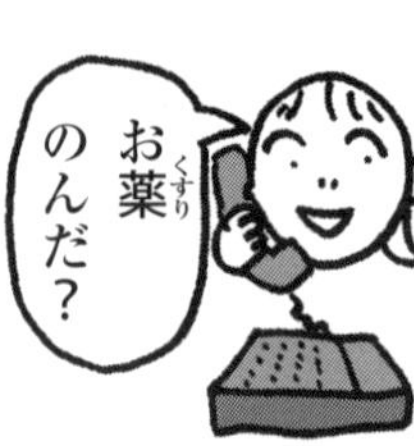
お薬《くすり》のんだ？

ふらついたり、すべってころんだりなど、手《て》すりがあったほうが、圧倒的《あっとうてき》に安心《あんしん》なシーンが多《おお》いです

玄関《げんかん》はいがいにべんり！

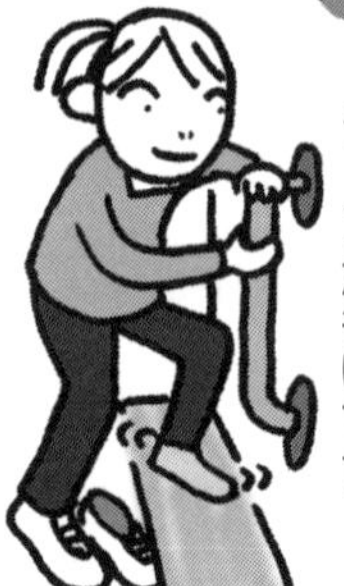

トイレにはぜったい！

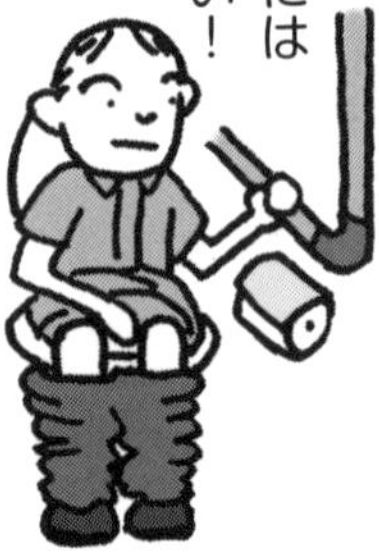

かいだんは下《お》りる方《ほう》がコワイ

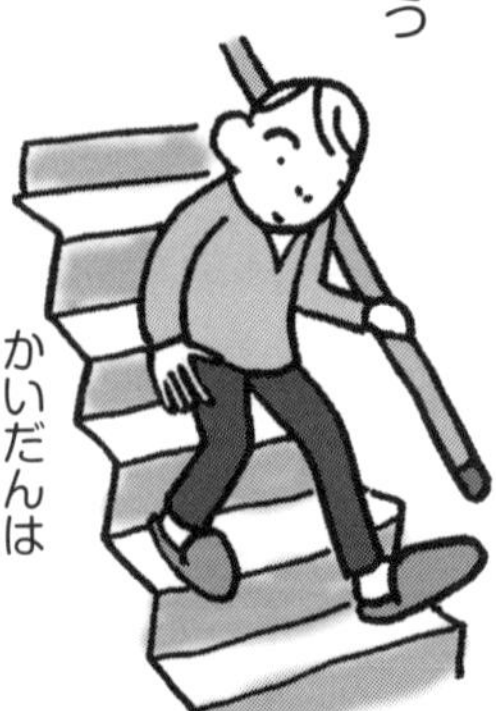

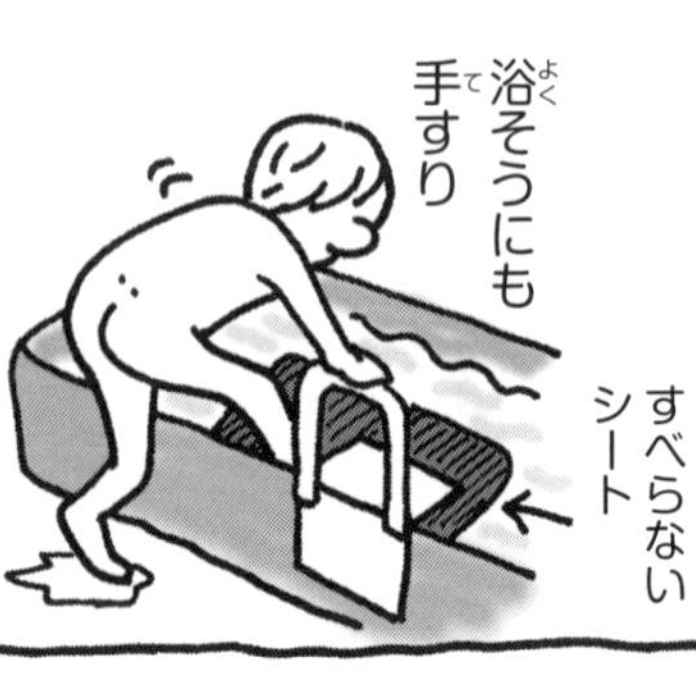
浴《よく》そうにも手《て》すり
すべらないシート

お風呂場《ふろば》は、キケン！かべにも、手《て》すりイス（シャワーチェアー）もいろいろあります

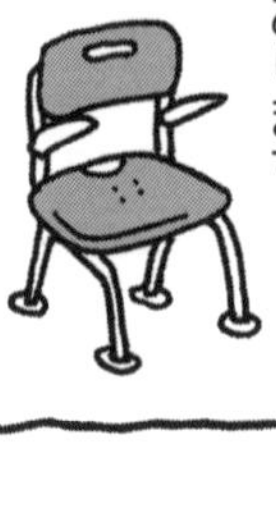

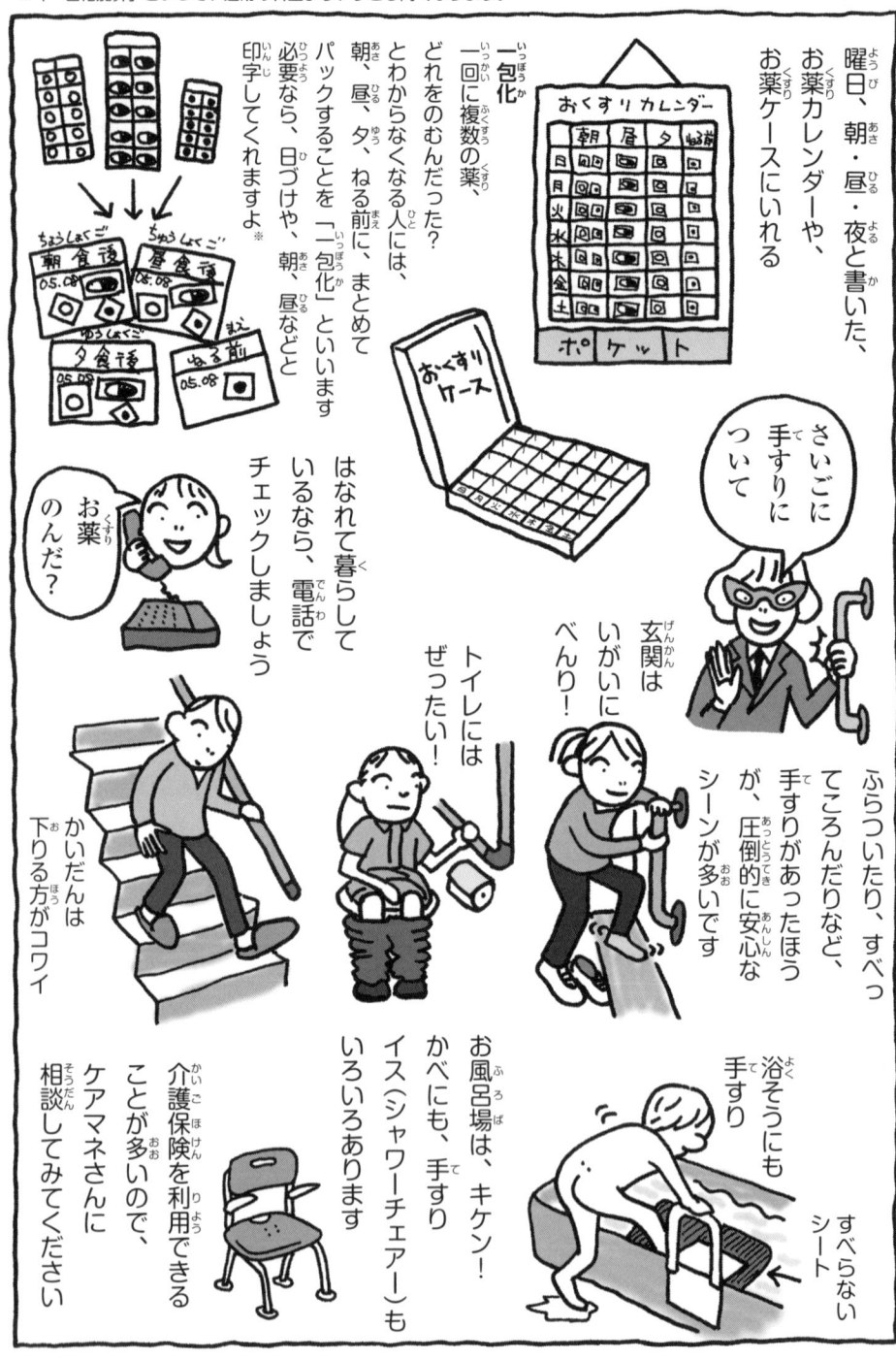

介護保険《かいごほけん》を利用《りよう》できることが多《おお》いので、ケアマネさんに相談《そうだん》してみてください

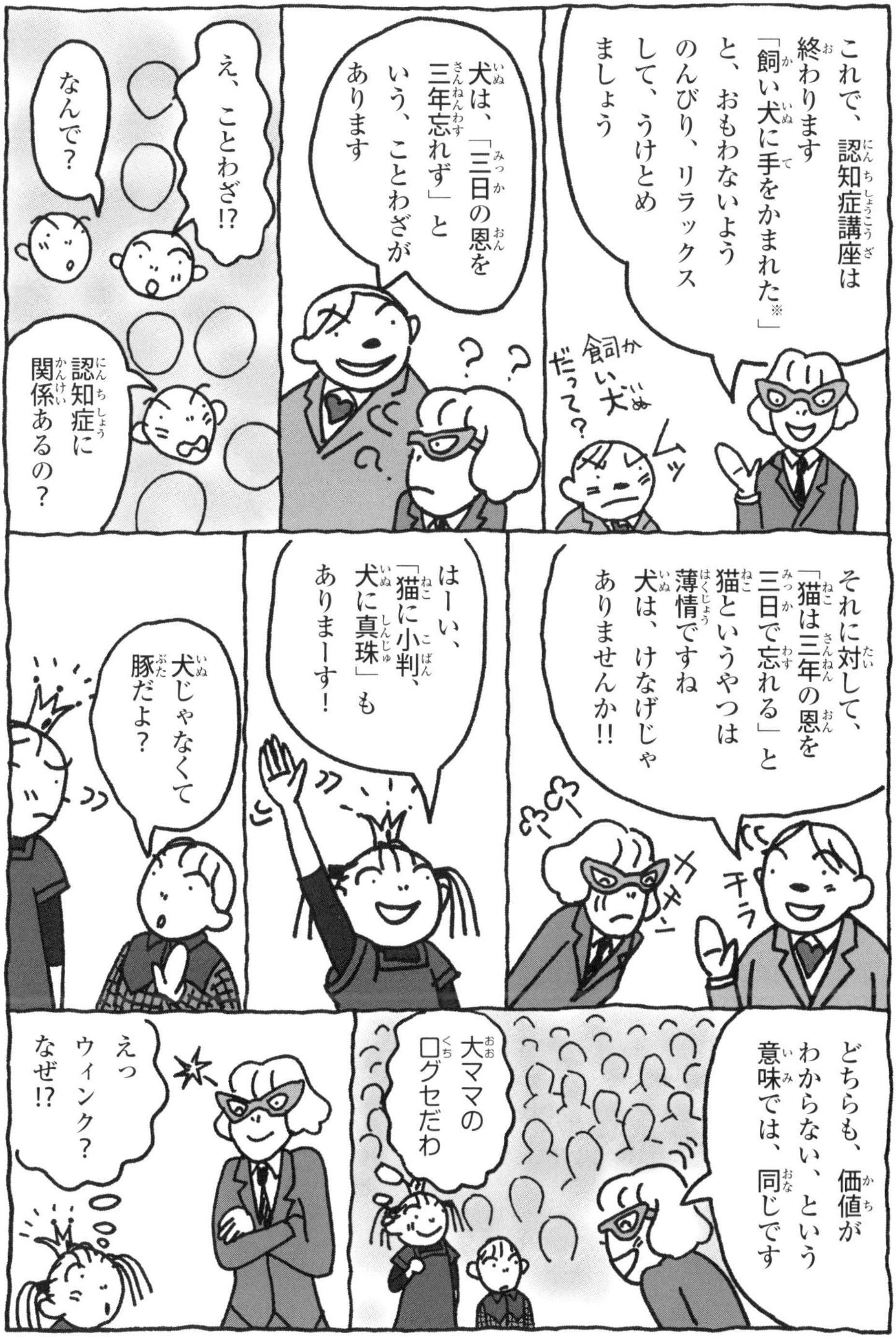
これで、認知症講座《にんちしょうこうざ》は
終《お》わります
「飼《か》い犬《いぬ》に手《て》をかまれた※」と、おもわないよう のんびり、リラックスして、うけとめましょう
飼《か》い犬《いぬ》だって？
ムッ
犬《いぬ》は、「三日《みっか》の恩《おん》を三年忘《さんねんわす》れず」という、ことわざがあります
え、ことわざ!?
なんで？
認知症《にんちしょう》に関係《かんけい》あるの？
それに対《たい》して、「猫《ねこ》は三年《さんねん》の恩《おん》を三日《みっか》で忘《わす》れる」と猫《ねこ》というやつは薄情《はくじょう》ですね 犬《いぬ》は、けなげじゃありませんか!!
キラ
カチン
はーい、「猫《ねこ》に小判《こばん》、犬《いぬ》に真珠《しんじゅ》」もありまーす!
犬《いぬ》じゃなくて豚《ぶた》だよ？
どちらも、価値《かち》がわからない、という意味《いみ》では、同《おな》じです
大《おお》ママの口《くち》グセだわ
えっ ウィンク？ なぜ!?

※ここでは「親《した》しかった人《ひと》に裏切《うらぎ》られた」という意味合《いみあ》い

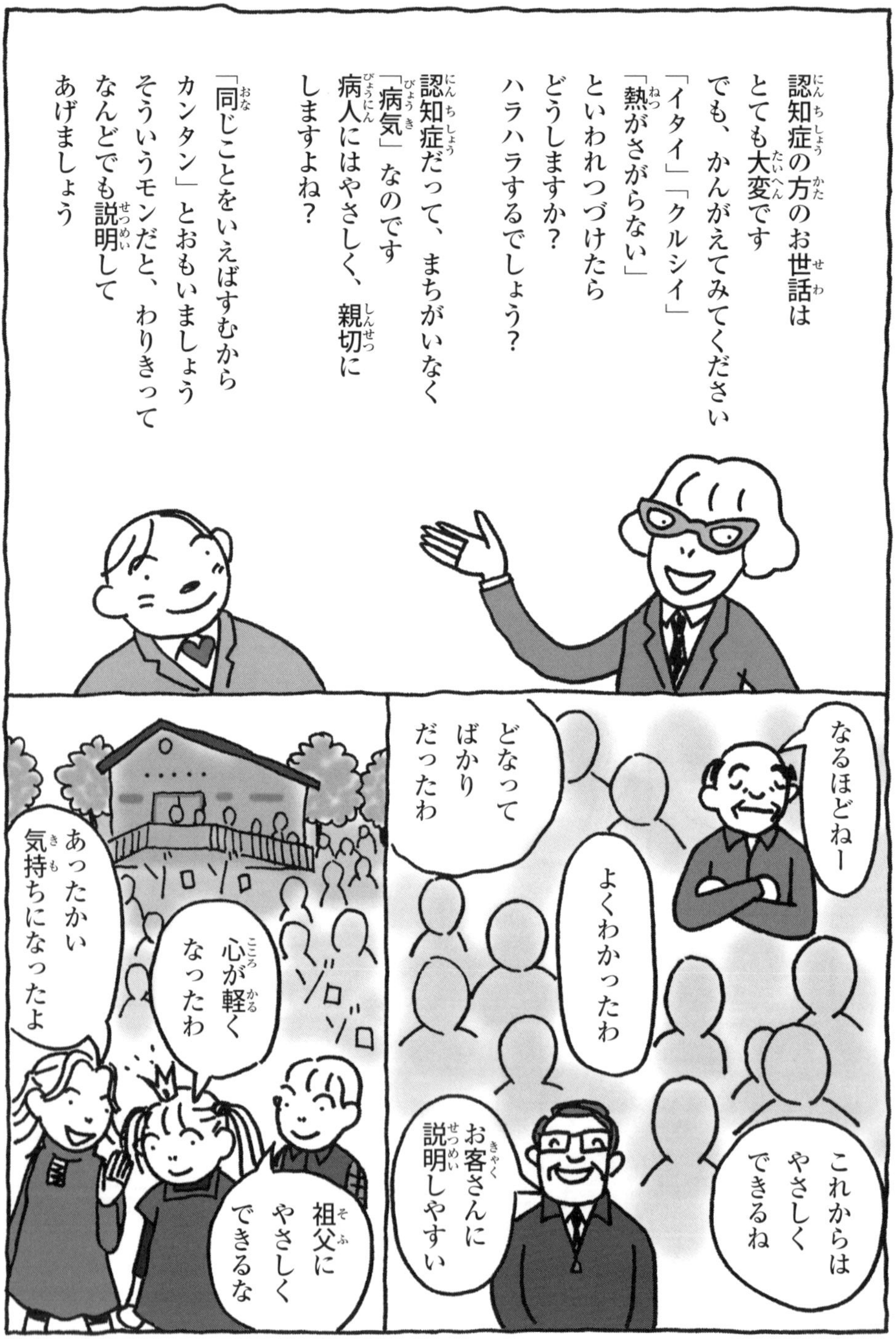

認知症《にんちしょう》の方《かた》のお世話《せわ》は
とても大変《たいへん》です
でも、かんがえてみてください
「イタイ」「クルシイ」
「熱《ねつ》がさがらない」
といわれつづけたら
どうしますか？
ハラハラするでしょう？
認知症《にんちしょう》だって、まちがいなく
「病気《びょうき》」なのです
病人《びょうにん》にはやさしく、親切《しんせつ》に
しますよね？
「同《おな》じことをいえばすむから
カンタン」とおもいましょう
そういうモンだと、わりきって
なんどでも説明《せつめい》して
あげましょう
なるほどねー
どなってばかりだったわ
よくわかったわ
これからはやさしくできるね
お客《きゃく》さんに説明《せつめい》しやすい
ゾロゾロ
あったかい気持《きも》ちになったよ
心《こころ》が軽《かる》くなったわ
祖父《そふ》にやさしくできるな

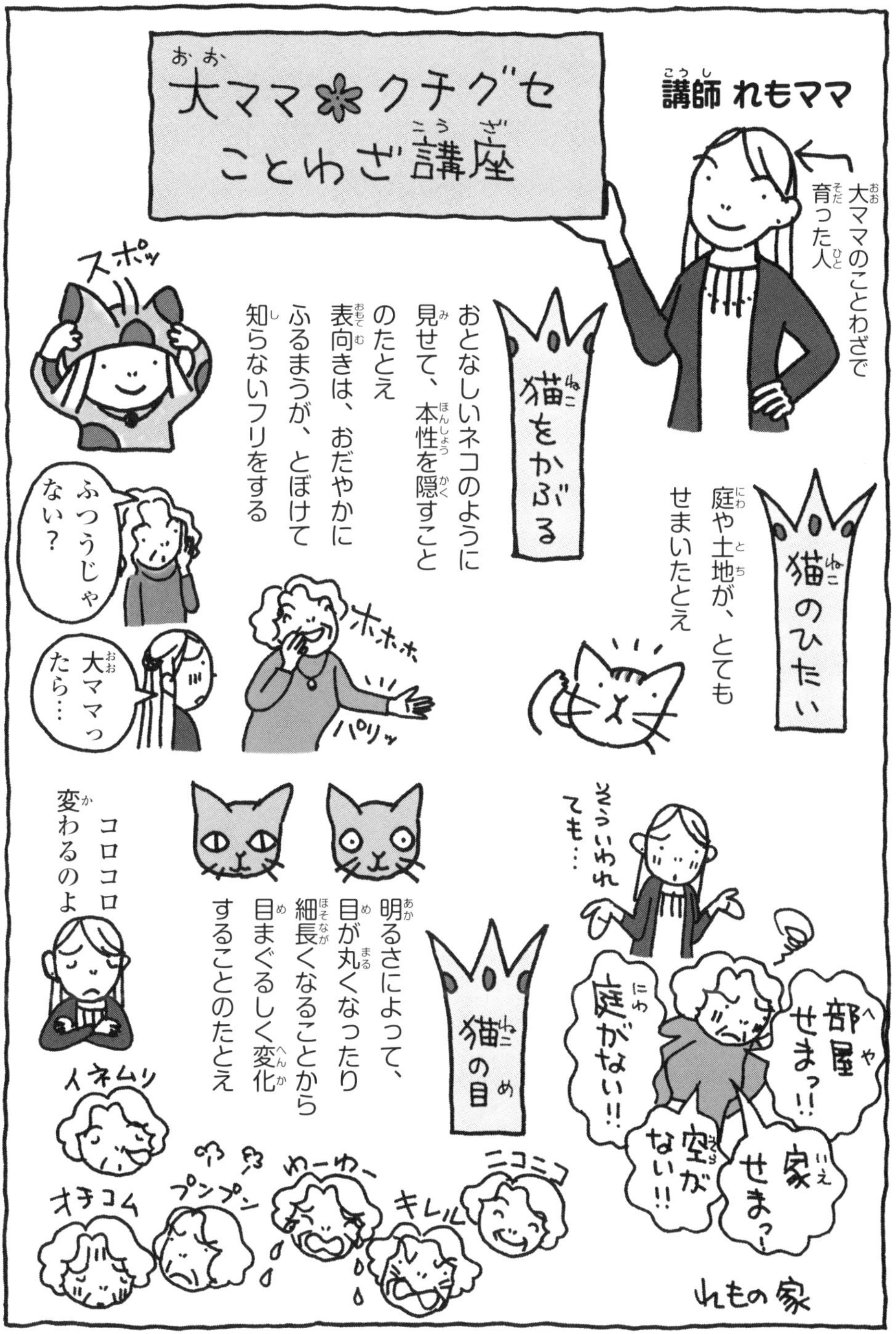
大《おお》ママ✿クチグセ
ことわざ講座《こうざ》
講師《こうし》 れもママ
大《おお》ママのことわざで育《そだ》った人《ひと》
猫《ねこ》をかぶる
おとなしいネコのように見《み》せて、本性《ほんしょう》を隠《かく》すことのたとえ
表向《おもてむ》きは、おだやかにふるまうが、とぼけて知《し》らないフリをする
スポッ
ふつうじゃない？
大《おお》ママったら…
ホホホ
パリッ
猫《ねこ》のひたい
庭《にわ》や土地《とち》が、とてもせまいたとえ
猫《ねこ》の目《め》
明《あか》るさによって、目《め》が丸《まる》くなったり細長《ほそなが》くなることから目《め》まぐるしく変化《へんか》することのたとえ
コロコロ変《か》わるのよ
そういわれても…
部屋《へや》せまっ!!
庭《にわ》がない!!
家《いえ》せまっ！
空《そら》がない!!
れもの家
イネムリ
ニコニコ
わーわー
プンプン
オチコム
キレル

猫《ねこ》の手《て》も借《か》りたい

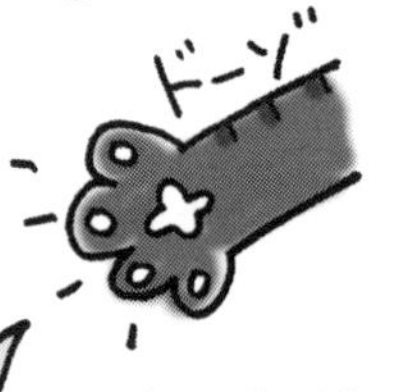
ドーゾ

とても忙《いそが》しいから
だれでもいいので
手伝《てつだ》ってほしい
というたとえ

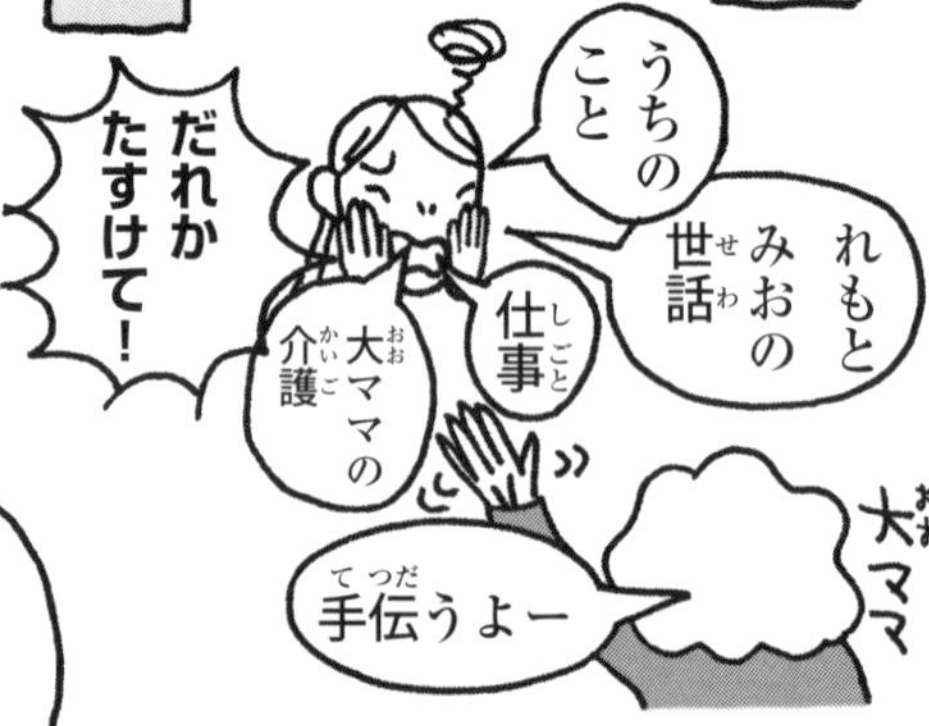
うちのこと
れもとみおの世話《せわ》
仕事《しごと》
大《おお》ママの介護《かいご》
だれかたすけて!
大《おお》ママ
手伝《てつだ》うよー

猫《ねこ》の首《くび》に鈴《すず》

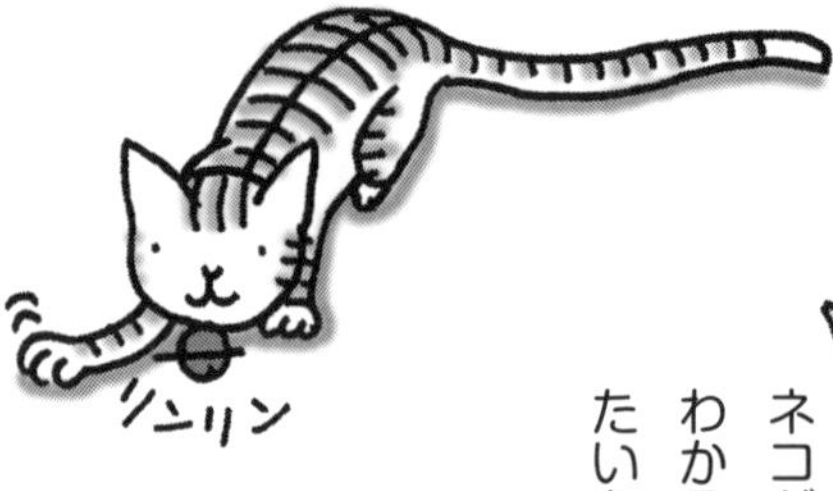
リンリン

ネコがきたら、すぐ
わかるよう　鈴《すず》をつけ
たいと　ネズミたち
でも、じぶんは、
やりたくない
実行《じっこう》するのは、
ムズカシイこと
のたとえ

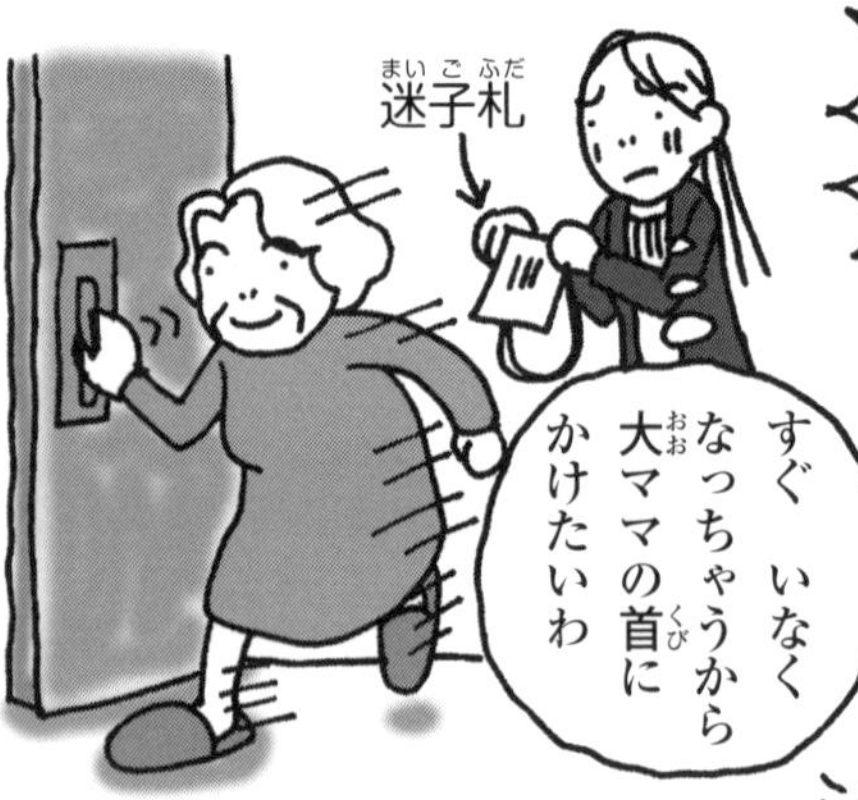
迷子札《まいごふだ》
すぐ　いなくなっちゃうから大《おお》ママの首《くび》にかけたいわ

猫《ねこ》ばば

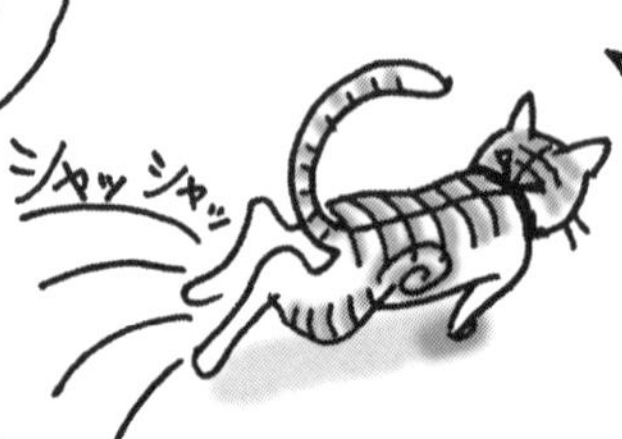
シャッ シャッ

ネコは、フンをしたあと
土《つち》をかける習性《しゅうせい》からきた
たとえ
じぶんのしたことをかく
して　知《し》らん顔《かお》すること
たとえば、お財布《さいふ》、金品《きんぴん》
をじぶんのものにして、
知《し》らん顔《かお》したり

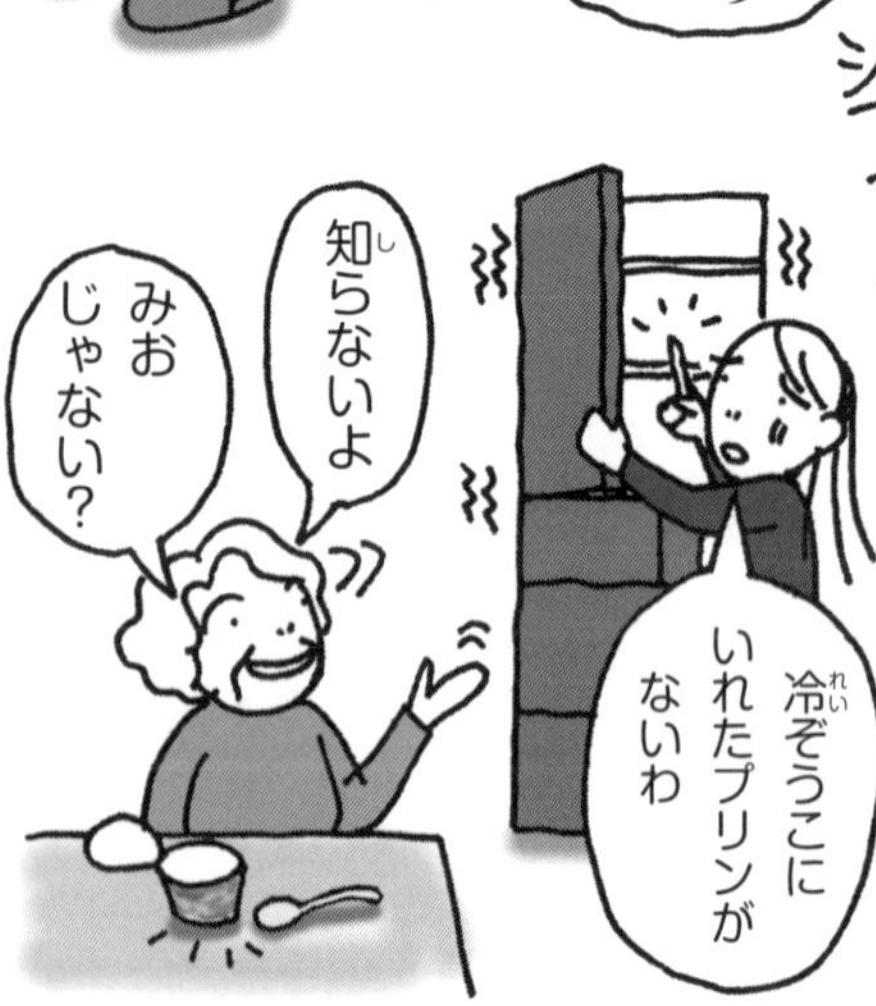
冷《れい》ぞうこにいれたプリンがないわ
知《し》らないよ
みおじゃない?

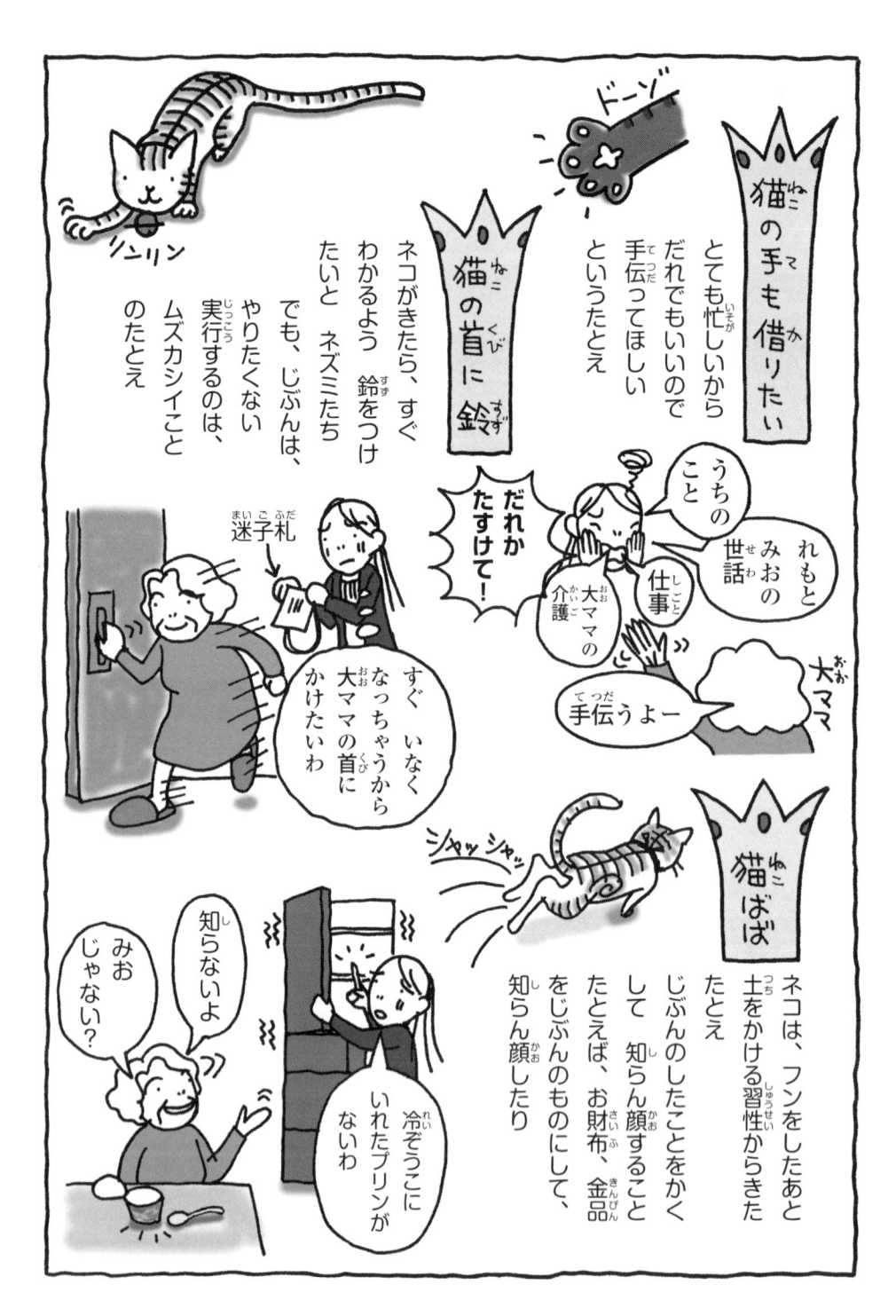

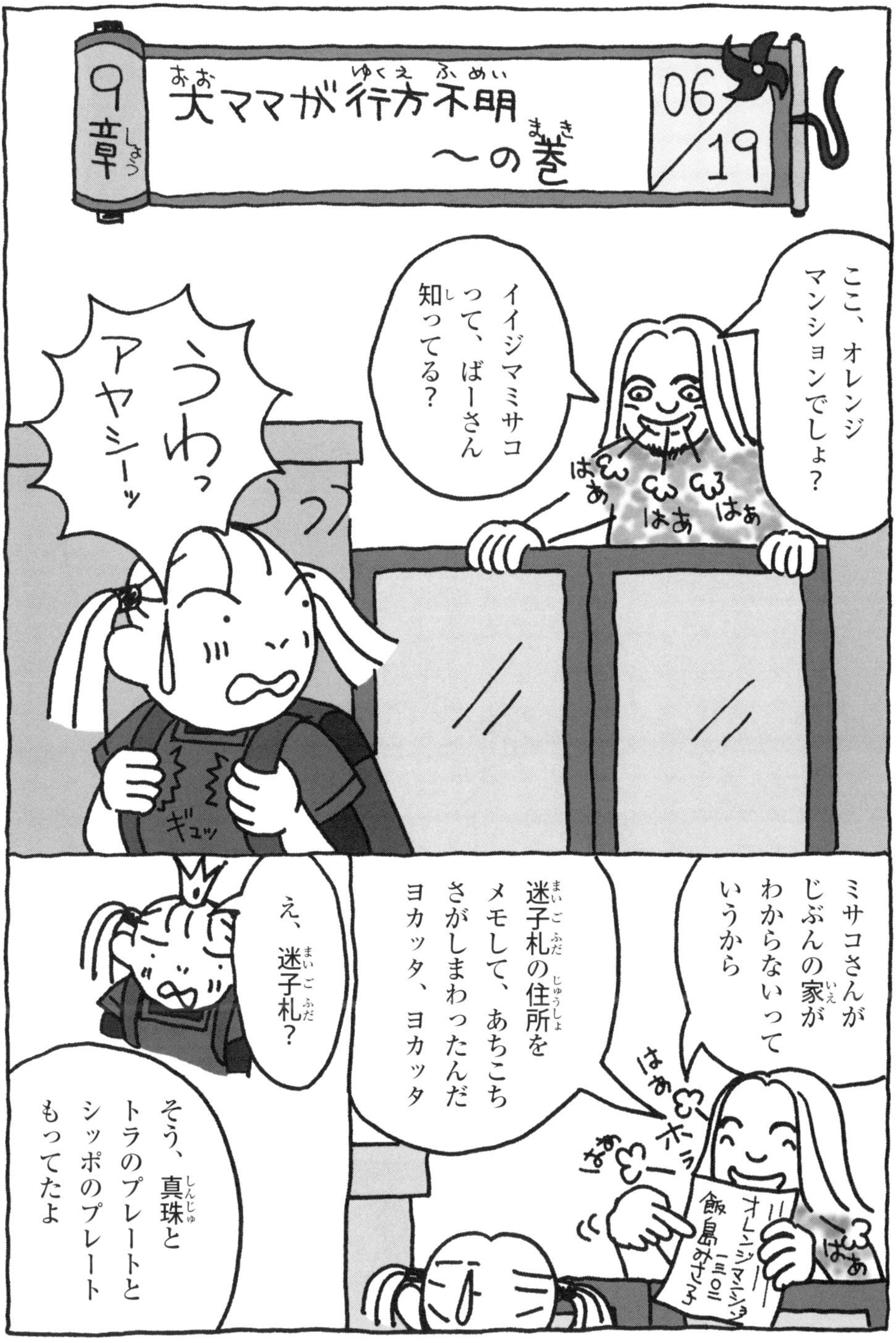
9章《しょう》
大《おお》ママが行方《ゆくえ》不明《ふめい》～の巻《まき》
06/19
ここ、オレンジマンションでしょ？
イイジマミサコって、ばーさん知《し》ってる？
はぁ はぁ はぁ はぁ
うわっアヤシーッ
ギュッ
ミサコさんがじぶんの家《いえ》がわからないっていうから
迷子札《まいごふだ》の住所《じゅうしょ》をメモして、あちこちさがしまわったんだ ヨカッタ、ヨカッタ
はぁ ホラ はぁ
オレンジマンション 三〇三 飯島みさ子
はぁ
え、迷子札《まいごふだ》？
そう、真珠《しんじゅ》とトラのプレートとシッポのプレートもってたよ

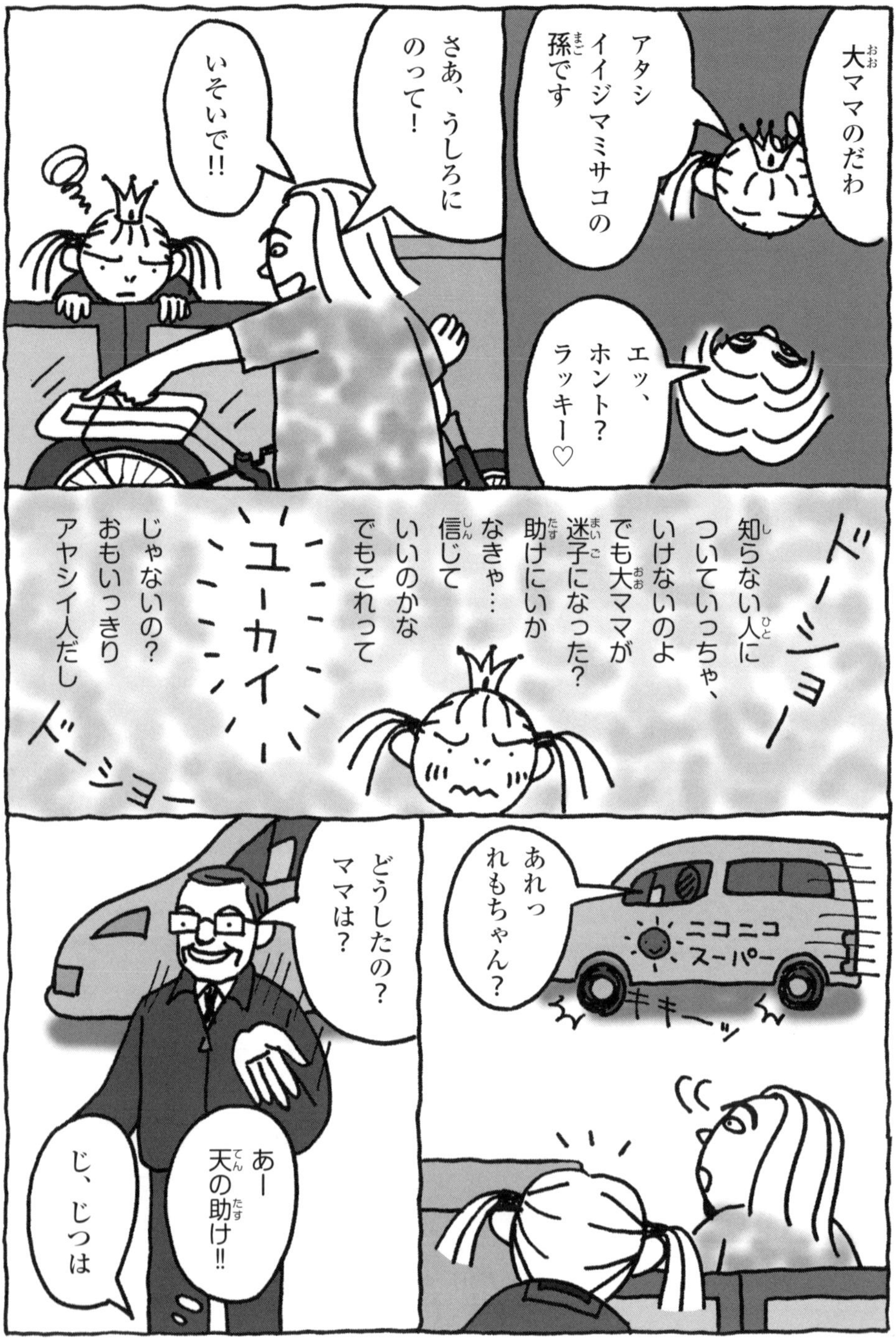

大《おお》ママのだわ
アタシ
イイジマミサコの
孫《まご》です
エッ、
ホント？
ラッキー♡
さあ、うしろに
のって！
いそいで!!
ドーショー
知《し》らない人《ひと》に
ついていっちゃ、
いけないのよ
でも大《おお》ママが
迷子《まいご》になった？
助《たす》けにいか
なきゃ…
信《しん》じて
いいのかな
でもこれって
ユーカイ
じゃないの？
おもいっきり
アヤシイ人だし
ドーショー
あれっ
れもちゃん？
ニコニコ
スーパー
キキーッ
どうしたの？
ママは？
あー
天《てん》の助《たす》け!!
じ、じつは

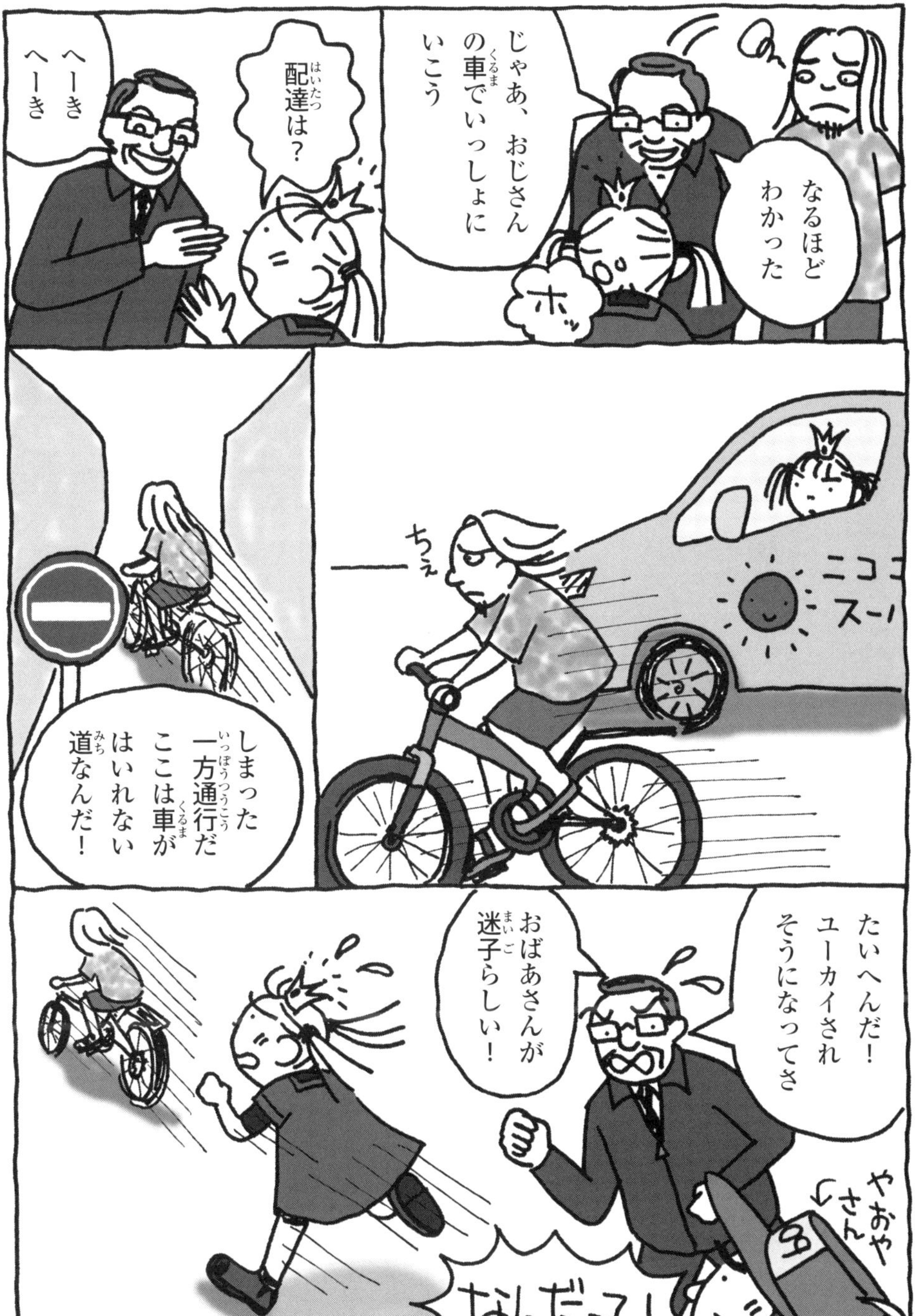
なるほど わかった
じゃあ、おじさんの車《くるま》でいっしょにいこう
ホッ
配達《はいたつ》は？
へーき へーき
ちぇ
しまった 一方通行《いっぽうつうこう》だ ここは車《くるま》が はいれない 道《みち》なんだ！
たいへんだ！ ユーカイされそうになってさ
おばあさんが迷子《まいご》らしい！
やおやさん
なんだって！

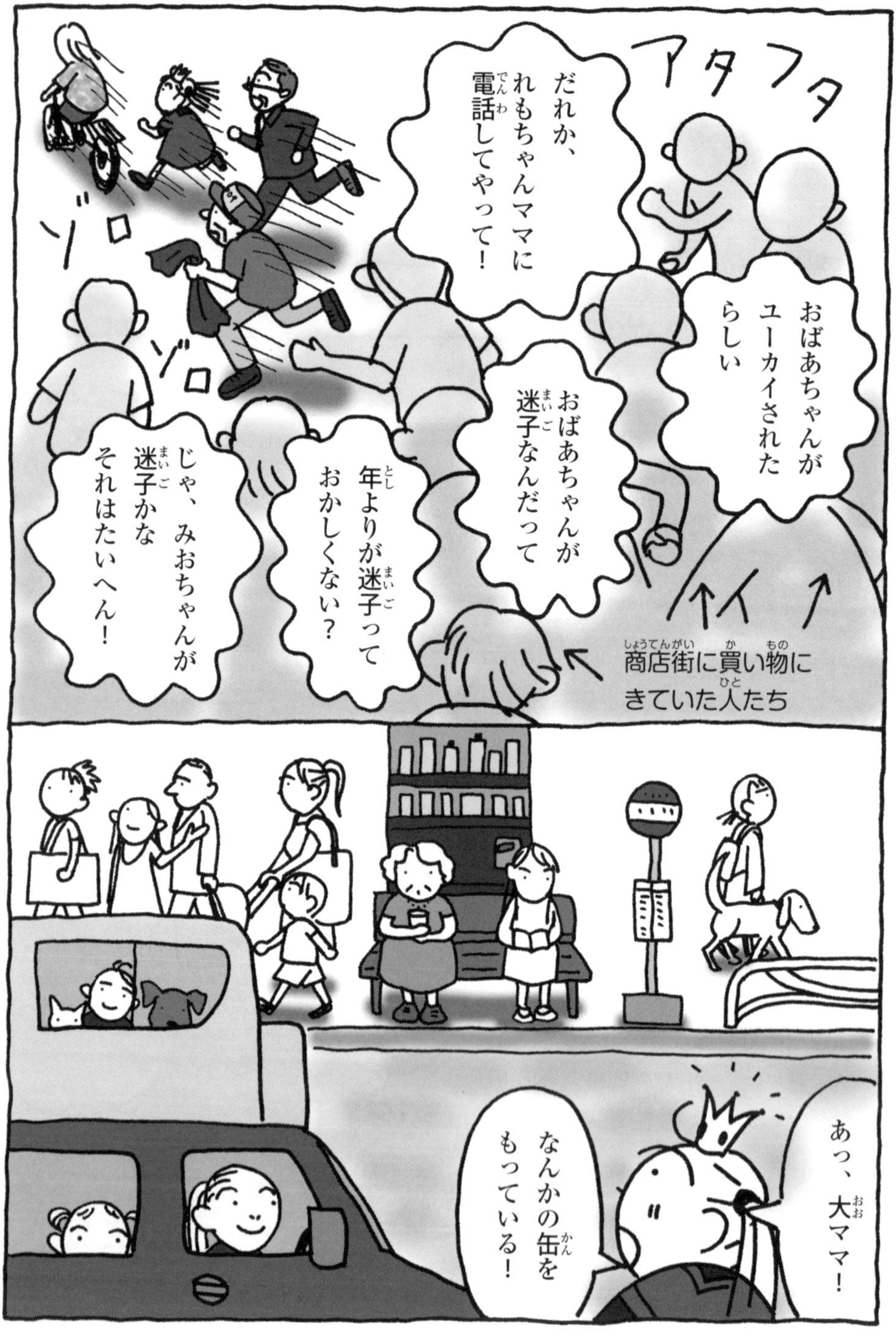
アタフタ
だれか、れもちゃんママに電話《でんわ》してやって！
おばあちゃんがユーカイされたらしい
おばあちゃんが迷子《まいご》なんだって
年《とし》よりが迷子《まいご》っておかしくない？
じゃ、みおちゃんが迷子《まいご》かなそれはたいへん！
ゾロゾロ
商店街《しょうてんがい》に買《か》い物《もの》にきていた人《ひと》たち
あっ、大《おお》ママ！
なんかの缶《かん》をもっている！

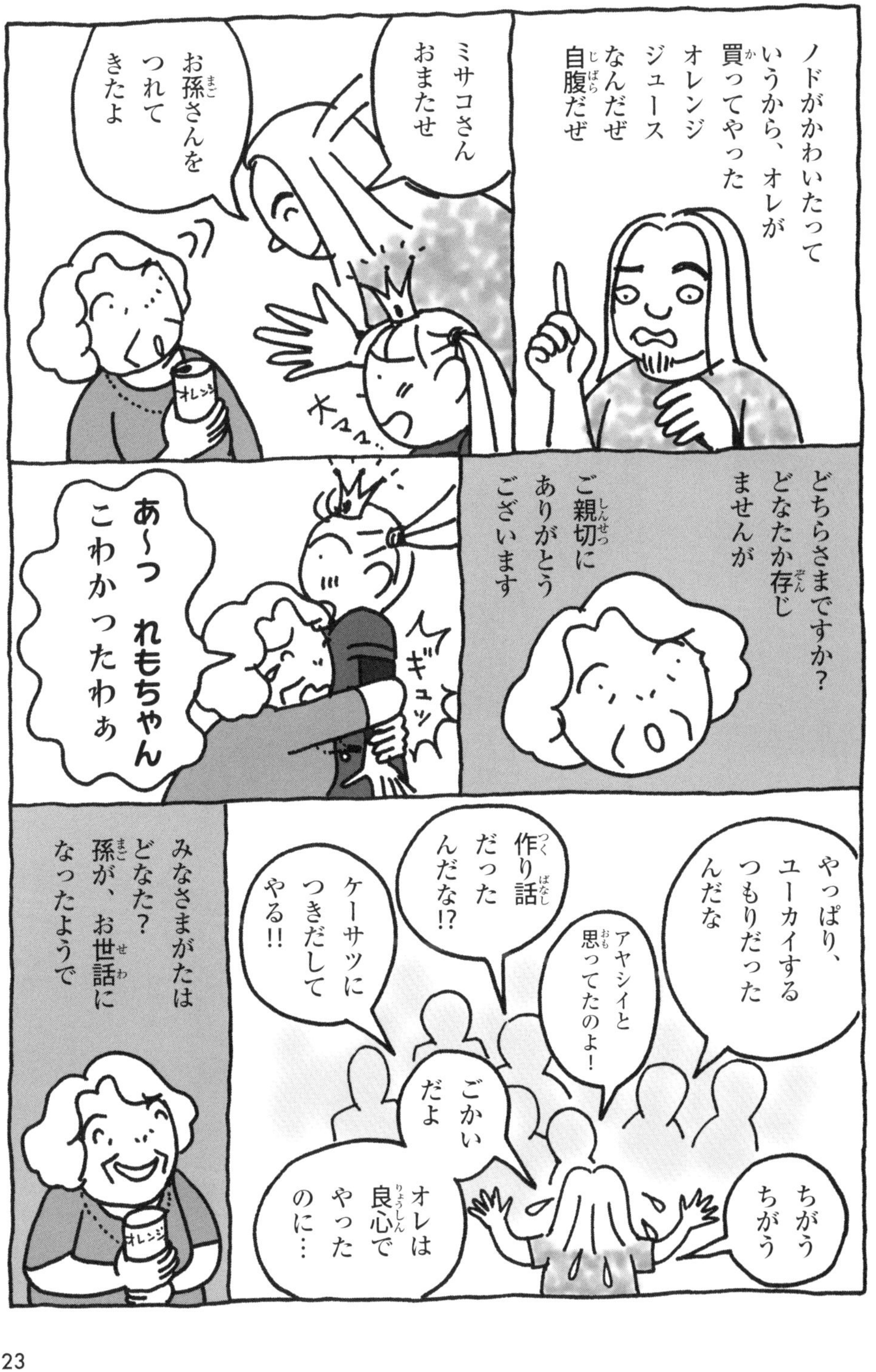
ノドがかわいたっていうから、オレが買《か》ってやったオレンジジュースなんだぜ自腹《じばら》だぜ
ミサコさんおまたせ
お孫《まご》さんをつれてきたよ
オレンジ
どちらさまですか？どなたか存《ぞん》じませんがご親切《しんせつ》にありがとうございます
あ～っ　れもちゃん　こわかったわぁ
ギュッ
やっぱり、ユーカイするつもりだったんだな
アヤシイと思《おも》ってたのよ！
作《つく》り話《ばなし》だったんだな!?
ケーサツにつきだしてやる!!
ちがうちがう
ごかいだよ
オレは良心《りょうしん》でやったのに…
みなさまがたはどなた？孫《まご》が、お世話《せわ》になったようで
オレンジ

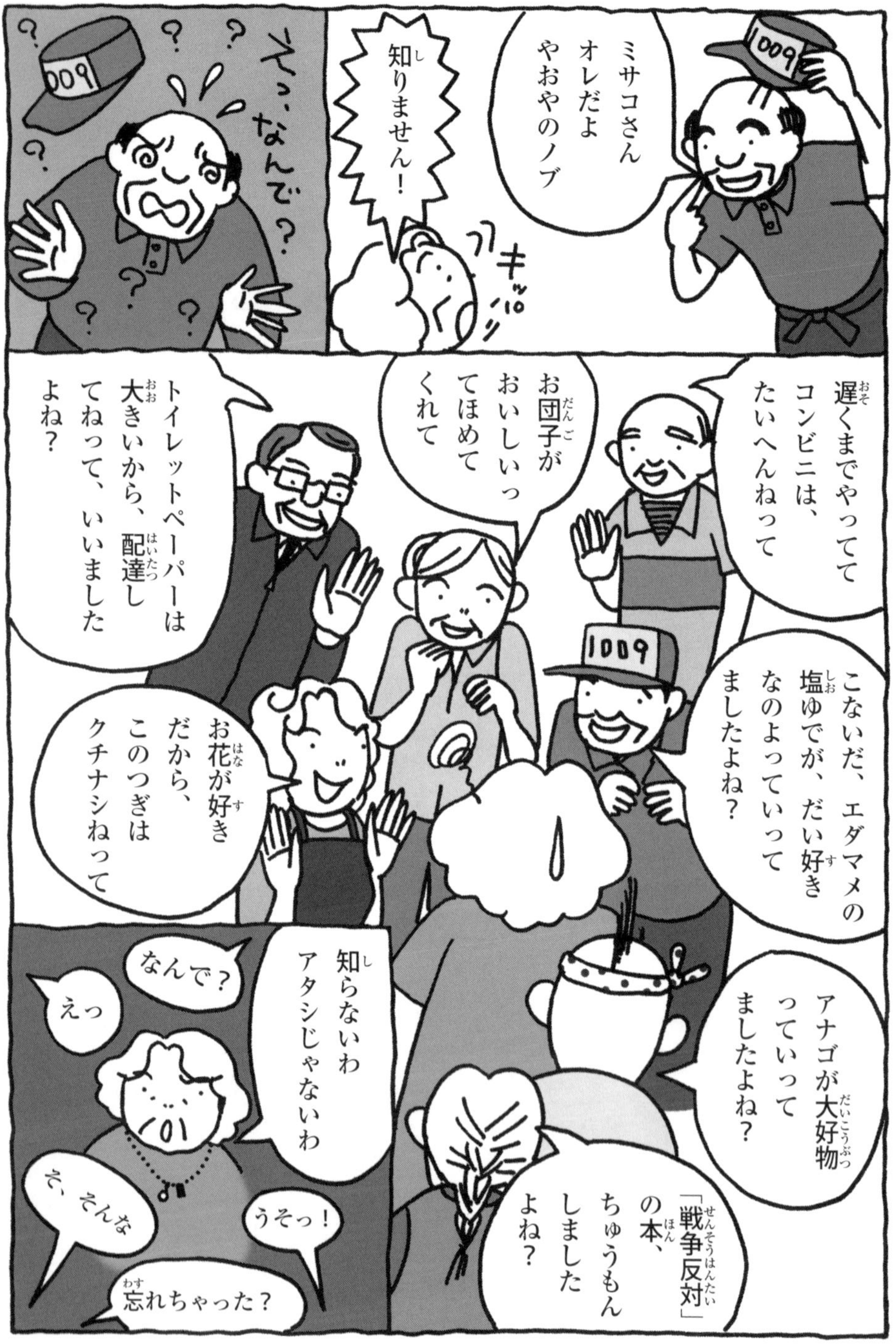
ミサコさんオレだよやおやのノブ
知《し》りません！
キッパリ
えっ、なんで？
遅《おそ》くまでやっててコンビニは、たいへんねって
お団子《だんご》がおいしいってほめてくれて
トイレットペーパーは大《おお》きいから、配達《はいたつ》してねって、いいましたよね？
こないだ、エダマメの塩《しお》ゆでが、だい好《す》きなのよっていってましたよね？
お花《はな》が好《す》きだから、このつぎはクチナシねって
アナゴが大好物《だいこうぶつ》っていってましたよね？
「戦争反対《せんそうはんたい》」の本《ほん》、ちゅうもんしましたよね？
知《し》らないわアタシじゃないわ
なんで？
えっ
そ、そんな
うそっ！
忘《わす》れちゃった？

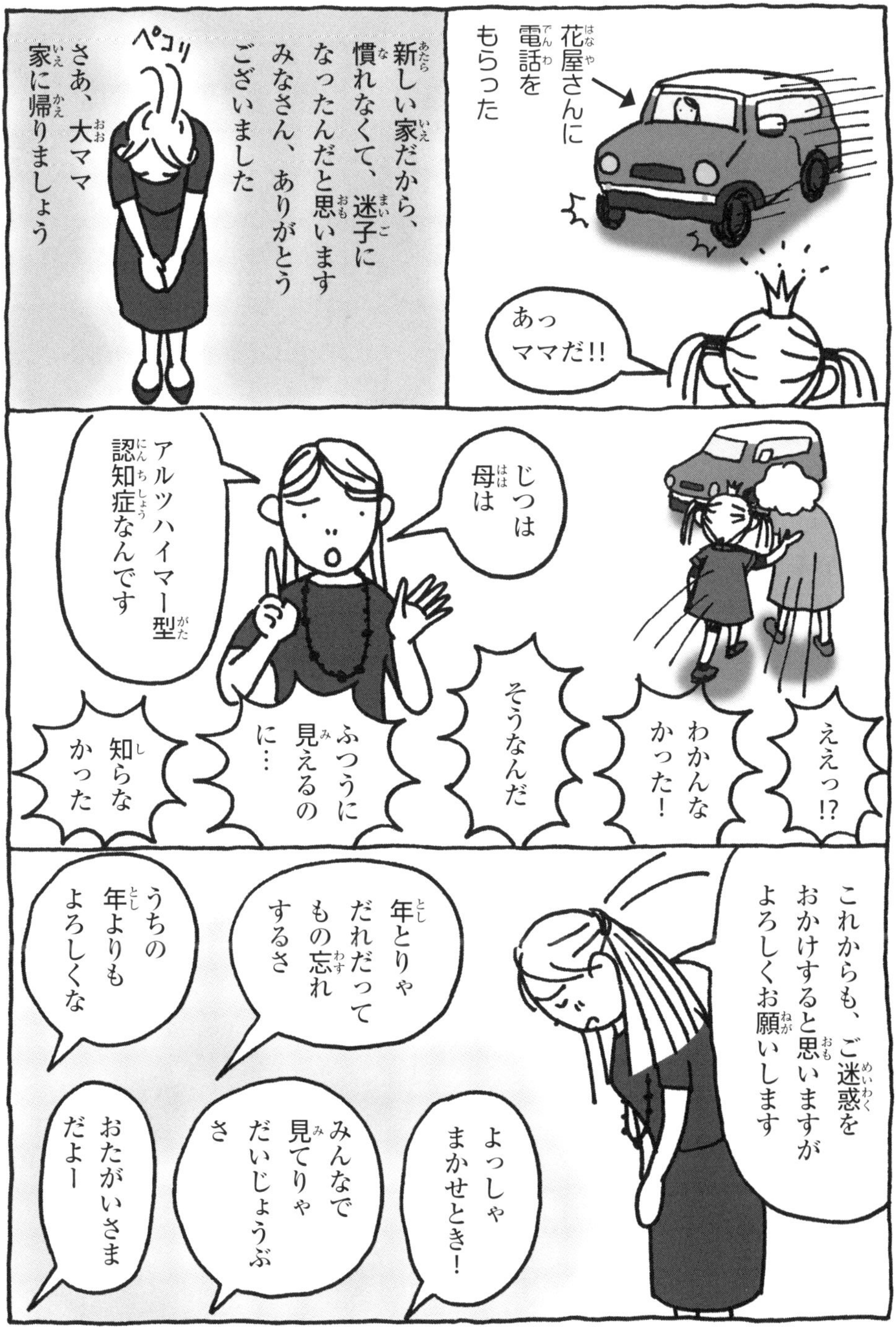
花屋《はなや》さんに電話《でんわ》をもらった
あっ ママだ!!
新《あたら》しい家《いえ》だから、慣《な》れなくて、迷子《まいご》になったんだと思《おも》います みなさん、ありがとうございました
ペコリ
さあ、大《おお》ママ 家《いえ》に帰《かえ》りましょう
じつは母《はは》は
アルツハイマー型《がた》認知症《にんちしょう》なんです
ええっ!?
わかんなかった!
そうなんだ
ふつうに見《み》えるのに…
知《し》らなかった
これからも、ご迷惑《めいわく》をおかけすると思《おも》いますがよろしくお願《ねが》いします
年《とし》とりゃだれだってもの忘《わす》れするさ
うちの年《とし》よりもよろしくな
よっしゃまかせとき!
みんなで見《み》てりゃだいじょうぶさ
おたがいさまだよー

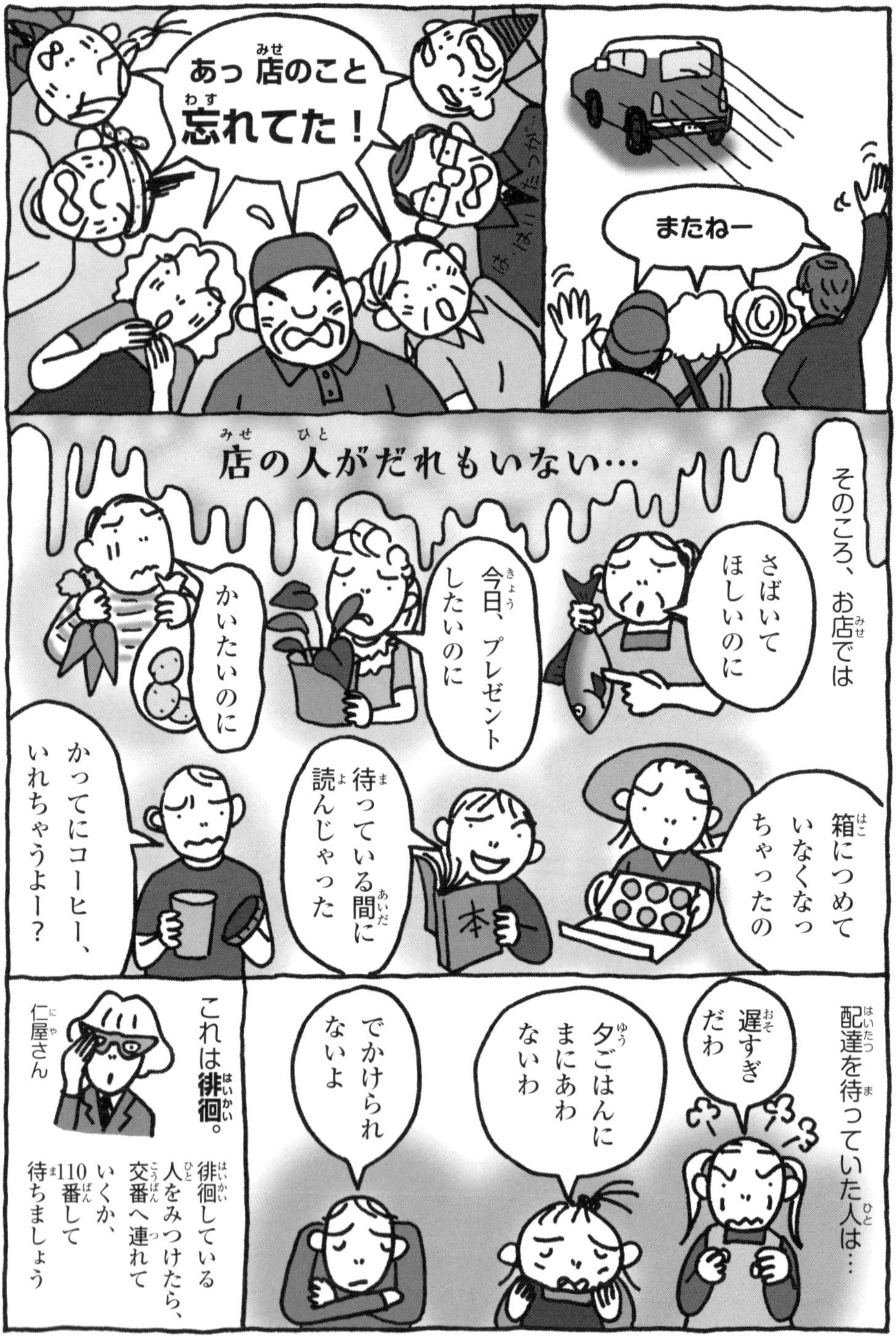
またねー
あっ 店《みせ》のこと 忘《わす》れてた！
そのころ、お店《みせ》では
店《みせ》の人《ひと》がだれもいない…
さばいてほしいのに
今日《きょう》、プレゼントしたいのに
かいたいのに
箱《はこ》につめていなくなっちゃったの
待《ま》っている間《あいだ》に読《よ》んじゃった
本
かってにコーヒー、いれちゃうよー？
配達《はいたつ》を待《ま》っていた人《ひと》は…
遅《おそ》すぎだわ
夕《ゆう》ごはんにまにあわないわ
でかけられないよ
これは徘徊《はいかい》。
仁屋《にや》さん
徘徊《はいかい》している人《ひと》をみつけたら、交番《こうばん》へ連《つ》れていくか、110番《ばん》して待《ま》ちましょう

9　元の家に帰ろうと思っただけなのに

大ママはデイサービスに来ました。みんなで体操《たいそう》をしながら、外の景色《けしき》をながめて、ふと思いました。

「あれ？　トラとシッポにごはんやったかしら？　いそいで家に帰らなきゃ」

デイサービスの入り口は、外に出られないようになっているのに、たまたまだれかがカギをかけ忘《わす》れたのでしょう。大ママが乗ると、すーっと自動ドアがあくじゃありませんか！

外に出たものの、知らないところです。

「そのうち、見慣《みな》れた風景《ふうけい》がでてくるわ」

ずんずんずんずん。歩き続《つづ》けます。表通りにでると、知らないお店が、ずらーっと並《なら》んでいます。

「あたしはなにしているのかしら。どこにいくつもりなの？」

今朝、起きた時からを思い出してみました。朝、目がさめて、朝ごはんを…食べたっけ？

「れもちゃんのマンションに帰ろう。少し休んだら、よくなるわ。あれ、マンションってどこにあるの？　何色の建物《たてもの》？　住所は？　わからない！　どうしよう、どうしよう！」

「おい、ばーさん、どうしたんだよ？　気分でも悪いのかい？　救急車《きゅうきゅうしゃ》よんでやろうか？」

「あ、もう、だいじょうぶです」

「な～んだ、意識《いしき》があるじゃねえか。よかったよ。オレが、うちの人に電話してやるよ。何番？」

男は、胸《むね》ポケットから携帯《けいたい》電話をとりだしました。

「電話番号は、046（〇〇〇）〇〇〇〇」

それは、大ママの家の電話番号でした。むかしの番号ならおぼえています。男が、何度もその番号にかけてもつながりません。そりゃあ、そうです。大ママの家には、だれも住んでいないんだから。

「何回かけてもダメだよ。留守《るす》なんだな」

男は、大ママの首もとでゆれる、真珠《しんじゅ》のネックレスを見ていました。いっしょにかかっている金色のプレートに、ちらと文字が見えました。

「すてきなの、首にかけてるね」

男が手をのばしてつかもうとすると、大ママはぎゅっと、にぎりしめました。

「孫《まご》にもらった、だいじなプレゼントなの」

「あぁ、モチロンとりゃしないよ。見るだけだよ」

「ダメ！」

すっかり警戒《けいかい》されてしまいました。

「うちのかあちゃん、もうじき誕生日《たんじょうび》なんだよ。
だから参考《さんこう》にしたいなあ、と思ってさ」

「あなたのおかあさま？　親思いでヨロシイ！
いいわ、見せてあげる」

大ママはにっこり笑《わら》って、左手を開くと、ころんと真珠《しんじゅ》が、そして、ネコのシルエットがついた金色のプレートがでてきました。

「あたしは六月生まれだから、真珠《しんじゅ》が誕生石《たんじょうせき》なのよ。このネコはトラ。れもちゃんがプレゼントしてくれたの。いつもつけているのよ」

男は手に取って、ネコの方を裏返《うらがえ》しました。

『飯島《いいじま》みさ子　世田谷区祖師谷《そしがや》〇―〇〇―オレンジマンション13―G　〇三―〇〇〇〇―〇〇〇〇、〇九〇―〇〇〇〇―〇〇〇〇』と書いてあります。

「これ、ばーさんの名前と住所、電話番号?」

「あら、そんなの書いてある?　字が小さくて、見えないわ」

「飯島《いいじま》みさ子　世田谷区　祖師谷《そしがや》〇―〇〇―オレンジマンション……」

「あたしの名前だわ。そうよ、オレンジマンション!　ずっと前に、ミカンみたいだね、って笑《わら》ったことがあったわ」

男は、すぐに、両方に電話してみましたが、お話中でした。

「てことは、家にだれかいるってことだな」

「バッグには、シッポがいるのよ。ほら」

大ママは、バッグについたイヌ型《がた》の迷子札《まいごふだ》を見せました。男は、それを手に取って、裏返《うらがえ》してみました。

「こっちにも、ばーさんの名前と住所が書いてあるよ。あちこちに迷子札《まいごふだ》をつけているんだな、家族も考えたもんだな」

住所をサラサラとメモして、

「じゃあ、オレ、ばーさんの家まで、ひとっぱしり行ってくるから、ここでまってろよ」

「のど、かわいちゃったわ。でも、あたし、お金もってないの」

「しかたねえな。うしろの販売機《はんばいき》で買ってやるよ。なにがのみたい?」

「そうねえ、う～んと、これがいいわ」

「いいか、ここで、じっとまってるんだぞ。動いちゃだめだぞ！」

男ににらまれて、大ママはこわくなりました。

「わかったわ。絶対《ぜったい》うごかない。やくそくするわ」

……というわけで、119ページにつながります。

一般的《いっぱんてき》に「徘徊《はいかい》」というと、「あてもなく歩きまわること、うろうろと歩きまわること」とありますが、本人にとっては、ちゃんと目的《もくてき》があるのです。

ここでは、最初《さいしょ》の目的《もくてき》は「家に帰る」でしたが、歩いているうちに、どうしたかったのか、わからなくなってしまったのです。たしかに、今はムスメ（れもママ）のマンションでくらしているので、自分の家でありません。だから、「自分の家に帰る」というのは正しいです。けれども、長年《ながねん》くらしていて帰るところがなくても、「自分の家に帰る」と言うことは多いのです。あるいは、本人の気持ちは子どもにもどっているから、「子どものころにくらしていた家に帰る」と言うこともあります。

やたらに怒《おこ》ってはいけません。逆効果《ぎゃくこうか》です。怒《おこ》られると、「この家でイヤな思いをした」という印象《いんしょう》だけがのこり、ここは自分の家じゃない！　と出ていくことになります。まず、すわって、おちつかせましょう。そして、話を聞いたり、ちがう話で気をそらせたり。いっしょに歩くのもいいですね。

それから、迷子札《まいごふだ》を持ってもらいましょう。首からかける、バッグの外側《そとがわ》につける、バッグの内側《うちがわ》につける、上着の後ろえり、内側《うちがわ》につける。くつの後ろ、名前などを書いたブレスレットをはめる。なくしてしまったり、バッグをおいたり、上着をぬぐとわからなくなるから、一カ所でなく何カ所もつけてください。

市販《しはん》の迷子札《まいごふだ》がそっけなくて気に入らないようなら、子ども用の迷子札《まいごふだ》、イヌやネコのペット用迷子《まいご》札《ふだ》にかわいいものがあります。「ペットといっしょにするな！」なんて怒《おこ》らないで。文字も入るし、しっかりした作り、カラフルですてきなんですよ。お話の中では、ネックレスに迷子札《まいごふだ》と誕生石《たんじょうせき》をつけています。「孫《まご》からのプレゼント」と言えば、よろこんでつけてくれるでしょう。

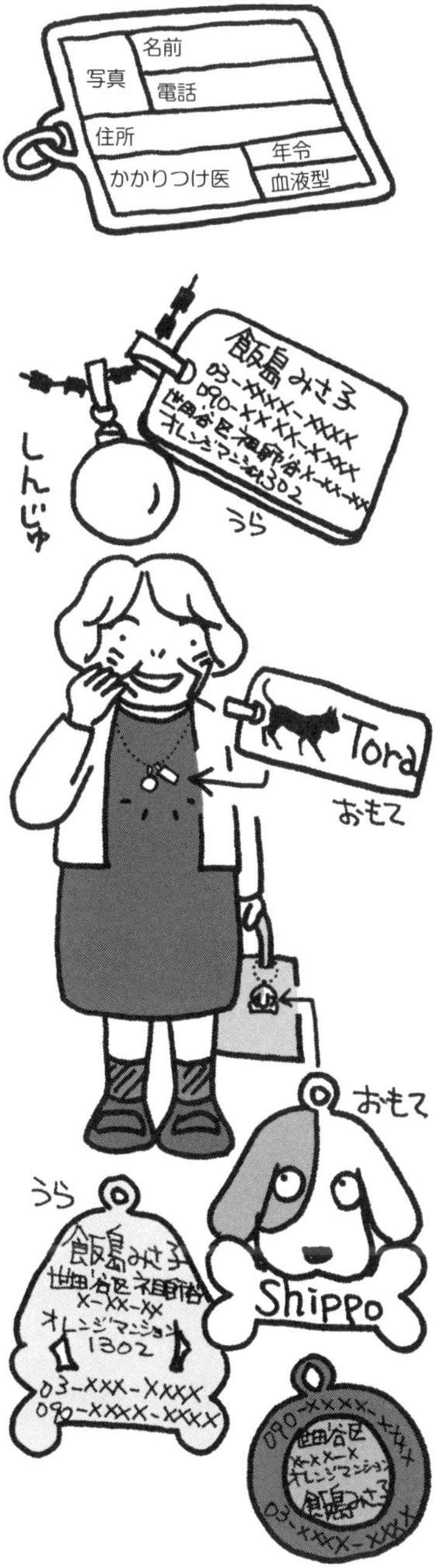

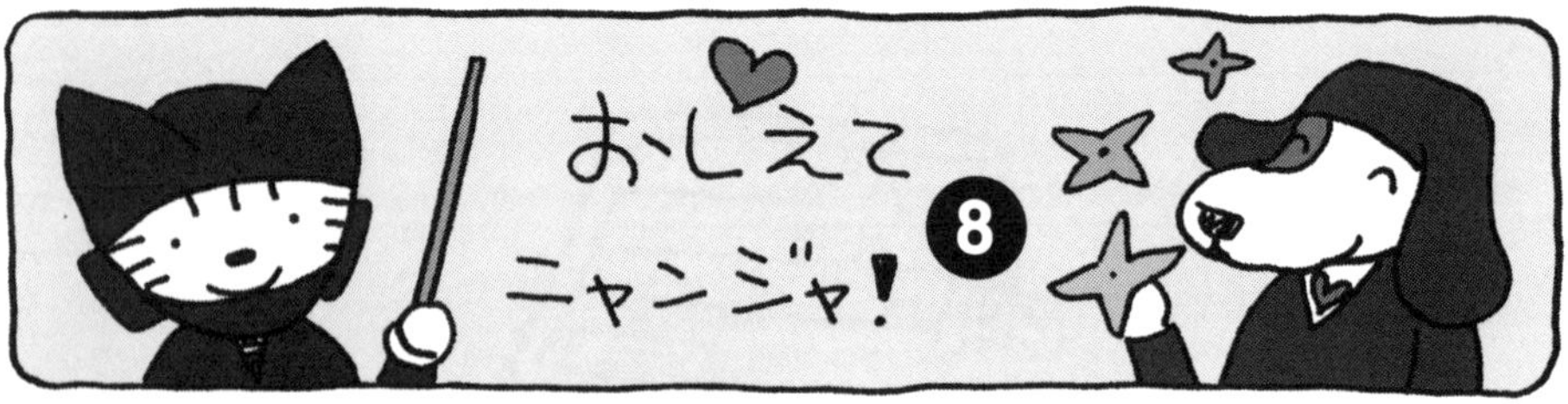
おしえて
ニャンジャ！
8

Q キャッシュカードで、お金《かね》をひきだそうとしたら、暗証番号《あんしょうばんごう》がちがっていて、ロックされました。銀行《ぎんこう》の窓口《まどぐち》で、「預金通帳《よきんつうちょう》、お届《とど》け印《いん》、本人確認《ほんにんかくにん》できるもの（保険証《ほけんしょう》や運転免許証《うんてんめんきょしょう》など）をもってきてください、といわれました。
そしたら、お届《とど》け印《いん》がどれかわからないっていうんです。

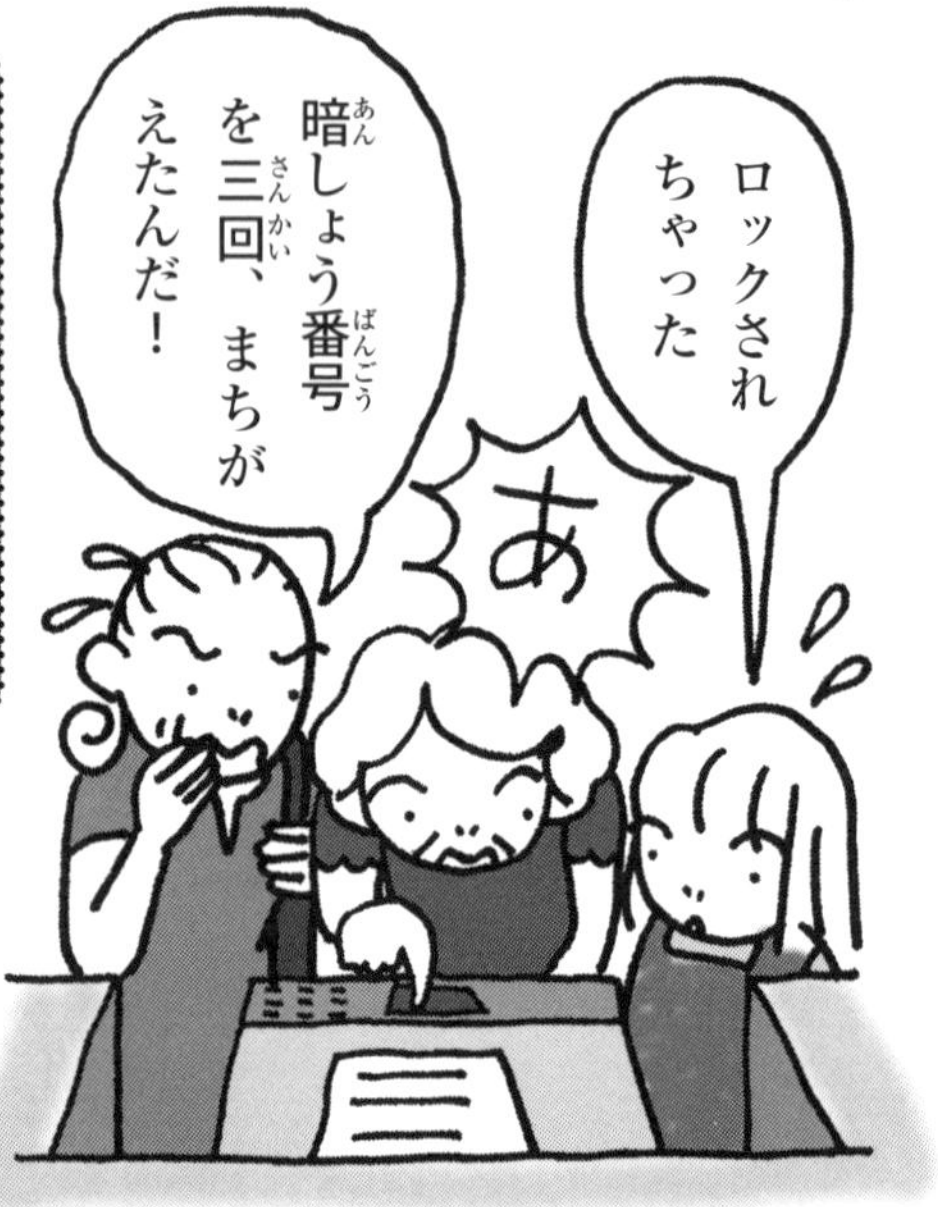
ロックされちゃった
あ
暗《あん》しょう番号《ばんごう》を三回《さんかい》、まちがえたんだ！

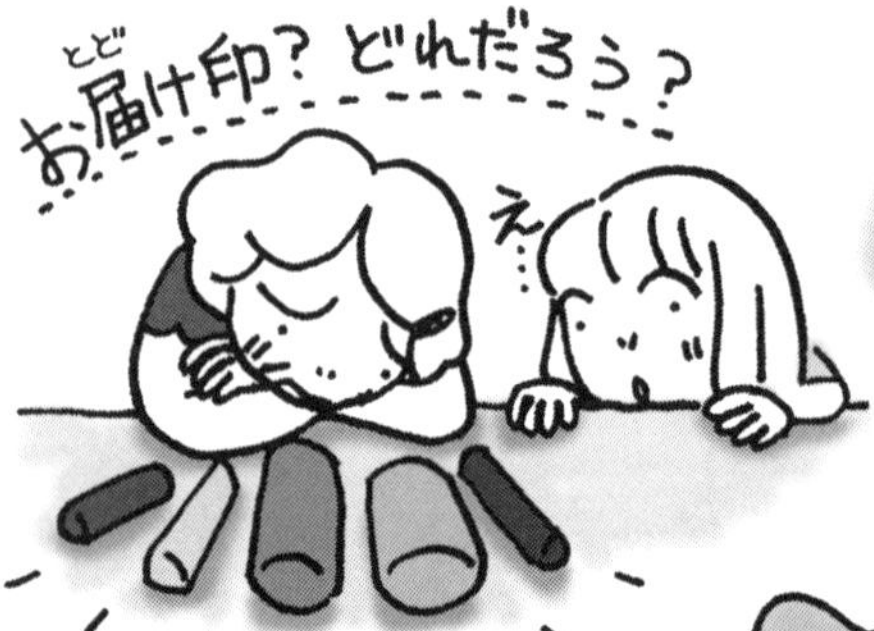
お届《とど》け印？ どれだろう？
え…

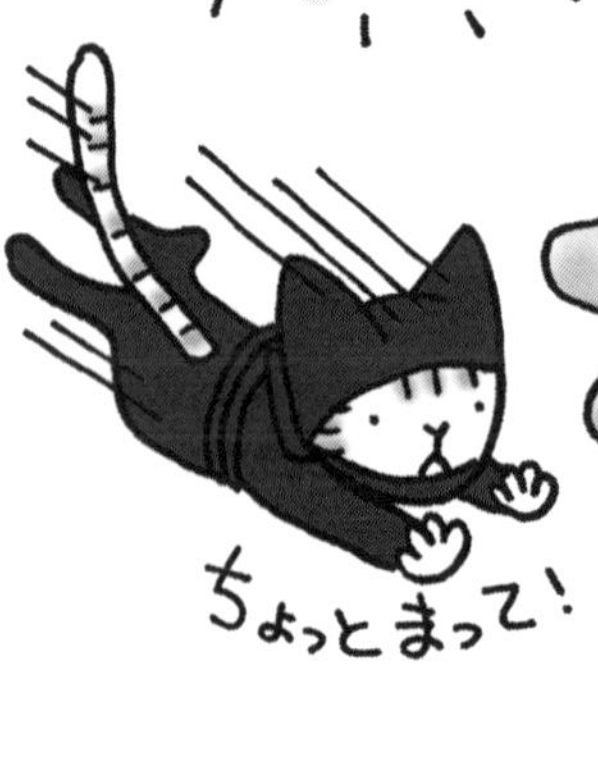
ちょっとまって！

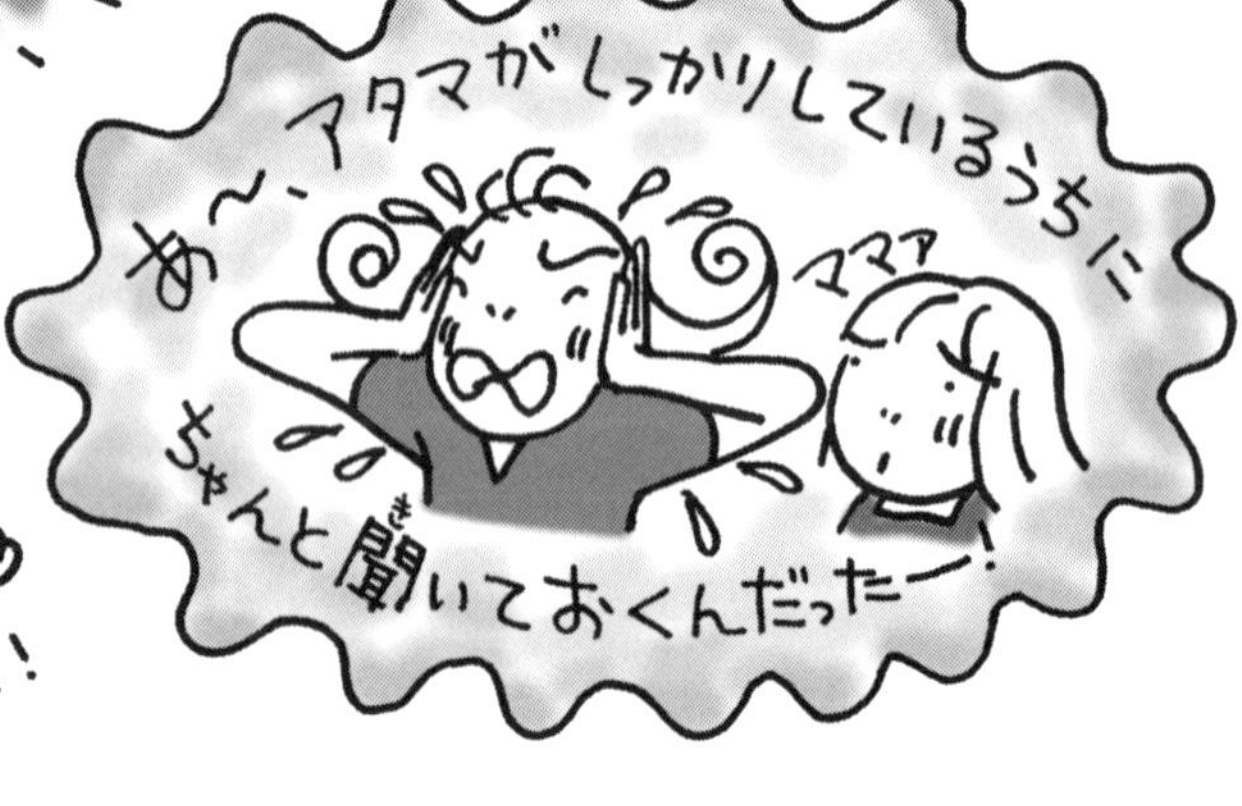
あ〜、アタマがしっかりしているうちに
ママア
ちゃんと聞《き》いておくんだった〜！

A

認知症《にんちしょう》の人《ひと》の口座《こうざ》から、お金《かね》をひきだすことはできません。悪徳《あくとく》セールスにだまされて、高額《こうがく》な商品《しょうひん》を買《か》わされたり、ふりこめサギにあったら、おばあちゃんは一文《いちもん》なしになってしまいます。

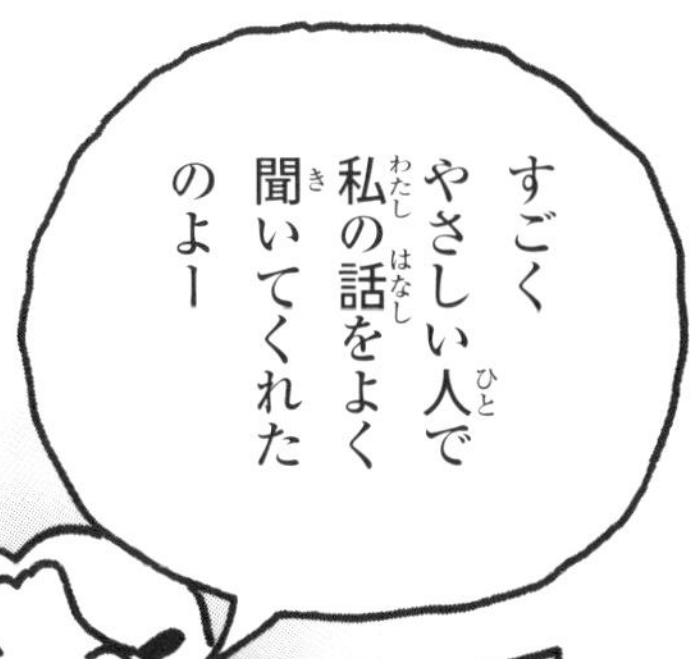
すごくやさしい人《ひと》で私《わたし》の話《はなし》をよく聞《き》いてくれたのよー

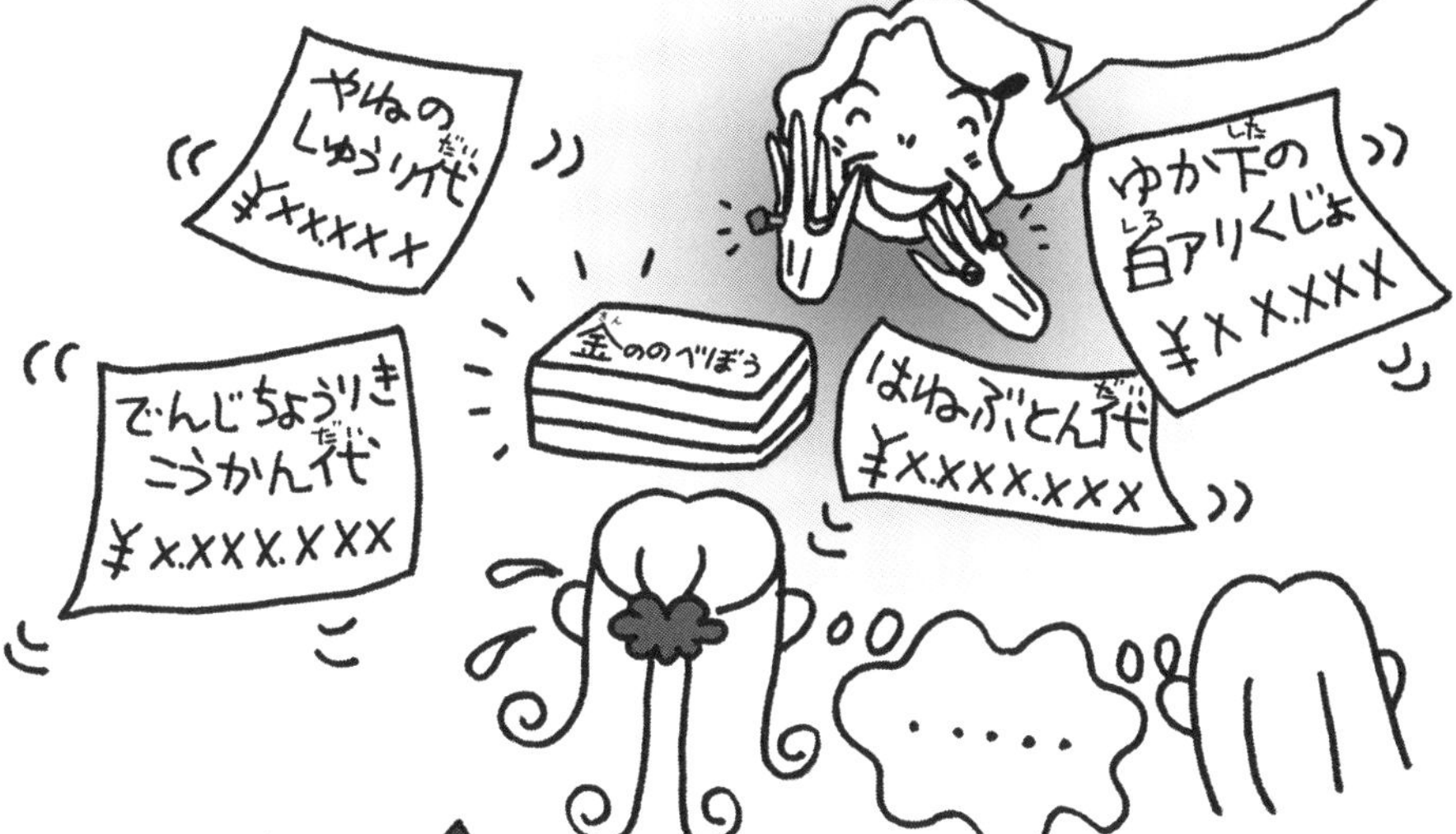
やねのしゅうり代《だい》
¥××××××
ゆか下《した》の白《しろ》アリくじょ
¥××,×××
金《きん》ののべぼう
でんじちょうりきこうかん代《だい》
¥×,×××,×××
はねぶとん代《だい》
¥×,×××,×××
・・・・・

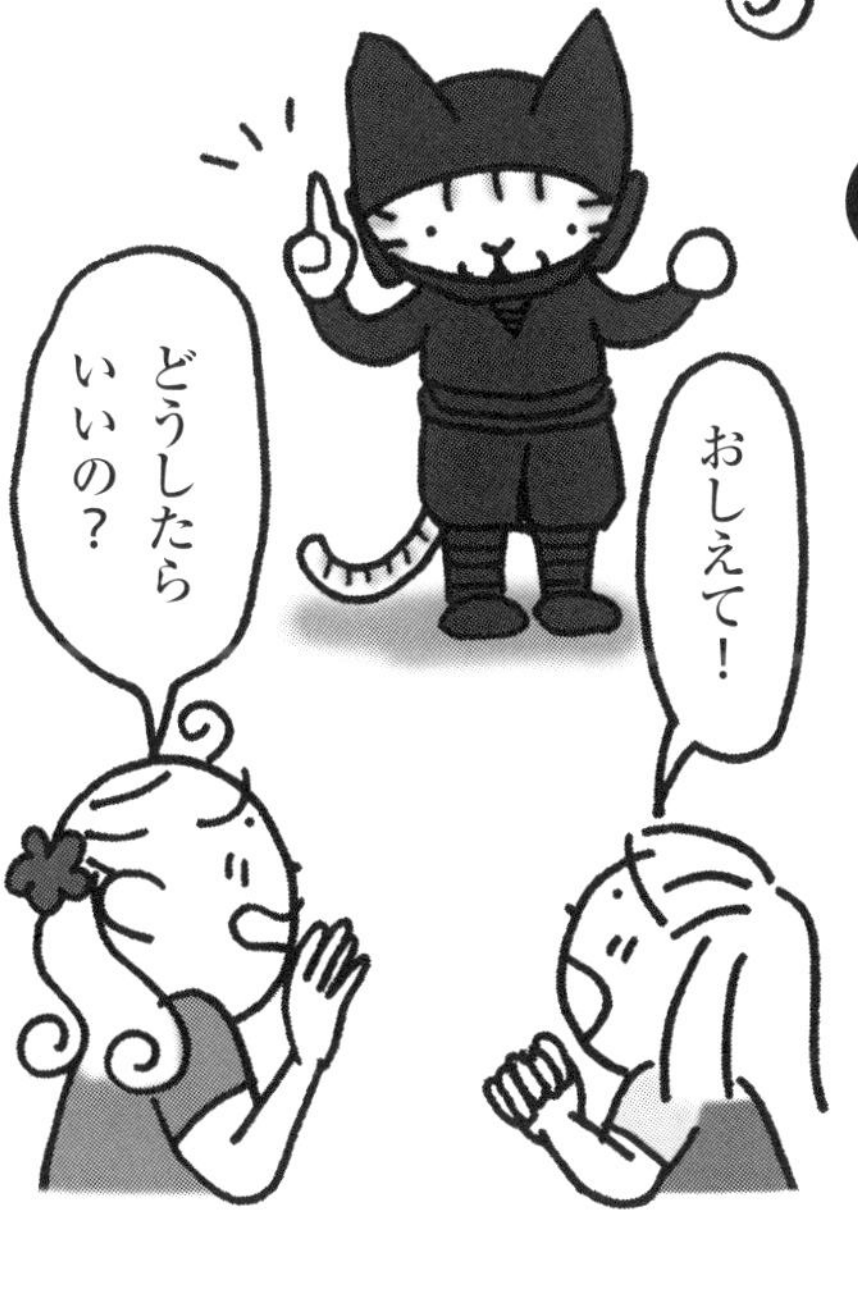
どうしたらいいの？
おしえて！

A

そうならないために、「成年後見制度《せいねんこうけんせいど》」があります。後見人《こうけんにん》になるのは、親族《しんぞく》や弁護《べんご》士《し》が多《おお》く法定後見《ほうていこうけん》、任意後見《にんいこうけん》、の二種類《しゅるい》があります。くわしくは、「成年後見制度《せいねんこうけんせいど》」でネット検索《けんさく》するか、あるいは、

1：本人《ほんにん》がお住《す》まいの区役所《くやくしょ》、市役所《しやくしょ》などの成年後見《せいねんこうけん》の担当窓口《たんとうまどぐち》、

2：各市町村《かくしちょうそん》におかれている社会福祉協議会《しゃかいふくしきょうぎかい》などに相談《そうだん》しましょう。このほか、

3：家庭裁判所《かていさいばんしょ》。弁護士会《べんごしかい》、社会福祉会《しゃかいふくしかい》、行政書士会《ぎょうせいしょしかい》

などの専門機関《せんもんきかん》の窓口《まどぐち》で相談《そうだん》しましょう。

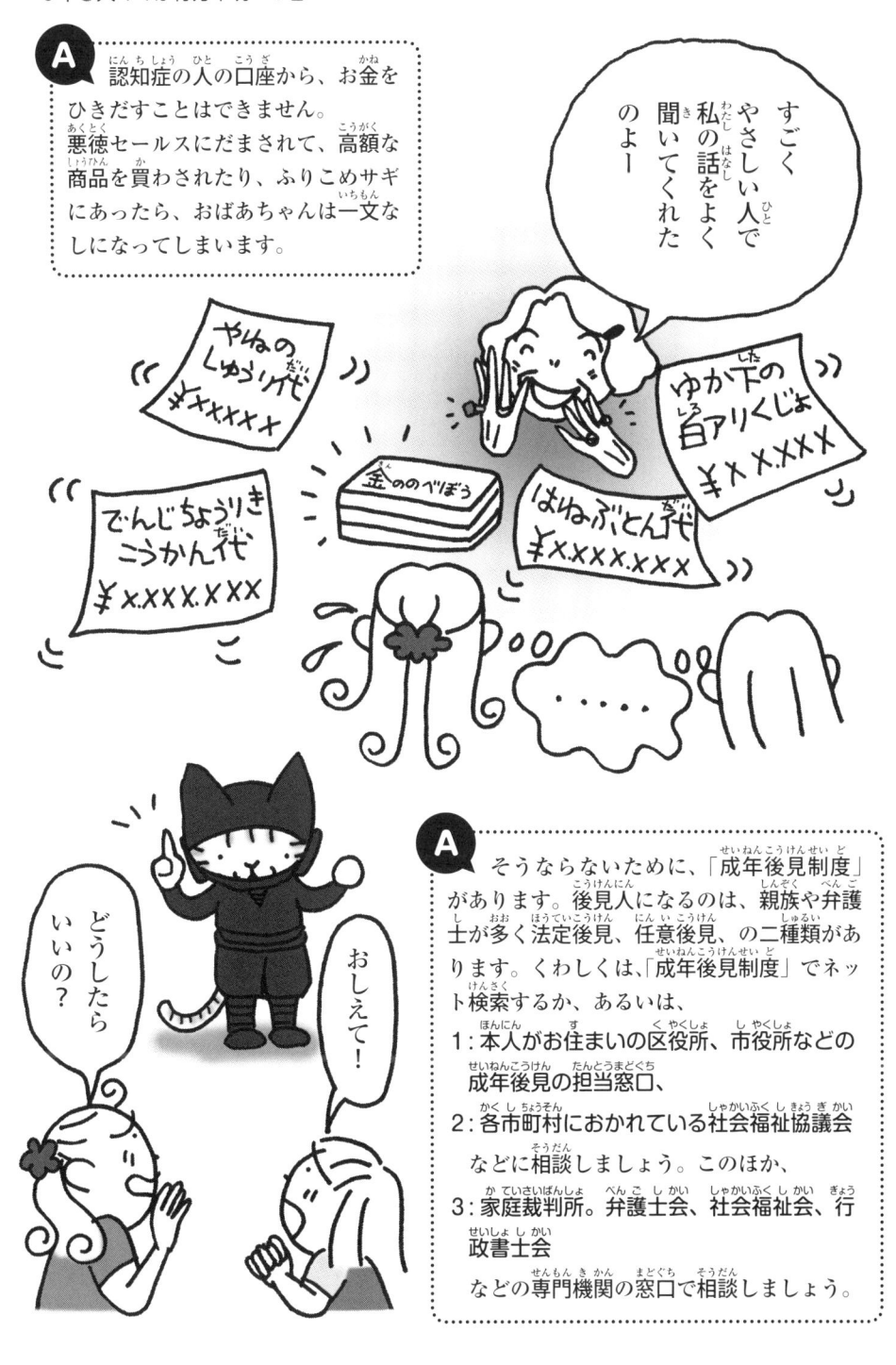

Q どれが、近《ちか》くをみるメガネで、どれが、遠《とお》くをみるメガネなのか、わからなくなっちゃいます。

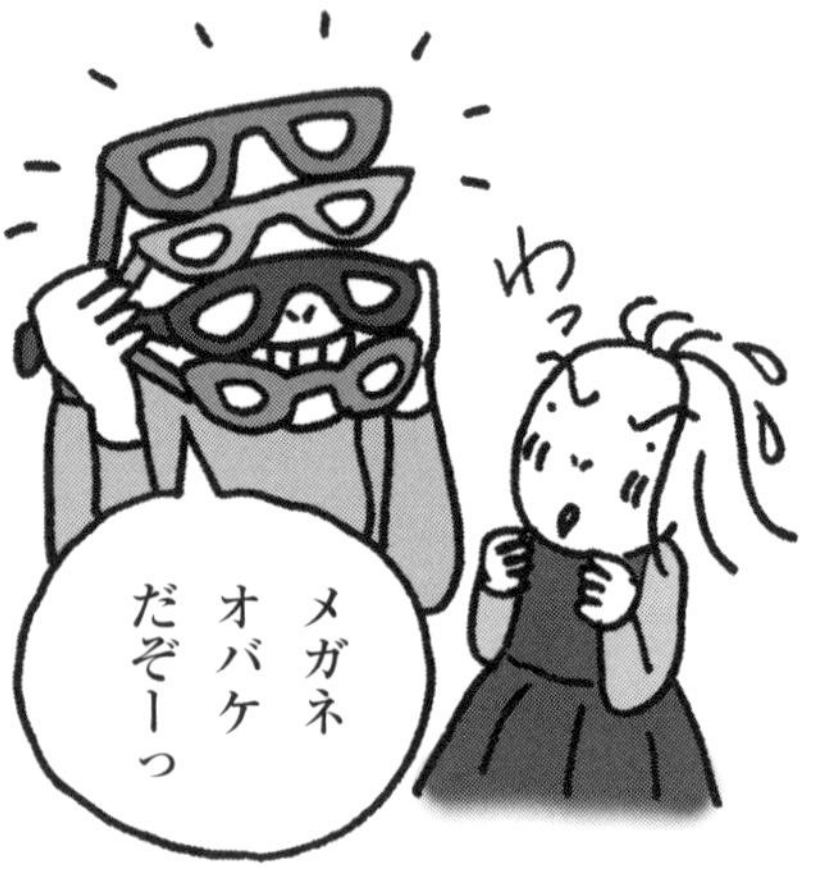

わっ
メガネオバケだぞーっ

A メガネケースに、シールをはって「近《ちか》くをみるメガネ」、「遠《とお》くをみるメガネ」と書《か》いてあげましょう。「新聞《しんぶん》や本《ほん》をよむメガネ」、「外《そと》へいくときのメガネ」と書《か》いてもいいですね。

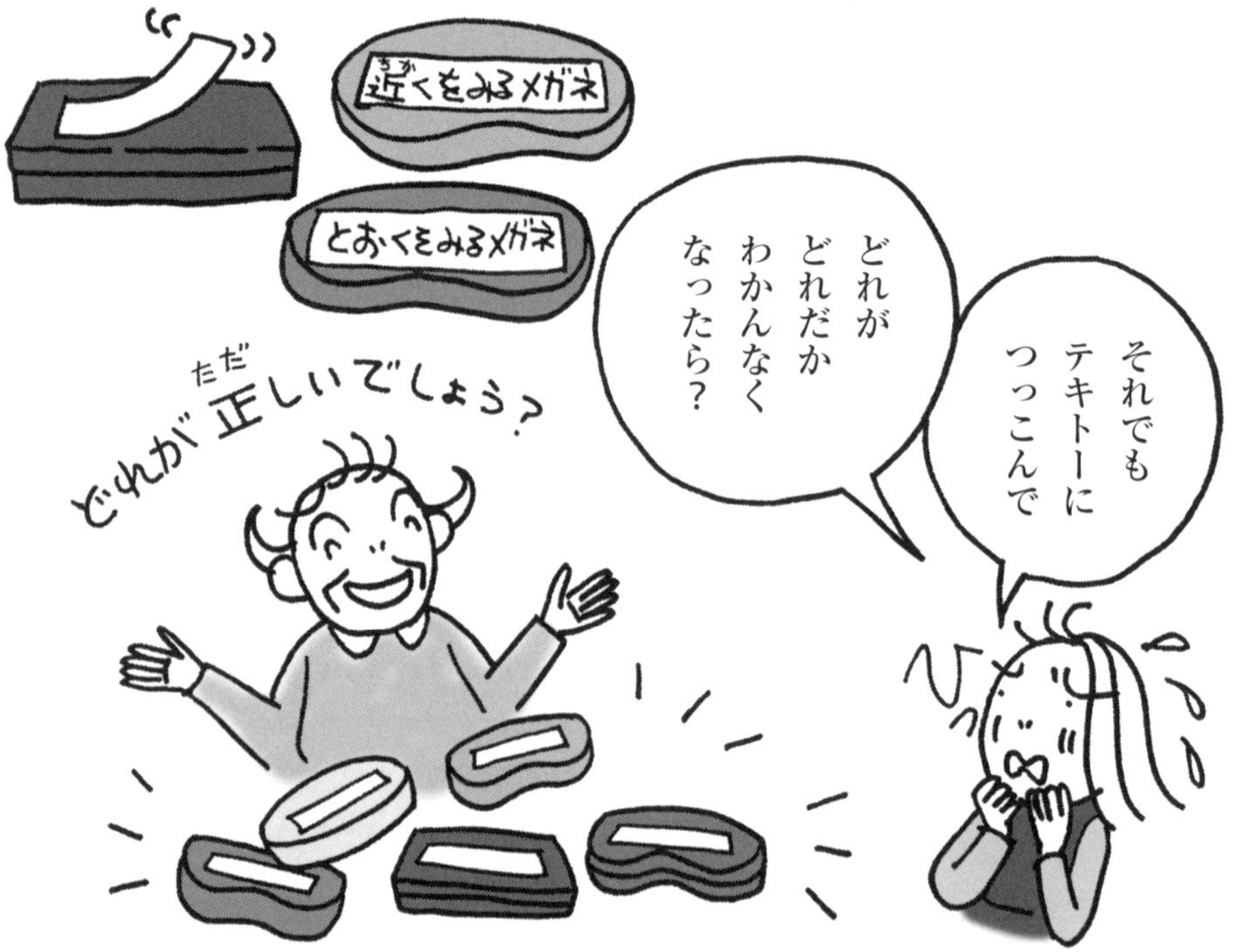

近《ちか》くをみるメガネ
とおくをみるメガネ
それでもテキトーにつっこんで
どれがどれだかわかんなくなったら？
どれが正《ただ》しいでしょう？
ひっ

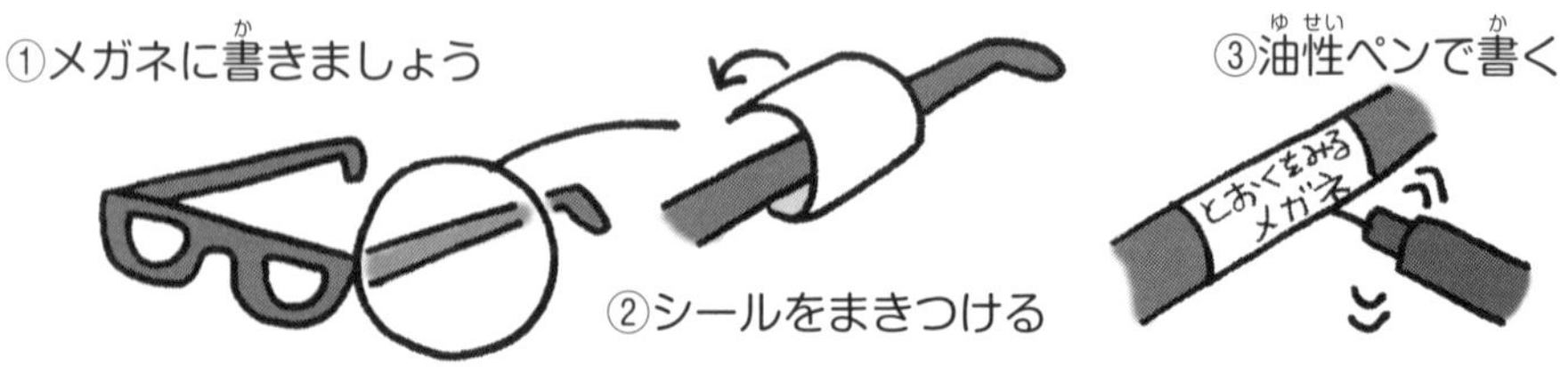

①メガネに書《か》きましょう
②シールをまきつける
③油性《ゆせい》ペンで書《か》く
とおくをみるメガネ

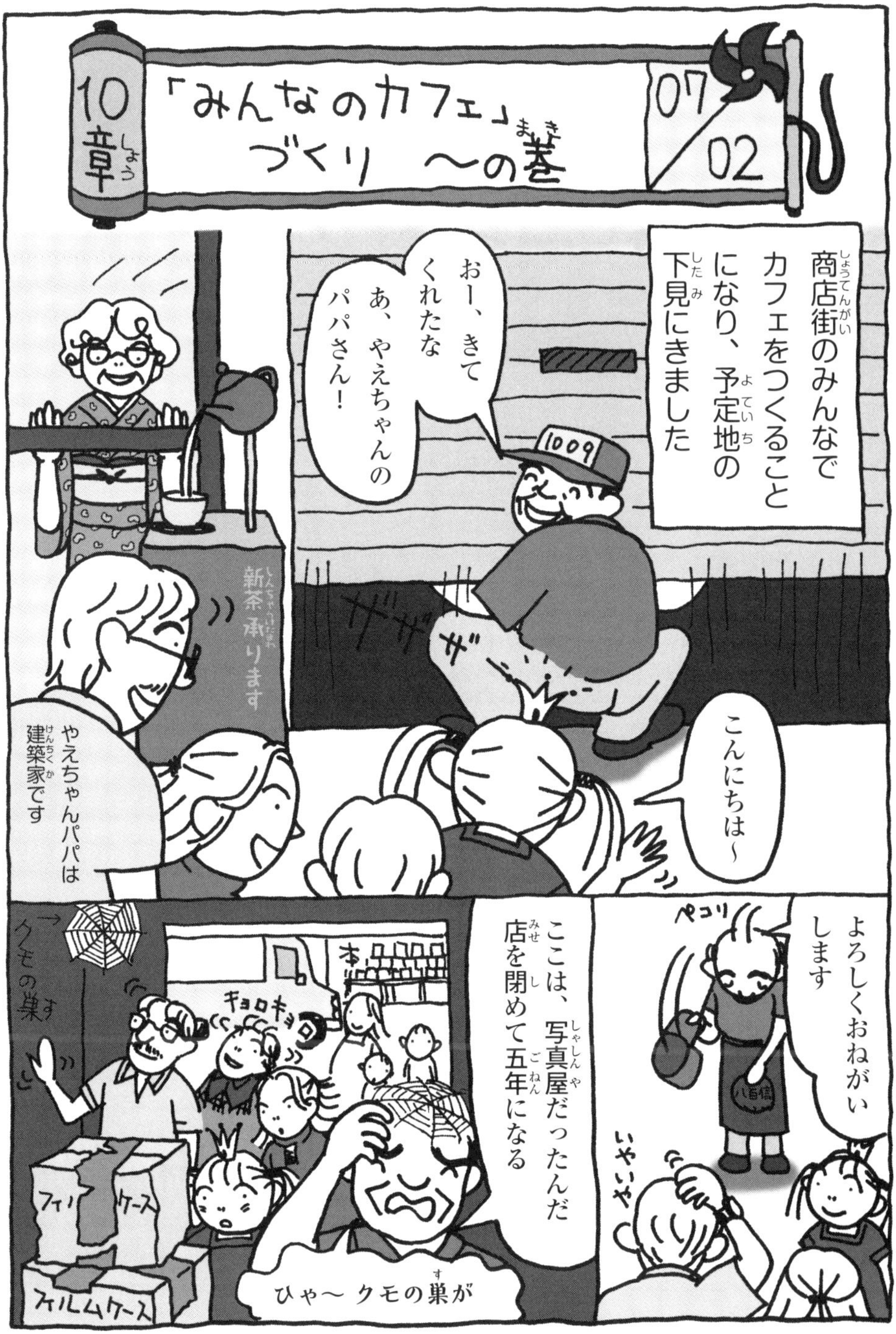
10章《しょう》
「みんなのカフェ」づくり ～の巻《まき》
07/02
商店街《しょうてんがい》のみんなでカフェをつくることになり、予定地《よていち》の下見《したみ》にきました
おー、きてくれたな あ、やえちゃんのパパさん!
新茶《しんちゃ》承《うけたまわ》ります
ザザ
やえちゃんパパは建築家《けんちくか》です
こんにちは～
よろしくおねがいします
ペコリ
いやいや
ここは、写真屋《しゃしんや》だったんだ 店《みせ》を閉《し》めて五年《ごねん》になる
本
キョロキョロ
→クモの巣
フィルムケース
フィルムケース
ひゃ～ クモの巣《す》が

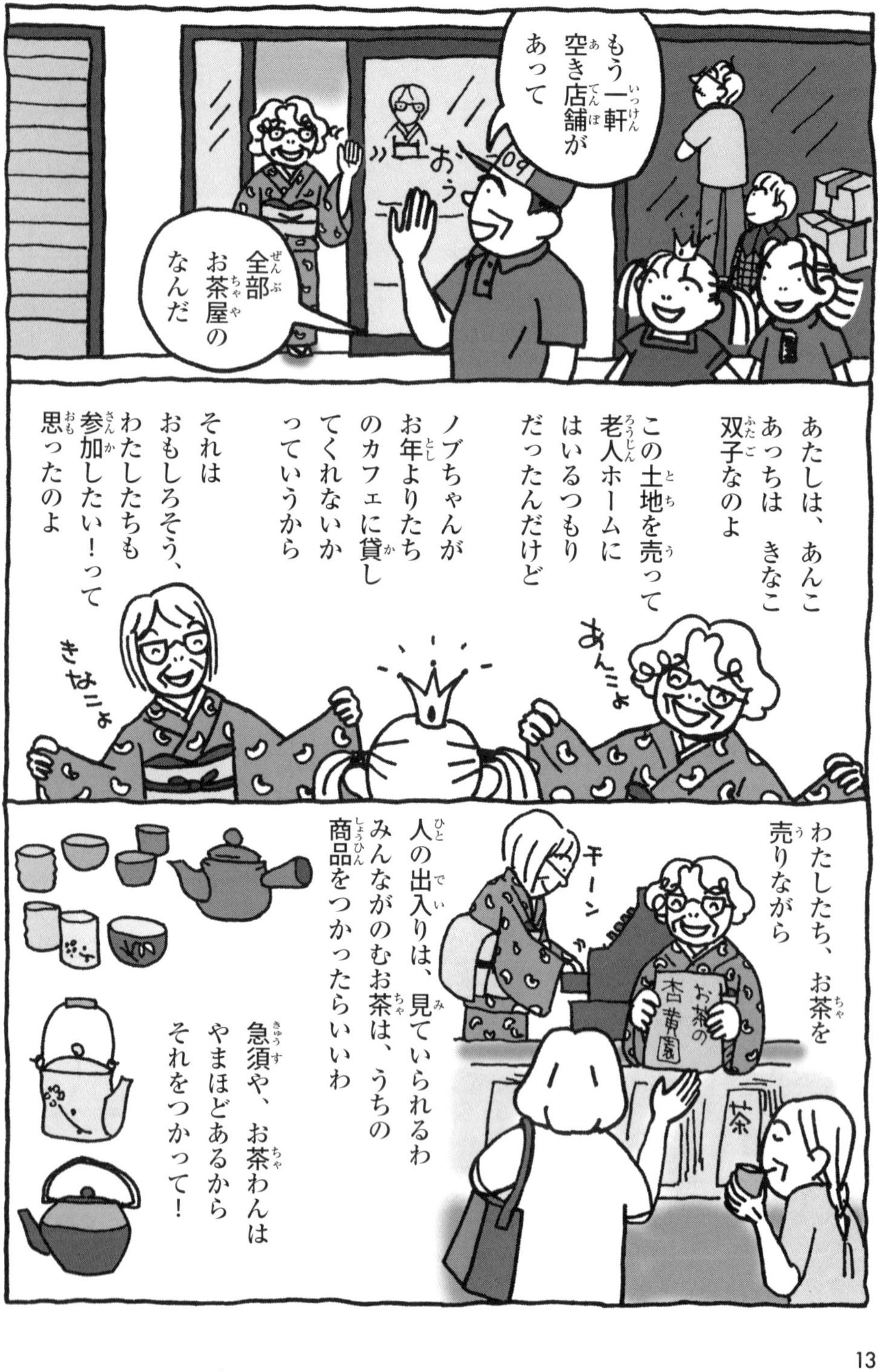
もう一軒《いっけん》空《あ》き店舗《てんぽ》があって
おう
全部《ぜんぶ》お茶屋《ちゃや》のなんだ
あたしは、あんこ　あっちは　きなこ　双子《ふたご》なのよ
この土地《とち》を売《う》って老人《ろうじん》ホームにはいるつもりだったんだけど
ノブちゃんがお年《とし》よりたちのカフェに貸《か》してくれないかっていうから
それはおもしろそう、わたしたちも参加《さんか》したい！って思《おも》ったのよ
あんこょ
きなこょ
わたしたち、お茶《ちゃ》を売《う》りながら
人《ひと》の出入《でい》りは、見《み》ていられるわ
みんながのむお茶《ちゃ》は、うちの商品《しょうひん》をつかったらいいわ
チーン
茶
急須《きゅうす》や、お茶《ちゃ》わんはやまほどあるからそれをつかって！

日替《ひが》わりスィーツ　¥300-

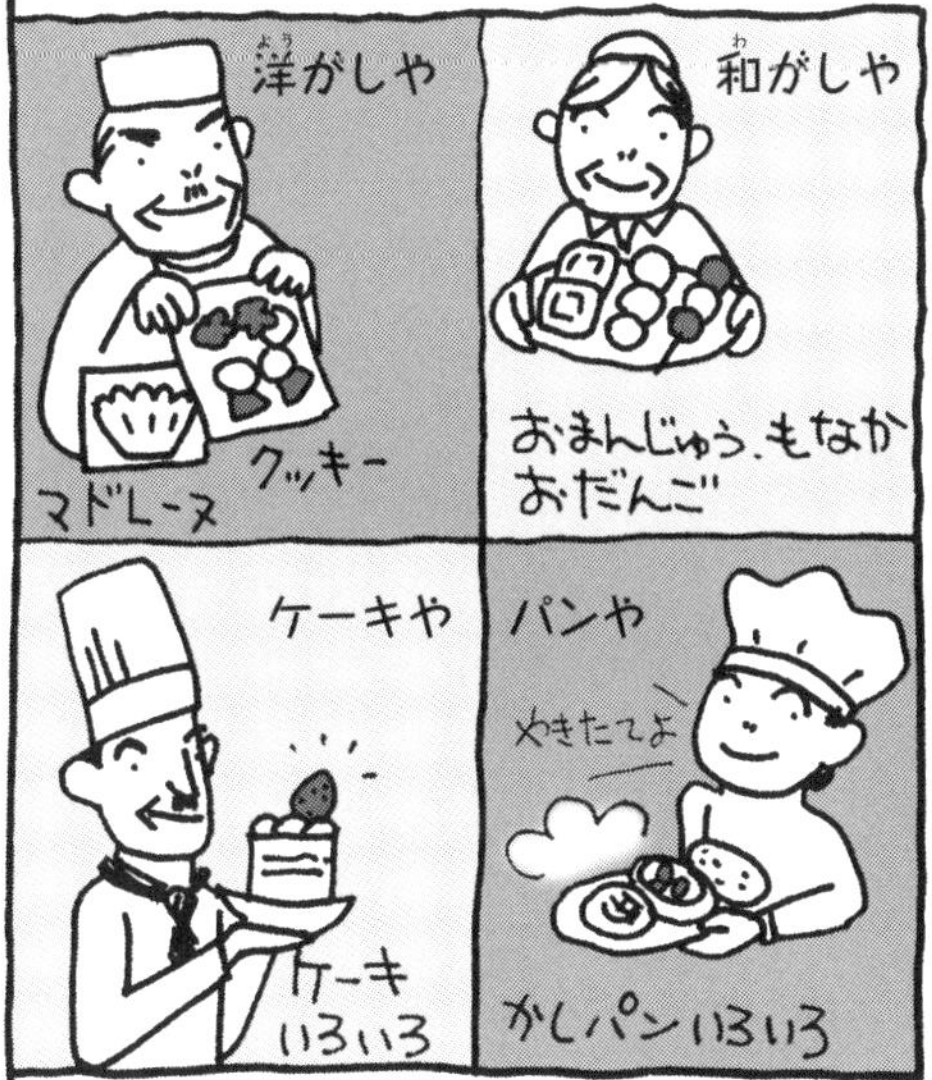
洋《よう》がしや
クッキー
マドレーヌ
和《わ》がしや
おまんじゅう、もなか
おだんご
ケーキや
ケーキ
いろいろ
パンや
やきたてよ
かしパンいろいろ

イスやテーブル、ソファは
みんなの家《いえ》でねむっている
ものの持《も》ちより
お金《かね》がないから
なるべく
節約《せつやく》だよ

スタッフは
元気《げんき》なお年《とし》より

1009

開室時間《かいしつじかん》　9：00〜18：00
入室料《にゅうしつりょう》：¥300-
お茶《ちゃ》つき（おかわり自由《じゆう》）
外出《がいしゅつ》してもOK《オーケー》

日替《ひが》わりランチ　¥600-
大盛《おおも》り¥100増《ま》し

Aランチ	コーヒーショップ	ナポリタン ピラフ コーヒー
Bランチ	ラーメンや	やきそば チャーハン スープ
Cランチ	そばや	天《てん》ざる カツ丼《どん》 みそ汁《しる》
Dランチ	焼肉《やきにく》や	焼肉弁当《やきにくべんとう》
Eランチ	すしや	ちらし寿司《ずし》
Fランチ	甘味《あまみ》どころ	のりまき みつまめ おいなり

カフェにいっぱいお花《はな》を！

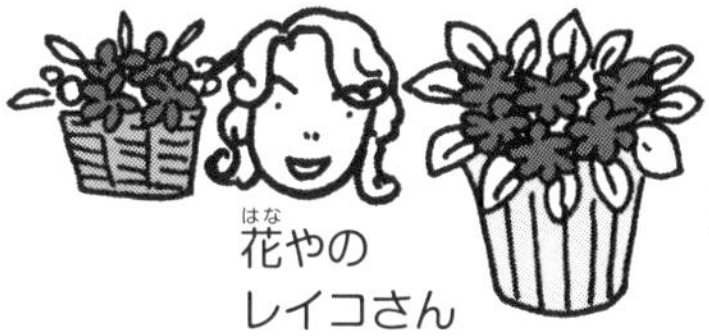
花《はな》やの
レイコさん

出前《でまえ》サービス

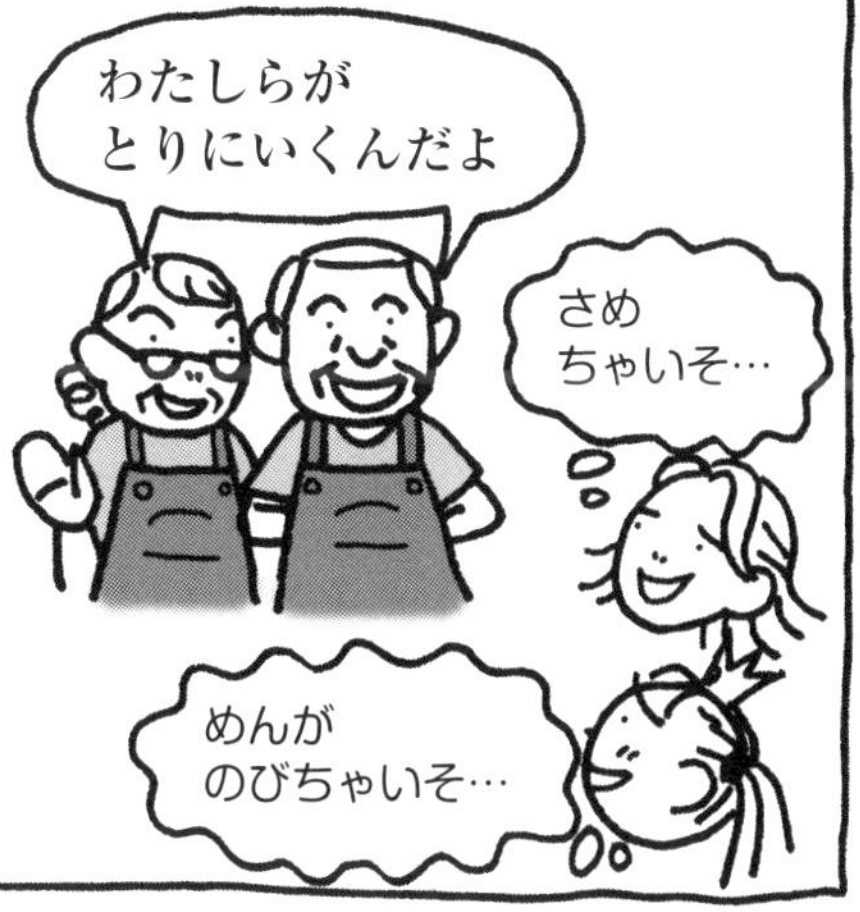
わたしらが
とりにいくんだよ
さめ
ちゃいそ…
めんが
のびちゃいそ…

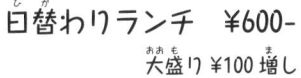

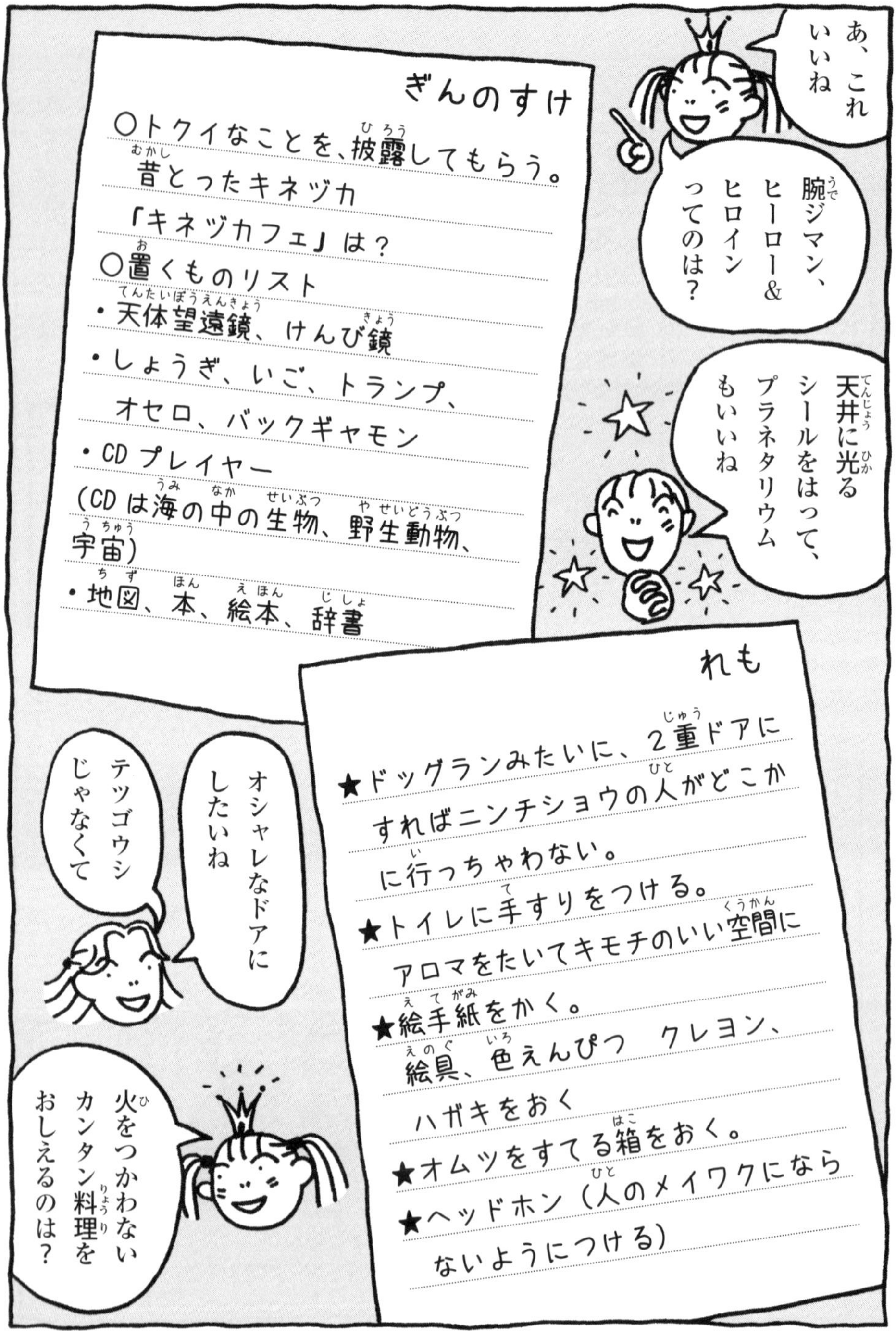
ぎんのすけ
○トクイなことを、披露《ひろう》してもらう。
昔《むかし》とったキネヅカ
「キネヅカフェ」は？
○置《お》くものリスト
・天体望遠鏡《てんたいぼうえんきょう》、けんび鏡《きょう》
・しょうぎ、いご、トランプ、
オセロ、バックギャモン
・CD プレイヤー
（CD は海《うみ》の中《なか》の生物《せいぶつ》、野生動物《やせいどうぶつ》、
宇宙《うちゅう》）
・地図《ちず》、本《ほん》、絵本《えほん》、辞書《じしょ》
あ、これいいね
腕《うで》ジマン、ヒーロー＆ヒロインってのは？
天井《てんじょう》に光《ひか》るシールをはって、プラネタリウムもいいね
れも
★ドッグランみたいに、２重《じゅう》ドアに
すればニンチショウの人《ひと》がどこか
に行《い》っちゃわない。
★トイレに手《て》すりをつける。
★いい空間《くうかん》に
アロマをたいてキモチのいい空間に
★絵手紙《えてがみ》をかく。
絵具《えのぐ》、色《いろ》えんぴつ　クレヨン、
ハガキをおく
★オムツをすてる箱《はこ》をおく。
★オムツをすてる箱をおく。
★ヘッドホン（人《ひと》のメイワクにならないようにつける）
オシャレなドアにしたいね
テツゴウシじゃなくて
火《ひ》をつかわないカンタン料理《りょうり》をおしえるのは？

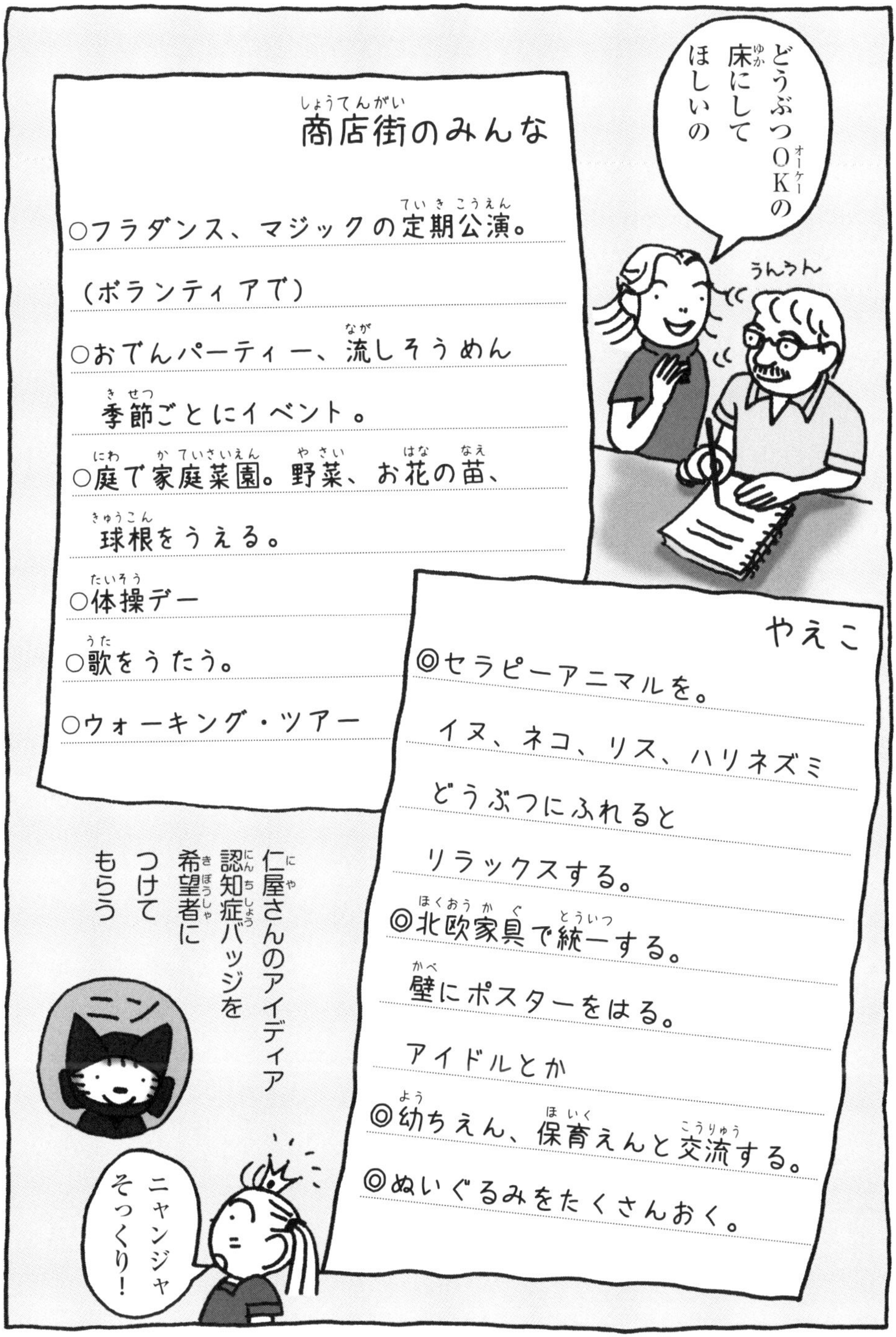

どうぶつOK《オーケー》の床《ゆか》にしてほしいの
うんうん
商店街《しょうてんがい》のみんな
○フラダンス、マジックの定期公演《ていきこうえん》。
(ボランティアで)
○おでんパーティー、流《なが》しそうめん
季節《きせつ》ごとにイベント。
○庭《にわ》で家庭菜園《かていさいえん》。野菜《やさい》、お花《はな》の苗《なえ》、
球根《きゅうこん》をうえる。
○体操《たいそう》デー
○歌《うた》をうたう。
○ウォーキング・ツアー
やえこ
◎セラピーアニマルを。
イヌ、ネコ、リス、ハリネズミ
どうぶつにふれると
リラックスする。
◎北欧家具《ほくおうかぐ》で統一《とういつ》する。
壁《かべ》にポスターをはる。
アイドルとか
◎幼《よう》ちえん、保育《ほいく》えんと交流《こうりゅう》する。
◎ぬいぐるみをたくさんおく。
仁屋《にや》さんのアイディア
認知症《にんちしょう》バッジを希望者《きぼうしゃ》につけてもらう
ニン
ニャンジャそっくり!

10 商店街《しょうてんがい》の人たちが立《た》ち上《あ》がって、カフェ作り

「なんでニンチショウ・カフェじゃないの?」

「仁屋《にや》さんにいろいろ教えてもらって、商店街《しょうてんがい》のみんなと話し合った結果《けっか》、認知症《にんちしょう》と分けずに、だれでもこられるカフェにしたんだ」

「仁屋《にや》さんに相談したんだ。どうやって連絡《れんらく》したの?」

「たまたま歩いていたから、引き止めて話したんだ」

「ふ〜ん」

「れもちゃん、仁屋《にや》さんと親しいの?」

「れもちゃんが仁屋《にや》さんを紹介《しょうかい》してくれたんだ」

「じゃあ、携帯《けいたい》番号とか連絡先《れんらくさき》を知ってるの?」

「えっ、知らないよ!」

「親しいのに? へんじゃない?」

「まあまあ、話はもどるけど、病気のお年よりは、デイサービスやショートステイに行けるけど、どこも悪くないお年よりは行くところがないんだ」

「一人ぐらしだと人と話さないで、一日が終わっちゃったり」

「そうそう。そんな人たちが毎日行かれるところを目指したんだ。もちろん病気の人たちもだよ。赤ちゃんや子どもづれもオーケーさ」

「子どもだけで行っても?」

「もちろんだよ。」

「じゃあ、セラピードッグも?」

「う〜ん、最初《さいしょ》からそこまではどうかな。おいおい考えていくよ」

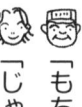

「パパ、イヌにも対応《たいおう》できる床《ゆか》にして!」

「そうだな。イヌは、フローリングの床《ゆか》はツルツルすべっちゃって腰《こし》に悪いんだよ。お客さんのイヌが椎間板《ついかんばん》ヘルニアになって、保険《ほけん》に入ってなかったから、手術代《しゅじゅつだい》がバカ高かったってなげいてたよ」

「へ〜、そうなんだ。知らなかった」

「それはいいことを聞いた。すべりやすい床《ゆか》は

ダメだよ。なんたってお年よりがメインなんだから、すべってころんで、骨折《こっせつ》して入院なんてことになったら、寝《ね》たきりまっしぐら」

「ひょえー、寝《ね》たきり！」

「うちのカフェのせいだ、なんて言われてごらんよ。たいへんなこった」

「じゃあ、床材《ゆかざい》はすべらないもの、だね」

「うんうん」

「よし、まかせとき！」

「大きなまどにして、ぽかぽかひなたぼっこできるようにしたい」

「サンルームみたいのだね」

「夏は暑いんじゃないの？」

「じゃあ、開閉式《かいへいしき》にすればいいな。大きなまどがあるといいね。気分が広々する。でもバス通りが見えるだけじゃなあ。景色《けしき》がイマイチだよ」

「広い庭があるって言ってたよ。大きな梅《うめ》と桜《さくら》の木があるんだってさ。かべのむこう側《がわ》だよ」

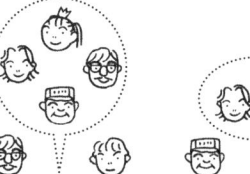

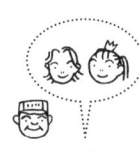

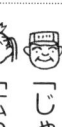

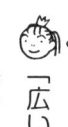

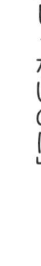

「そっちは南東だな。西日もあたらないし」

「じゃあ、かべをぶちこわすか？　わははは」

「広い庭があるなら、お花を植えたり、野菜《やさい》も育てられそうだね」

「ミミズはにがてだわ」

「えっ、ミミズ？　なら、虫もいるね。昆虫採集《こんちゅうさいしゅう》できるぞ！　楽しみだなあ」

「さっきの、れもちゃんが言ってたやつ、『ひなたぼっこ』っていいね。カフェの名前にしたいな」

「えー、すごいじゃない。れもちゃんが命名者《めいめいしゃ》だなんて」

「えー、うれしい！　でも、ノブさん一人で決められるの？」

「いやいや、みんなに相談してからだよ。ここんとこ、商店街《しょうてんがい》の連中《れんちゅう》と毎日会議《かいぎ》なんだ」

「なんで、みんなそんなに熱心《ねっしん》なの？」

「そうだよ、仕事じゃないのに」

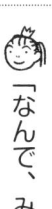

「そりゃあ、み～んな年よりをかかえているもんで、ヒトゴトじゃないからさ。そのうえ、うちのばーさんときたら、こう言ったんだよ。『アンタらは朝から店に行っちゃって、アタシは夜まで一人だよ。杖《つえ》ついて、一人で散歩《さんぽ》しても楽しくない。テレビは話し相手にならない。天気の話でもいいから、だれかと話したいよ』そう言われて考えちゃってさ。スーパーの店長《てんちょう》に話したんだ」

「あの、とっくみあいをしていた人？」

「あれから仲《なか》よくなって、今じゃ大親友だよ！」

「へ～。おかしいね」

「『雨降《あめふ》って地かたまる』ってやつだね」

「そしたら、スーパーの店長《てんちょう》はみんな、おれと同じ気持ちだって言うんだ」

「少子化だから、子どもはどんどん減《へ》って、高《こう》齢者《れいしゃ》が増《ふ》えるって図式がこういう問題になって出てくるわけだ」

「じゃあ、家にこもっている年よりの居場所《いばしょ》を作ってやろうじゃないか！　って、みんなが立ち上がったってわけ」

「スタッフはどうするんですか？」

「元気な年よりにたのむよ。商店街《しょうてんがい》だけじゃなくて、会社をリタイアした人とか、主婦《しゅふ》がスタッフとなって運営《うんえい》するんだ。ま、おれたちがトップで、めんどうなことはやるけどさ」

「ボランティアですか？　ただ働《ばたら》きなの？」

「ちがうよ～、ちゃんと払《はら》うよ～。ま、ほんの少しだけどさ。へへ。商店街《しょうてんがい》で使える『お買いもの券《けん》』をつけて」

「自分の店で買わせようってこんたんなのね」

「ちゃっかりしてる！」

「ちゃっかりじゃないよ～みんなで固《かた》まりになっていこうって発想だよ」

「輪《わ》がどんどん広がっていくんだね」

「いいね、そういうの」

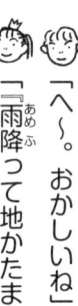

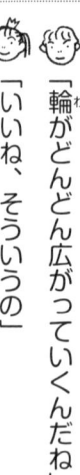

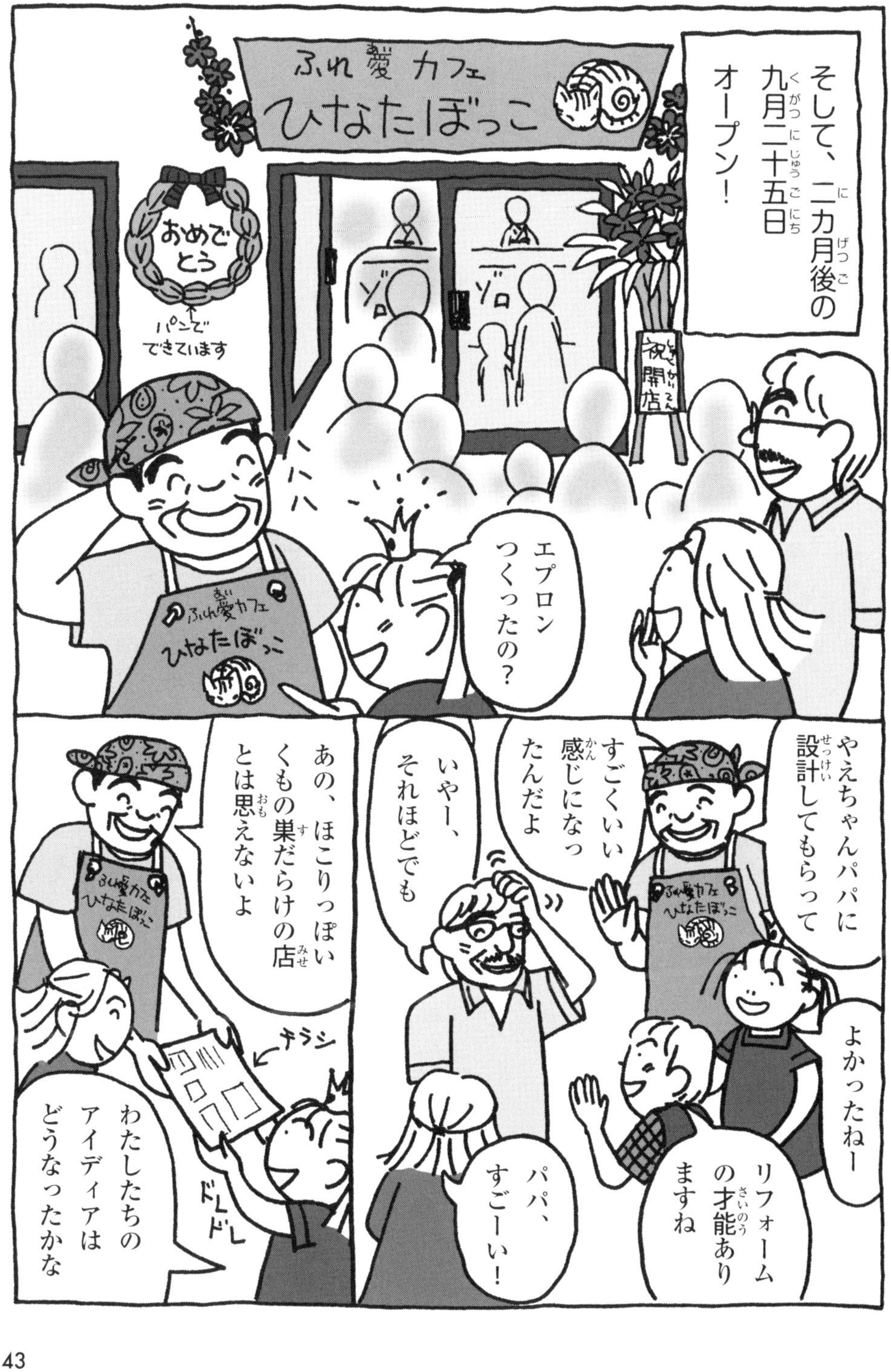
そして、二《に》カ月後《げつご》の九月二十五日《くがつにじゅうごにち》オープン！
ふれ愛《あい》カフェ
ひなたぼっこ
おめでとう
パンでできています
祝開店《かいてん》
ゾロ
ゾロ
エプロンつくったの？
ふれ愛《あい》カフェ
ひなたぼっこ
やえちゃんパパに設計《せっけい》してもらって
すごくいい感《かん》じになったんだよ
いやー、それほどでも
よかったねー
リフォームの才能《さいのう》ありますね
パパ、すごーい！
あの、ほこりっぽいくもの巣《す》だらけの店《みせ》とは思《おも》えないよ
チラシ
ドレドレ
わたしたちのアイディアはどうなったかな

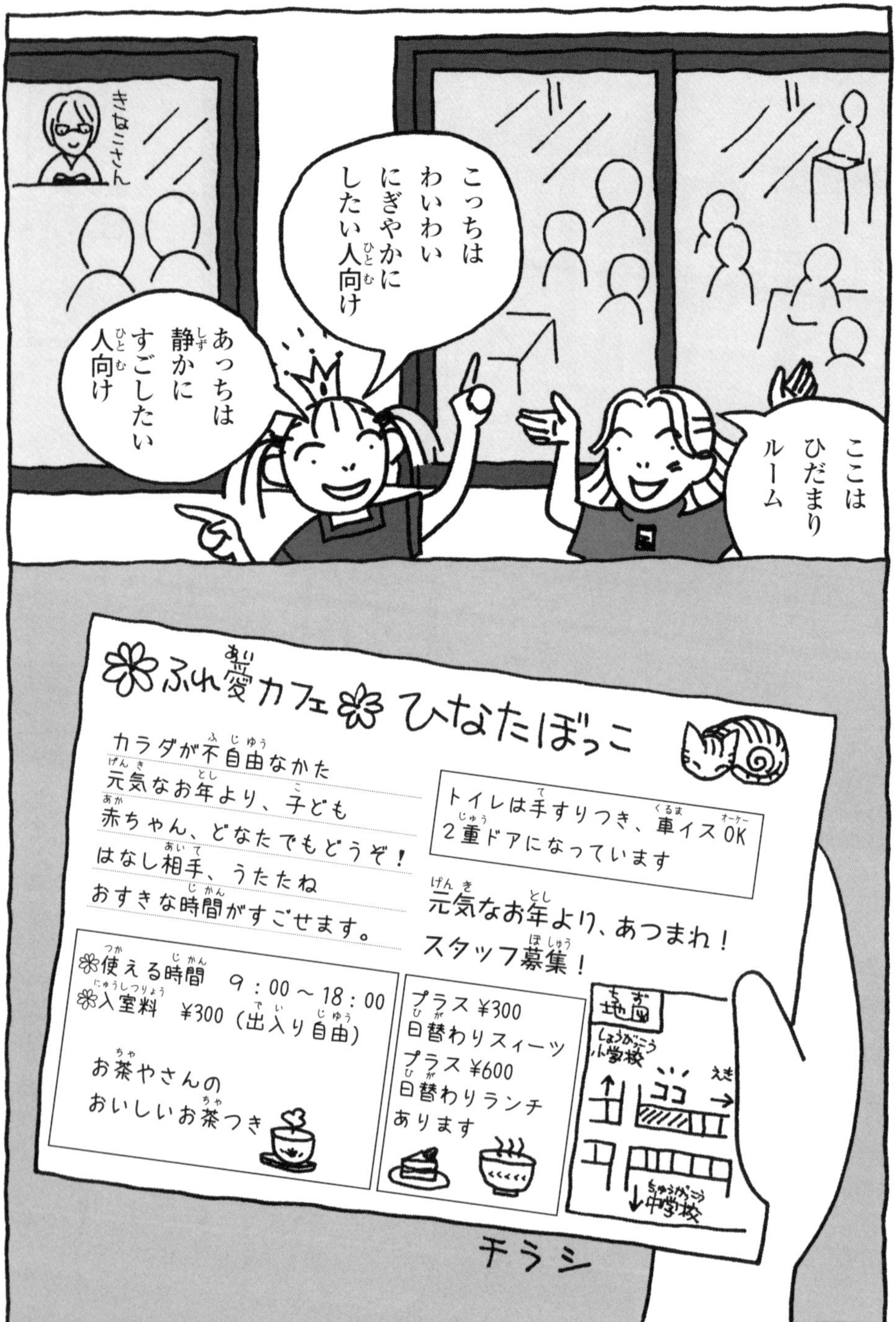

ここはひだまりルーム
こっちはわいわいにぎやかにしたい人向《ひとむ》け
あっちは静《しず》かにすごしたい人向《ひとむ》け
きなこさん
ふれ愛《あい》カフェ ひなたぼっこ
カラダが不自由《ふじゆう》なかた
元気《げんき》なお年《とし》より、子《こ》ども
赤《あか》ちゃん、どなたでもどうぞ！
はなし相手《あいて》、うたたね
おすきな時間《じかん》がすごせます。
トイレは手《て》すりつき、車《くるま》イスOK《オーケー》
2重《じゅう》ドアになっています
元気《げんき》なお年《とし》より、あつまれ！
スタッフ募集《ぼしゅう》！
使《つか》える時間《じかん》　9：00～18：00
入室料《にゅうしつりょう》　¥300（出入《でい》り自由《じゆう》）
お茶《ちゃ》やさんのおいしいお茶《ちゃ》つき
プラス¥300 日替《ひが》わりスィーツ
プラス¥600 日替《ひが》わりランチ
あります
地図《ちず》
小学校《しょうがっこう》
ココ
えき
中学校《ちゅうがっこう》
チラシ

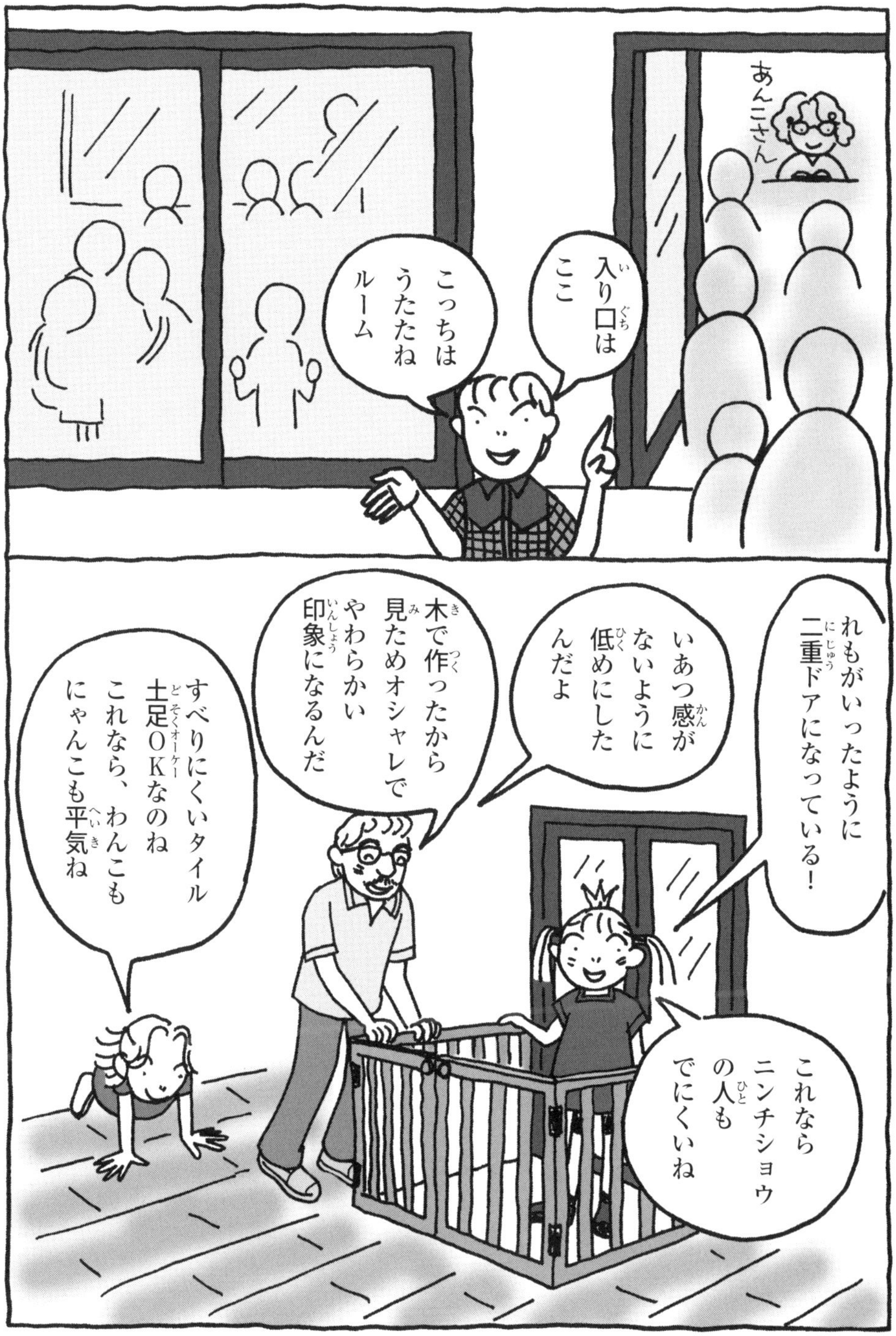
あんこさん
入《い》り口《ぐち》は ここ
こっちは うたたね ルーム
れもがいったように 二重《にじゅう》ドアになっている！
いあつ感《かん》が ないように 低《ひく》めにした んだよ
木《き》で作《つく》ったから 見《み》ためオシャレで やわらかい 印象《いんしょう》になるんだ
これなら ニンチショウ の人《ひと》も でにくいね
すべりにくいタイル 土足《どそく》ＯＫ《オーケー》なのね これなら、わんこも にゃんこも平気《へいき》ね

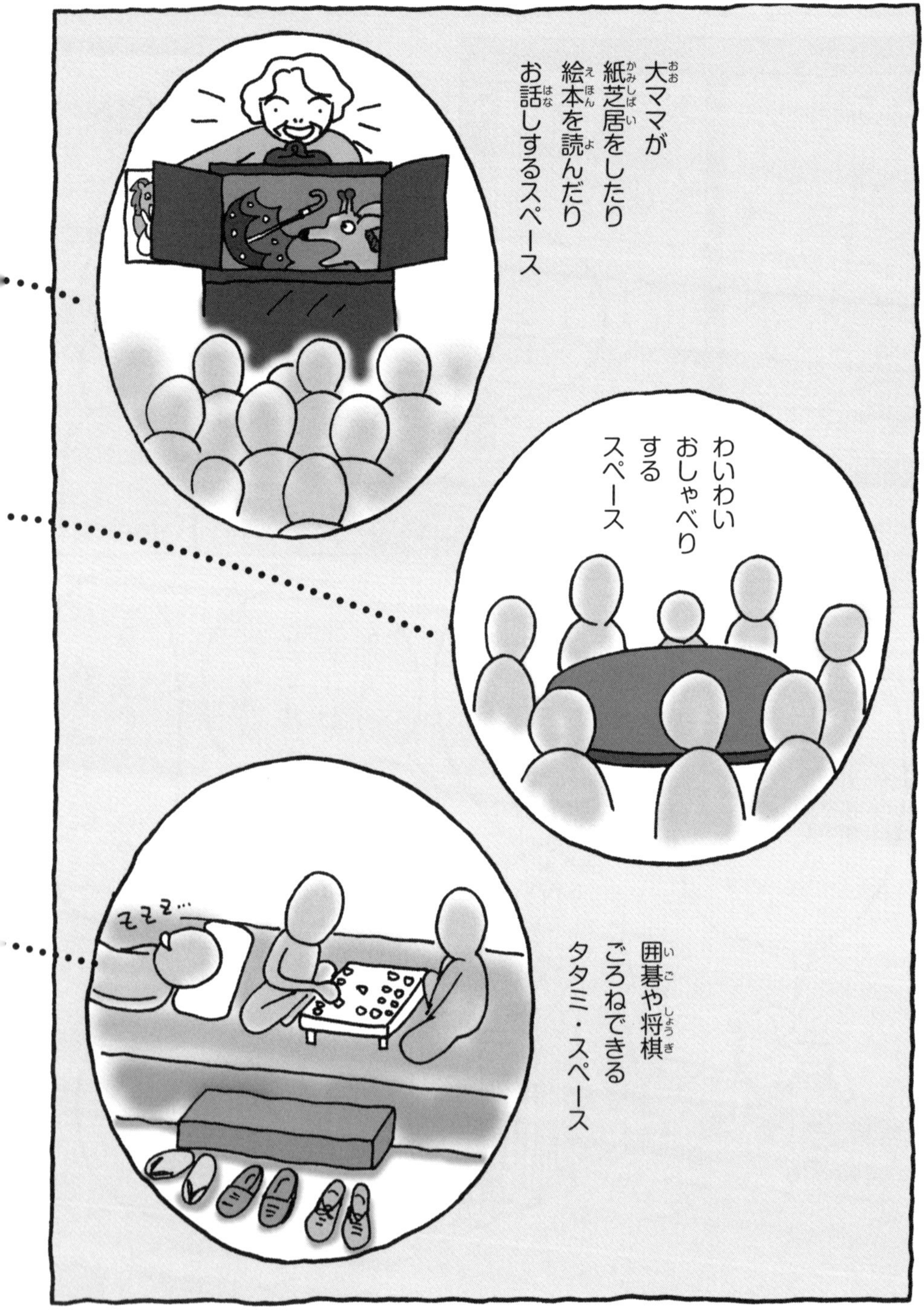
大《おお》ママが
紙芝居《かみしばい》をしたり
絵本《えほん》を読《よ》んだり
お話《はな》しするスペース
わいわい
おしゃべり
する
スペース
zzz…
囲碁《いご》や将棋《しょうぎ》
ごろねできる
タタミ・スペース

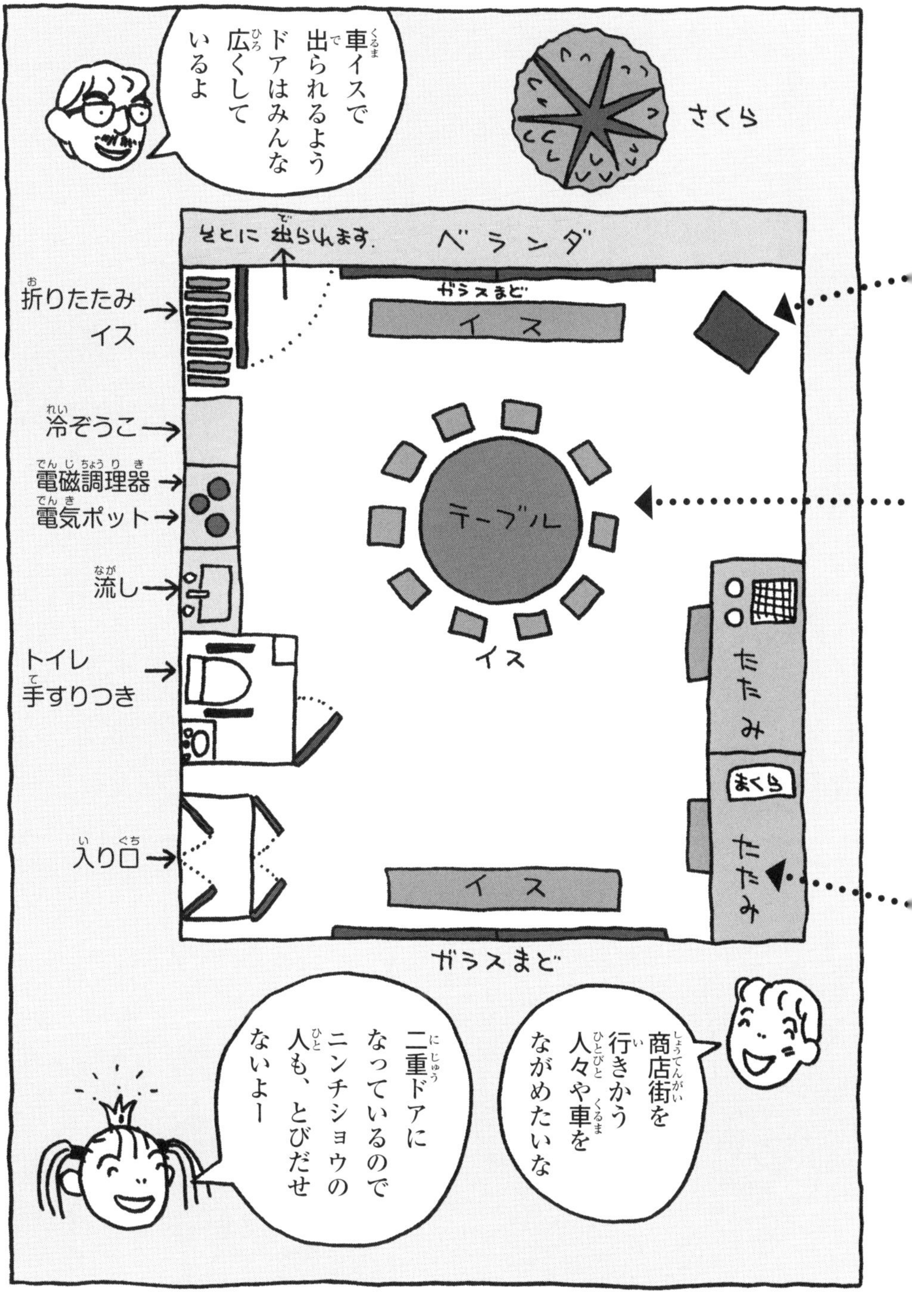
車《くるま》イスで出《で》られるようドアはみんな広《ひろ》くしているよ
さくら
そとに 出《で》られます.
ベランダ
ガラスまど
イス
折《お》りたたみ
イス
冷《れい》ぞうこ
電磁調理器《でんじちょうりき》
電気《でんき》ポット
流《なが》し
トイレ
手《て》すりつき
入《い》り口《ぐち》
テーブル
イス
たたみ
まくら
たたみ
イス
ガラスまど
商店街《しょうてんがい》を行《い》きかう人々《ひとびと》や車《くるま》をながめたいな
二重《にじゅう》ドアになっているのでニンチショウの人《ひと》も、とびだせないよー

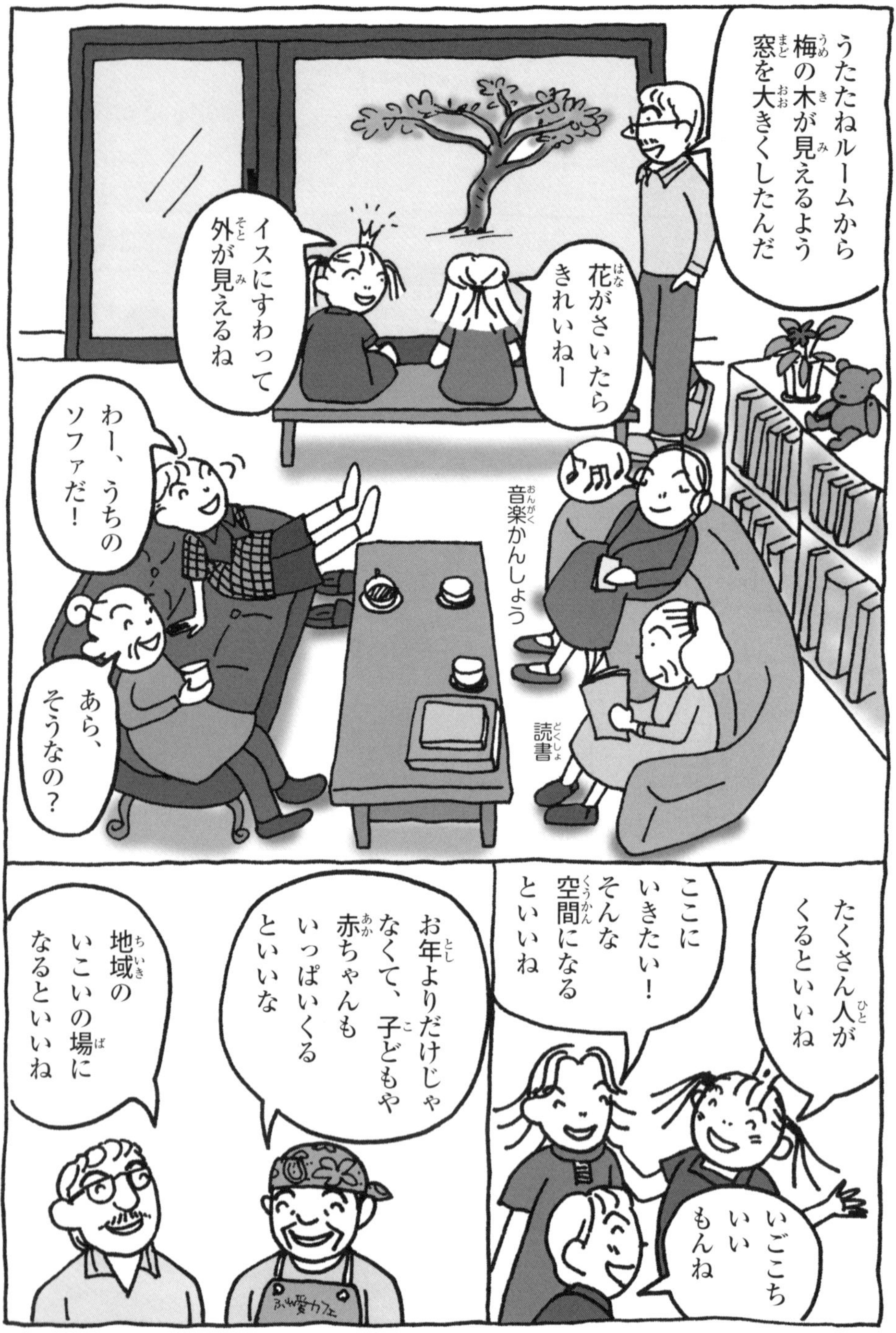
うたたねルームから
梅《うめ》の木《き》が見《み》えるよう
窓《まど》を大《おお》きくしたんだ
花《はな》がさいたら きれいねー
イスにすわって 外《そと》が見《み》えるね
音楽《おんがく》かんしょう
わー、うちのソファだ！
読書《どくしょ》
あら、そうなの？
たくさん人《ひと》がくるといいね
ここにいきたい！ そんな空間《くうかん》になるといいね
いごこちいいもんね
お年《とし》よりだけじゃなくて、子《こ》どもや赤《あか》ちゃんもいっぱいくるといいな
地域《ちいき》のいこいの場《ば》になるといいね

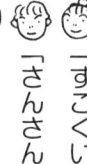

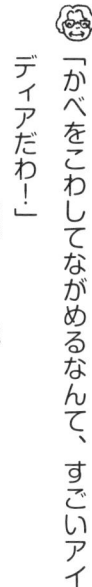

ふれ愛《あい》カフェオープン！

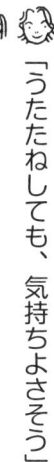

「すごくいいね」

「さんさんと光がふりそそいでいる！」

「ぼんやりしてても、音楽ききながらでも」

「うたたねしても、気持ちよさそう」

「ねえ、『ぼっこカフェ』って、よぼうよ！」

「そのよび方、かわいい！」

「なんでも短くいうの、よくないよ」

「名前も長いもんね、ぎんぎん？」

「やめてやめて！」

「やえちゃんパパさまさまだよ。こんなすばらしいカフェができてさ」

「いやー、たまたまですよ。南東向きで日あたりばつぐんだったから」

「かべをこわしてながめるなんて、すごいアイディアだわ！」

「これで、庭の桜《さくら》の木も、梅《うめ》の木もよろこぶわ～」

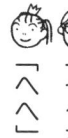

「みんなの意見がたくさんあったから、考えやすかったんですよ。とくに二重ドアがよかった。れもちゃんのアイディアすごいね」

「そりゃあ、れもちゃんはニンチショウ大使だもん」

「そうなの？」

「へへ」

「マジシャンやフラダンサーもよぶつもりなんだけど、お年よりが自主的《じしゅてき》に参加《さんか》できるといいと思うんだ。大ママの紙芝居《かみしばい》みたいに」

「大ママは紙芝居《かみしばい》だけじゃなくて、絵本の読みきかせもうまいよ」

「絵本は、お年よりに大人気だよ」

「じゃ、次回は絵本にしよう」

「ぼくの祖父《そふ》は、パイロットだったんです。外国の写真がたくさんあるから、映《うつ》しながら話したら、楽しいと思います」

「うちのおじいちゃんは、なにもできないわ」

「しょうがないさ。みんながみんな、なにかできるわけじゃないよ。けど、大工だったから、カンナけずりはとくいだったよ」

「それ、いいね。みんなの前で、披露《ひろう》したら？」

「え？」

「あたし、テレビで見たことあるよ。昆布《こんぶ》うす〜〜くけずって、おぼろ昆布《こんぶ》ができるの！」

「いいじゃん、そのアイディア。それやってみようよ。できたやつを、みんなでいただく

「ためになって、オイシイ！」

「そうそう」

「今でもできるかどうかわからないよ。帰ったら聞いてみよう。やえこ、うちで練習だ」

「うん！」

「なるほど！　じゃ、こうしよう。むかし取った杵柄《きねづか》を登録制《とうろくせい》にして、順番《じゅんばん》に披露《ひろう》していく」

「腕《うで》じまん披露《ひろう》だね」

「求《もと》む！　腕《うで》じまんヒーロー&ヒロインって、タイトルにしたら？」

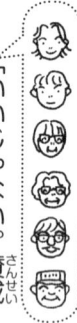

「いいじゃない。賛成《さんせい》！」

「じゃ、わたしがコピーをかくわ。

『むかし取った杵柄《きねづか》を、披露《ひろう》しませんか？　役に立たない、生きてる価値《かち》がない、とぼやいていたアナタ、自信《じしん》をもって！　たとえば、お話、紙芝居公演《かみしばいこうえん》、寄席《よせ》、カンナけずり、なんでもいいんです。だてに年を重ねてきたわけじゃないところを、子どもや孫《まご》に見せてやりましょう。みんな、よろこぶことウケアイです！』」

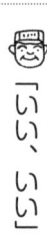

「いい、いい」

「ニンチショウの人に、自信《じしん》をもってもらうといいんだよ。進行を遅《おく》らせたり、介護《かいご》する人たちが楽しくなるからね」

「さすが、ニンチショウ大使！」

「ヒューヒュー」

「そうなったら、商店街《しょうてんがい》のみんなもよろこぶよ」

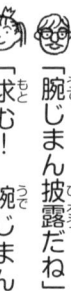

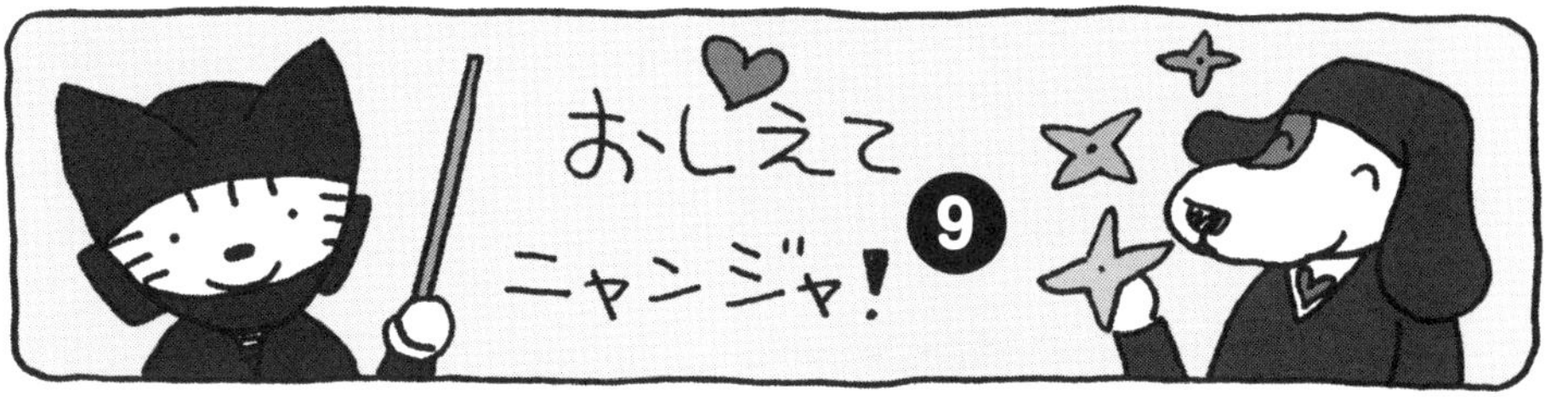
おしえて
ニャンジャ！
9

Q 「部屋《へや》にサルがいるから、バナナをだしっぱなしにしちゃダメ！」って、本気《ほんき》の顔《かお》でいうんです。サルなんていないのに。

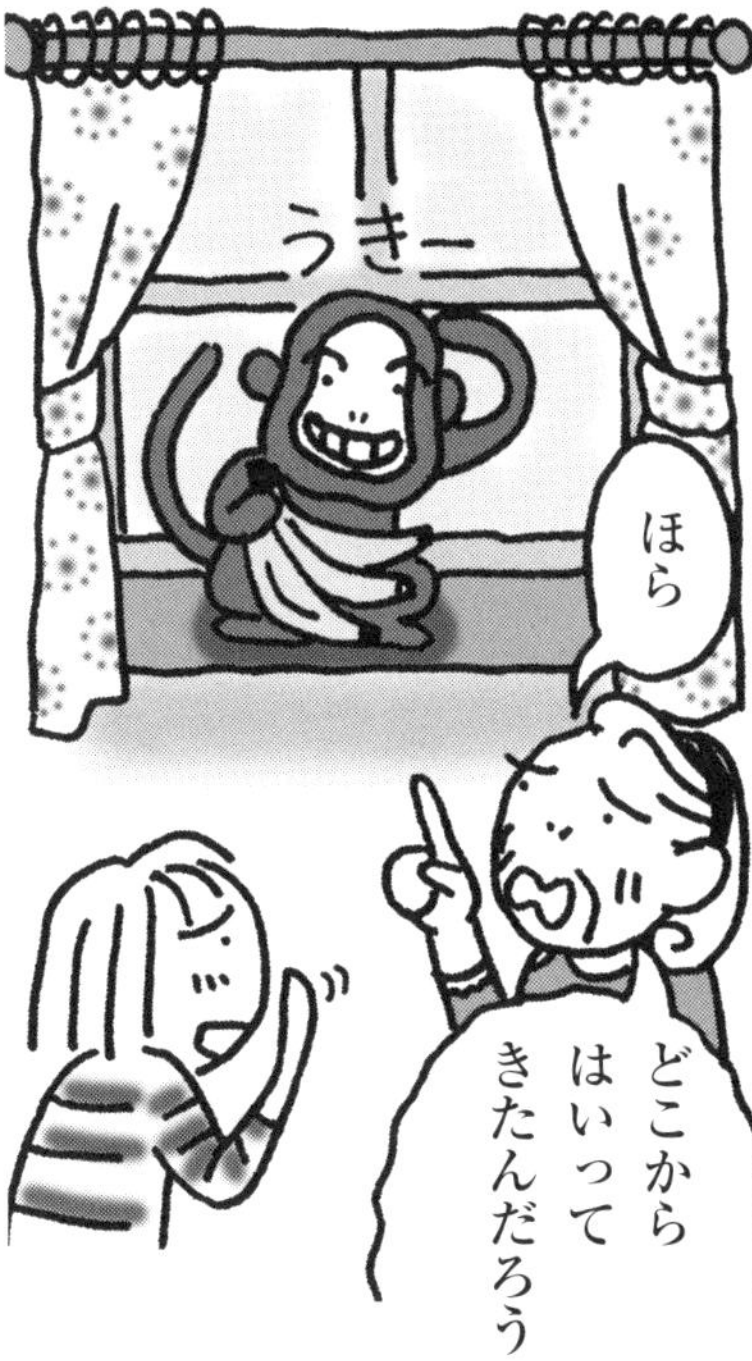
うきー
ほら
どこからはいってきたんだろう

A みえないものがみえたり、ちがうようにみえるのが、レビー小体型認知症《しょうたいがたにんちしょう》の特《とく》ちょうです。「おきゃくさんがきているから、お茶《ちゃ》をださなきゃ」という人もいます。ガス台《だい》などのくらいすきまに、「ヘビがいる」とゆびさしたり。
でも、みると、なにもいません。

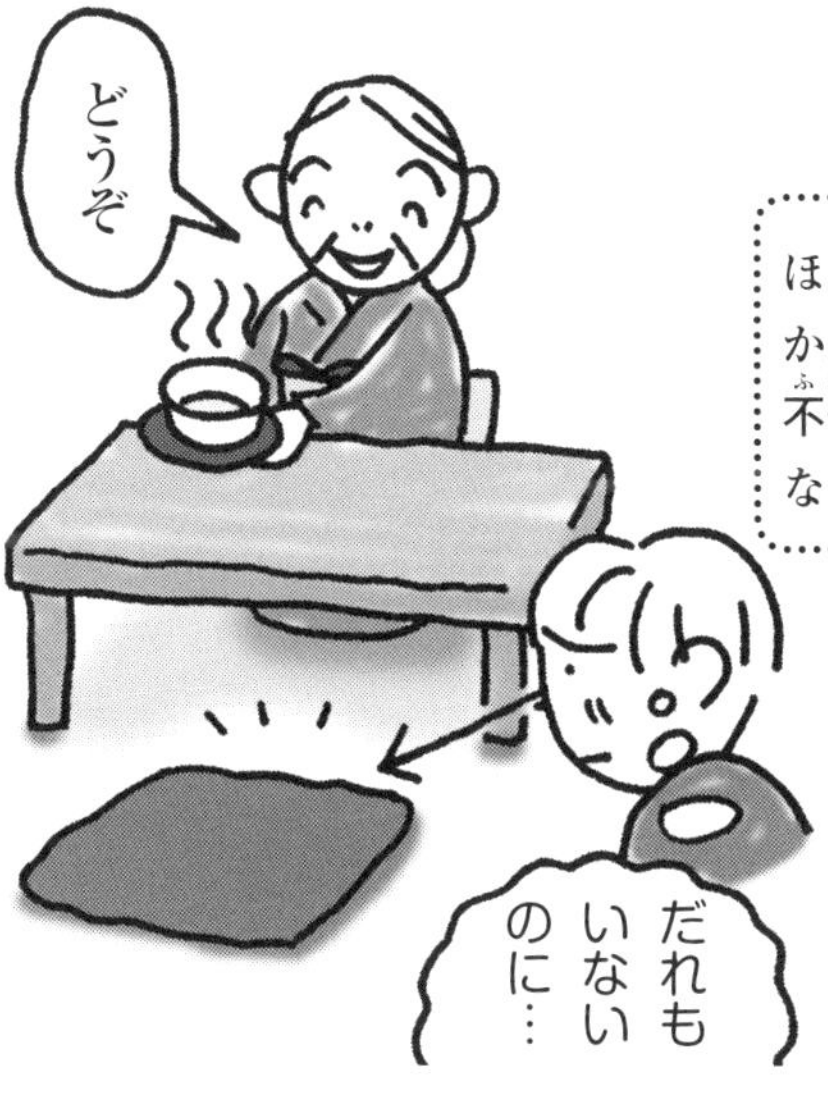
どうぞ
だれもいないのに…

ほかの人にはきこえない音《おと》がしたり、人《ひと》や動物《どうぶつ》をかんじたり。
不安《ふあん》からきていることもあるから、「サルなんていないじゃない」と否定《ひてい》するのも、かんがえものです。

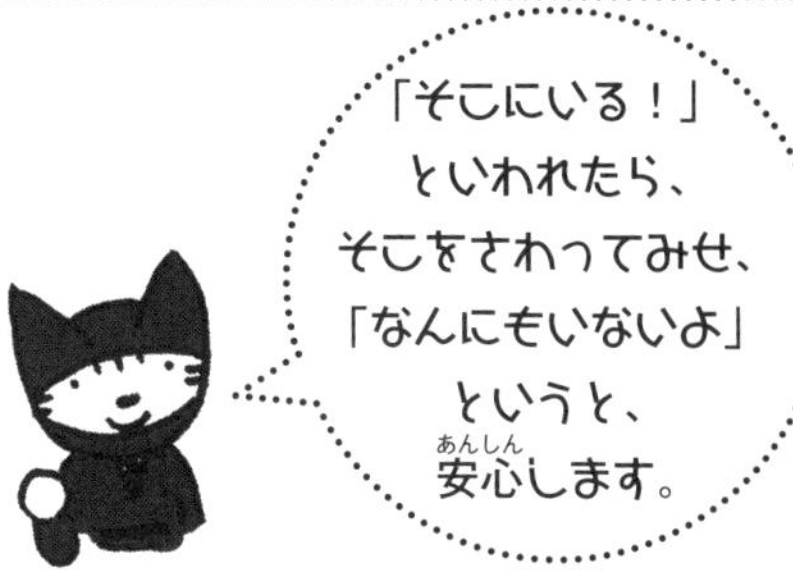
「そこにいる！」
といわれたら、
そこをさわってみせ、
「なんにもいないよ」
というと、
安心《あんしん》します。

Q コンビニのたなにあるものを、ポケットやカバンにつめこんじゃうんです。
もちろん、お金《かね》ははらいません。
これって、まんびきでしょ？

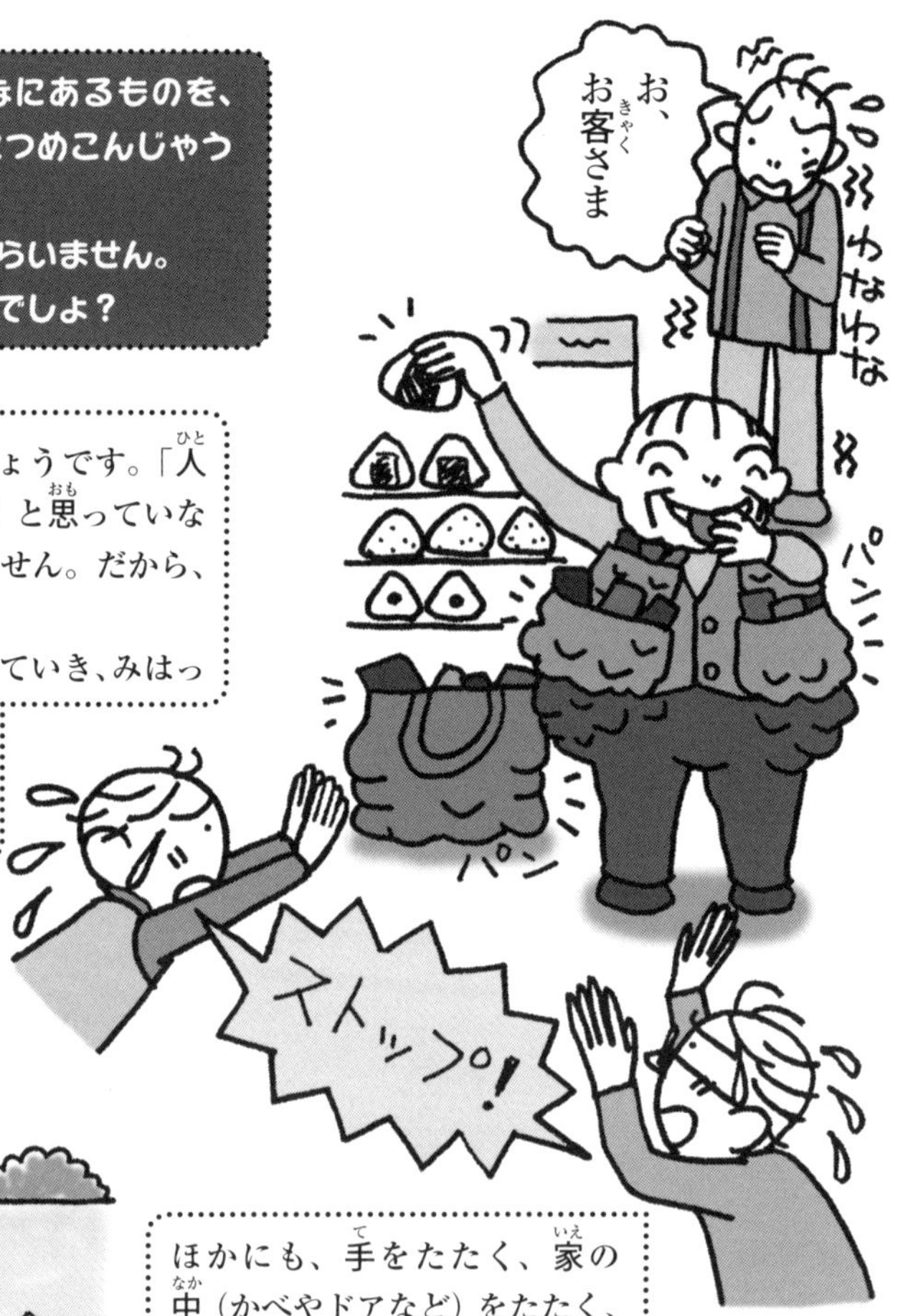

A 前頭側頭型認知症《ぜんとうそくとうがたにんちしょう》の特《とく》ちょうです。「人《ひと》のものを取《と》るのは、悪《わる》いこと」と思《おも》っていないので、まったく悪気《わるぎ》はありません。だから、やめる気《き》もありません。
外出《がいしゅつ》するときは、だれかがついていき、みはっているか、近《ちか》くのよくいくお店《みせ》には前《まえ》もってたのんでおきましょう。

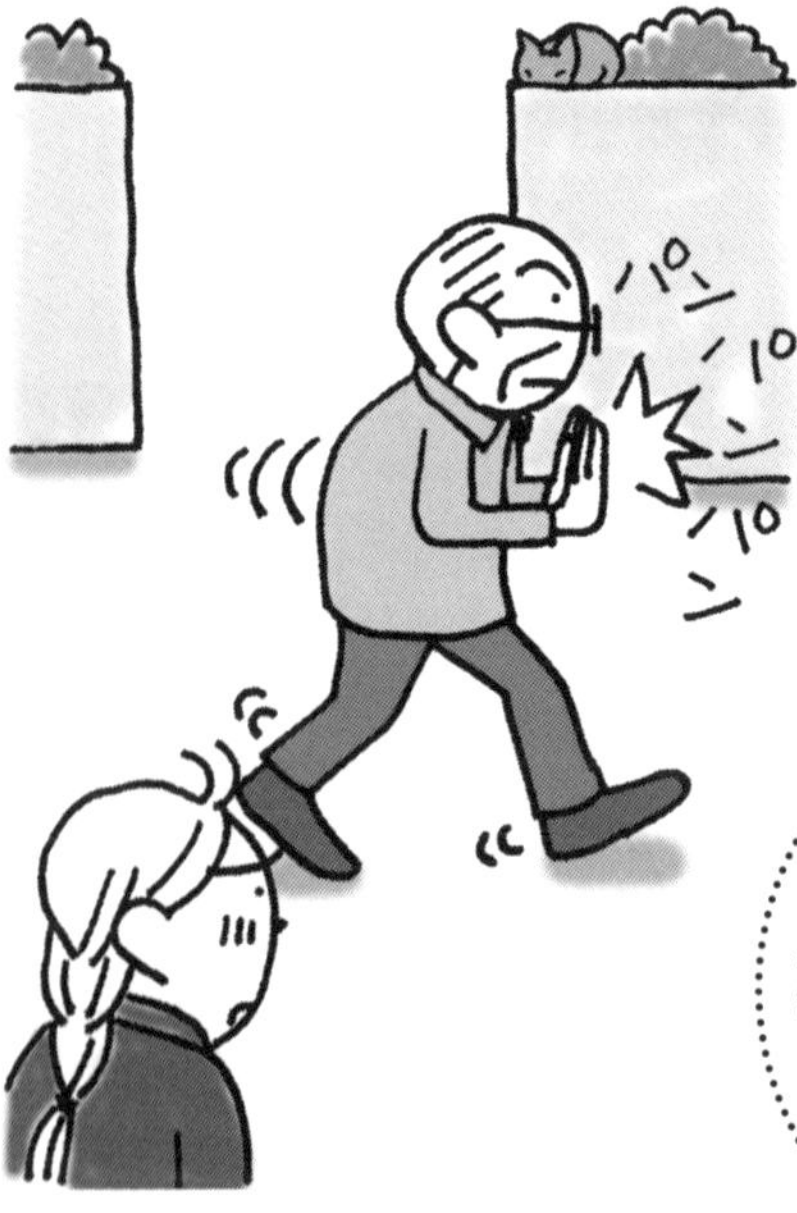

ほかにも、手《て》をたたく、家《いえ》の中《なか》（かべやドアなど）をたたく、同《おな》じものを食《た》べつづける、外《そと》を歩《ある》きまわる、など、それらを、くりかえすのも特《とく》ちょうです。
ムリにやめさせようとすると、怒《おこ》ったり、暴力《ぼうりょく》をふるうこともあります。

家《いえ》の中《なか》を歩《ある》きまわるのは、大目《おおめ》にみてあげましょう。外出《がいしゅつ》するときは、だれかがついていき、車《くるま》や信号《しんごう》、電車《でんしゃ》に気《き》をつけてくださいね。

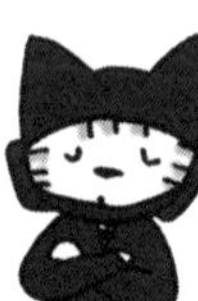

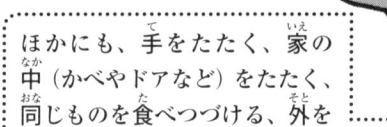

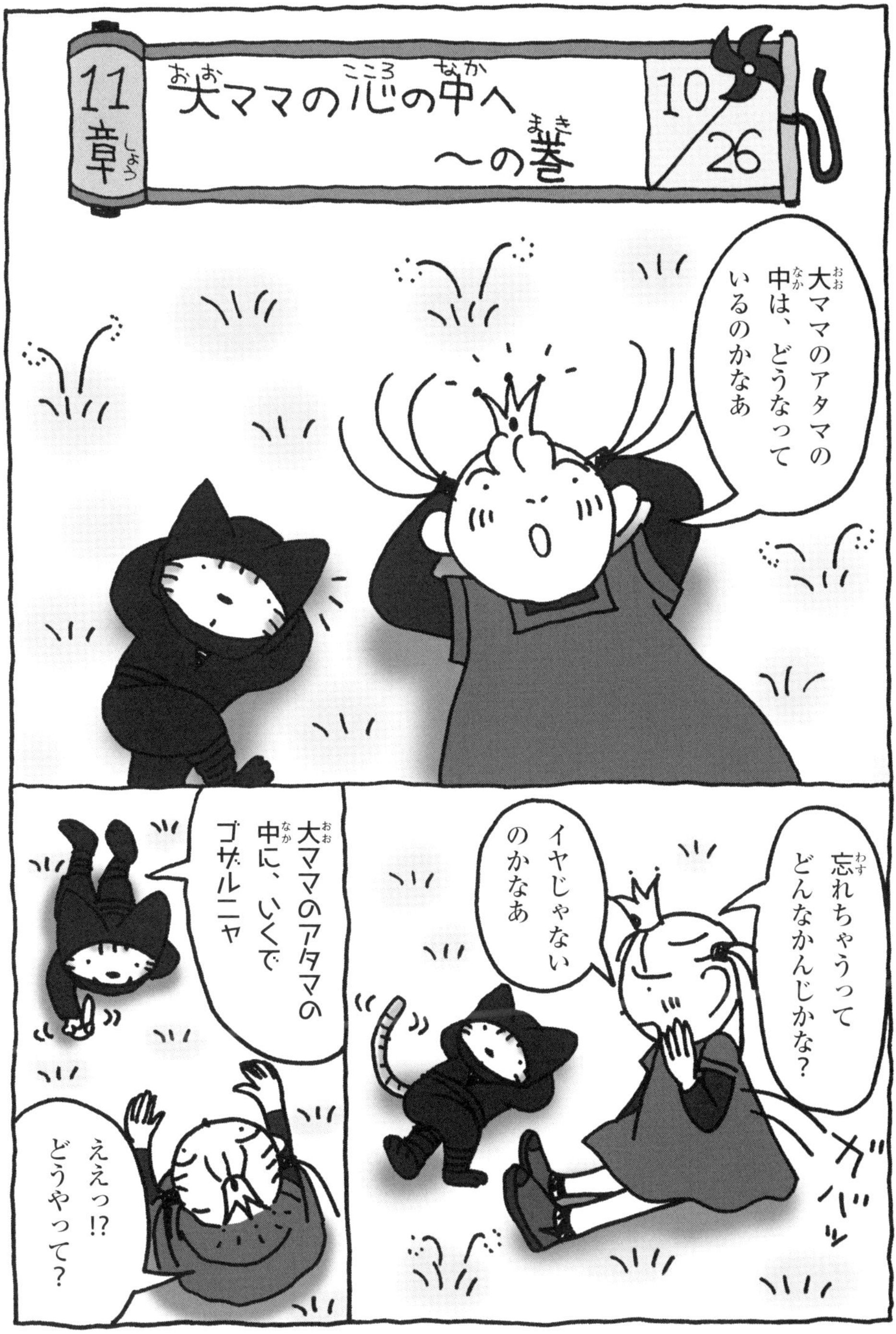
11章《しょう》
大《おお》ママの心《こころ》の中《なか》へ〜の巻《まき》
10/26
大《おお》ママのアタマの中《なか》は、どうなっているのかなあ
忘《わす》れちゃうってどんなかんじかな？
イヤじゃないのかなあ
ガバッ
大《おお》ママのアタマの中《なか》に、いくでゴザルニャ
ええっ!? どうやって？

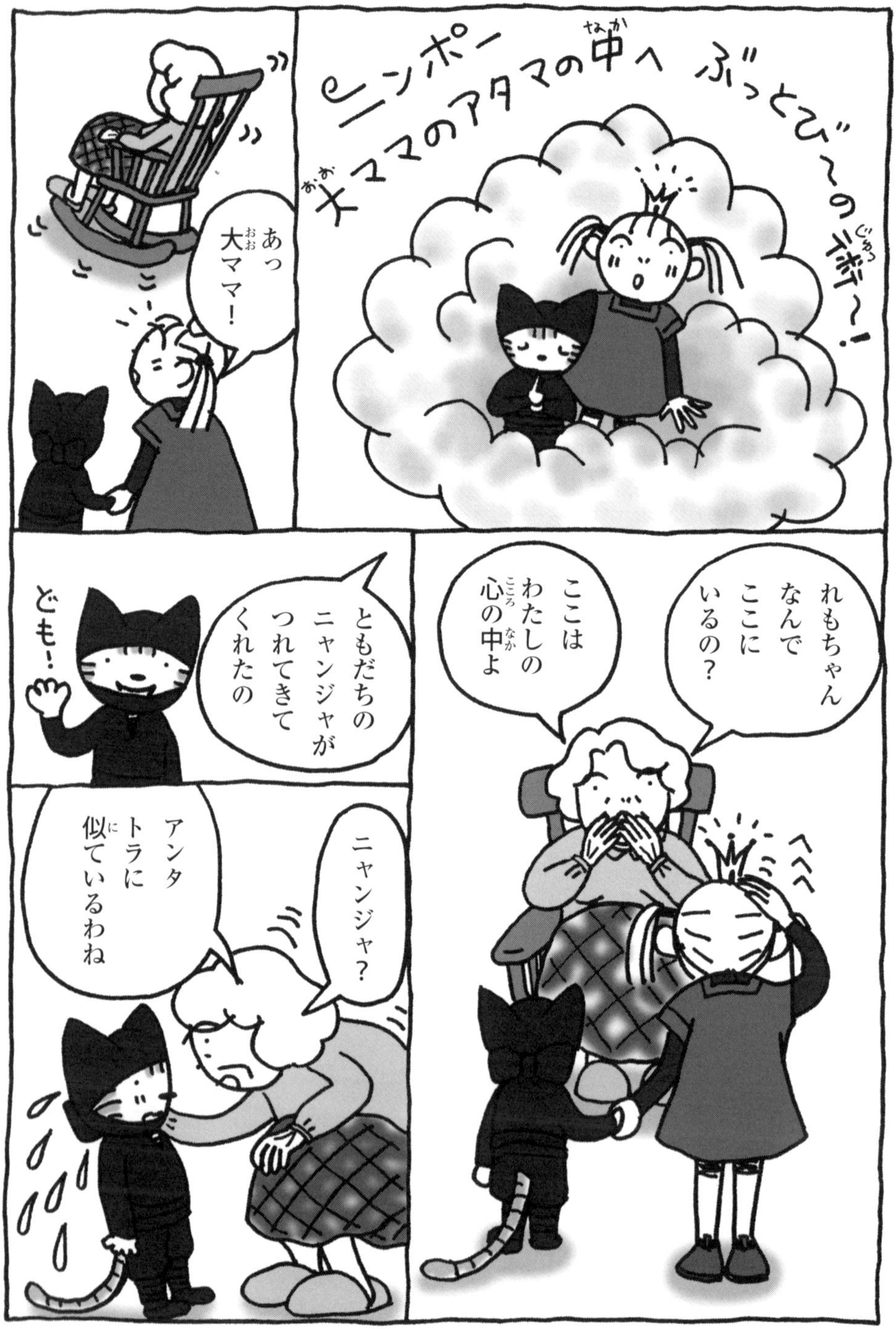

ニンポー
大《おお》ママのアタマの中《なか》へ ぶっとび～の術《じゅつ》～！
あっ 大《おお》ママ！
れもちゃん なんで ここに いるの？
ここは わたしの 心《こころ》の中《なか》よ
ともだちの ニャンジャが つれてきて くれたの
ども！
ニャンジャ？
アンタ トラに 似《に》ているわね

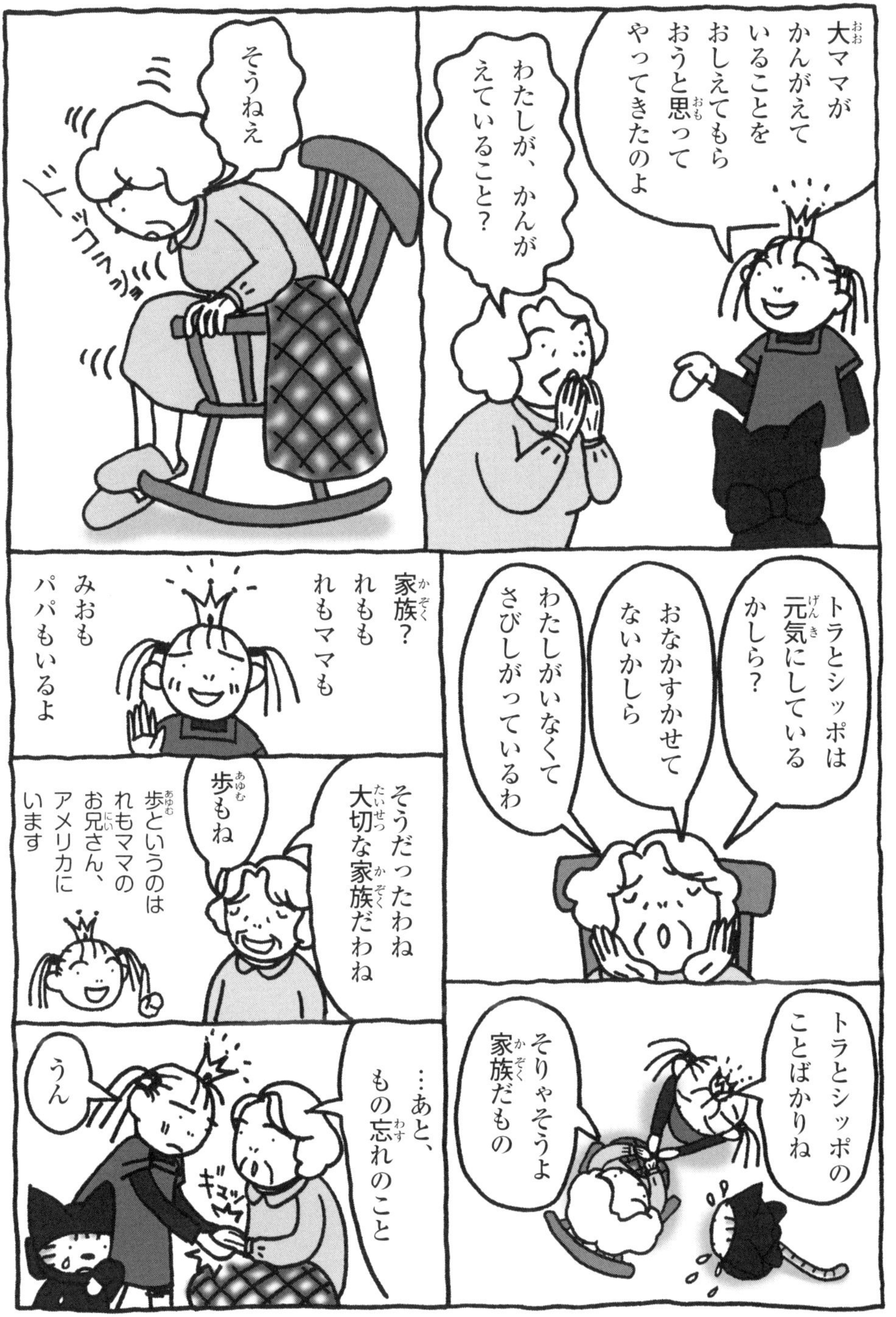
大《おお》ママがかんがえていることをおしえてもらおうと思《おも》ってやってきたのよ
わたしが、かんがえていること？
そうねえ
トラとシッポは元気《げんき》にしているかしら？
おなかすかせてないかしら
わたしがいなくてさびしがっているわ
家族《かぞく》？れももれもママも
みおもパパもいるよ
そうだったわね大切《たいせつ》な家族《かぞく》だわね
歩《あゆむ》もね
歩《あゆむ》というのはれもママのお兄《にい》さん、アメリカにいます
トラとシッポのことばかりね
そりゃそうよ家族《かぞく》だもの
…あと、もの忘《わす》れのこと
うん
ギュッ

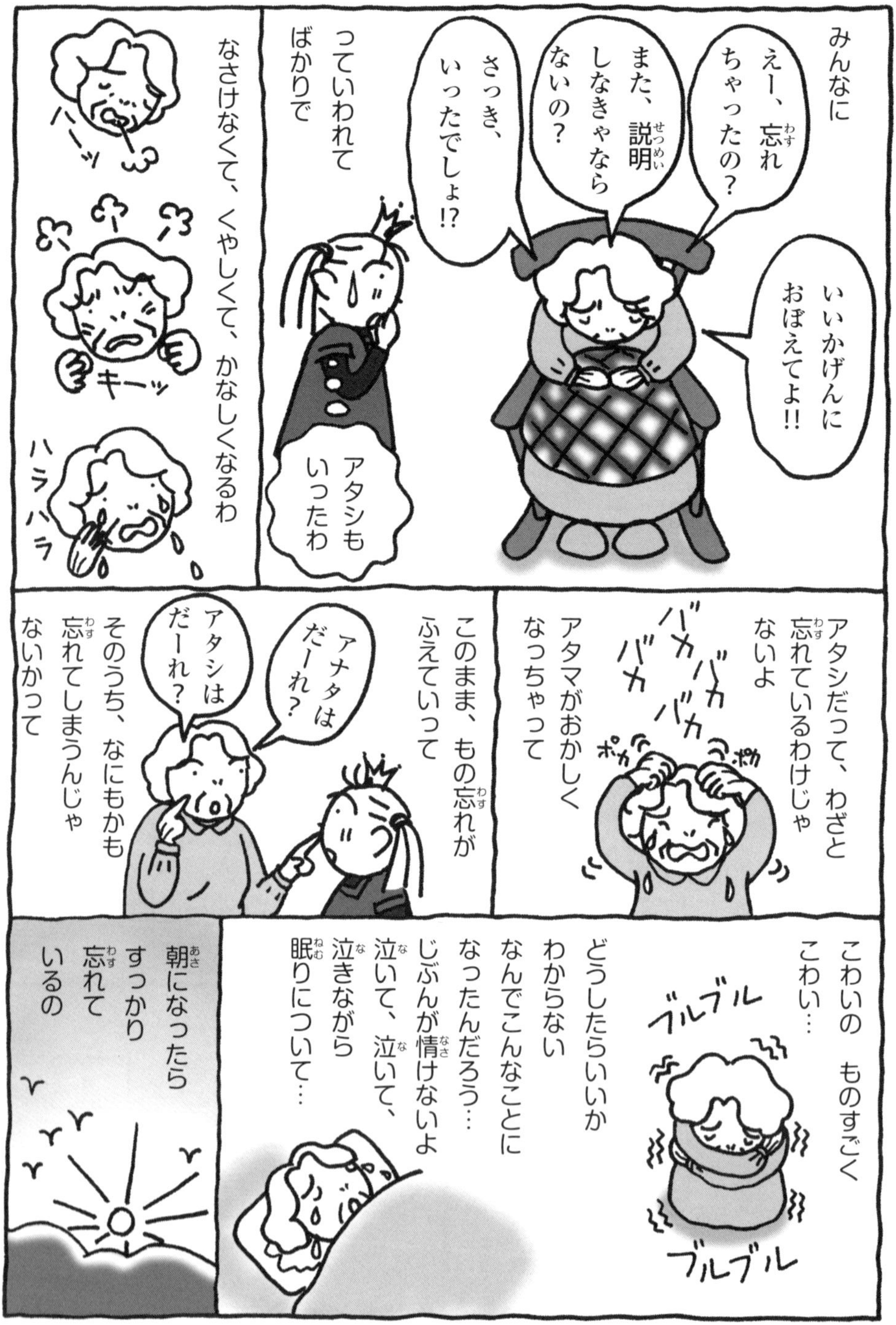
みんなに
えー、忘《わす》れちゃったの？
また、説明《せつめい》しなきゃならないの？
さっき、いったでしょ⁉
いいかげんにおぼえてよ!!
っていわれてばかりで
アタシもいったわ
なさけなくて、くやしくて、かなしくなるわ
ハーッ
キーッ
ハラハラ
アタシだって、わざと忘《わす》れているわけじゃないよ
バカバカバカバカ
アタマがおかしくなっちゃって
ポカ
ポカ
このまま、もの忘《わす》れがふえていって
アナタはだーれ？
アタシはだーれ？
そのうち、なにもかも忘《わす》れてしまうんじゃないかって
こわいの　ものすごくこわい…
ブルブル
ブルブル
どうしたらいいかわからない
なんでこんなことになったんだろう…
じぶんが情《なさ》けないよ
泣《な》いて、泣《な》いて、泣《な》きながら眠《ねむ》りについて…
朝《あさ》になったらすっかり忘《わす》れているの

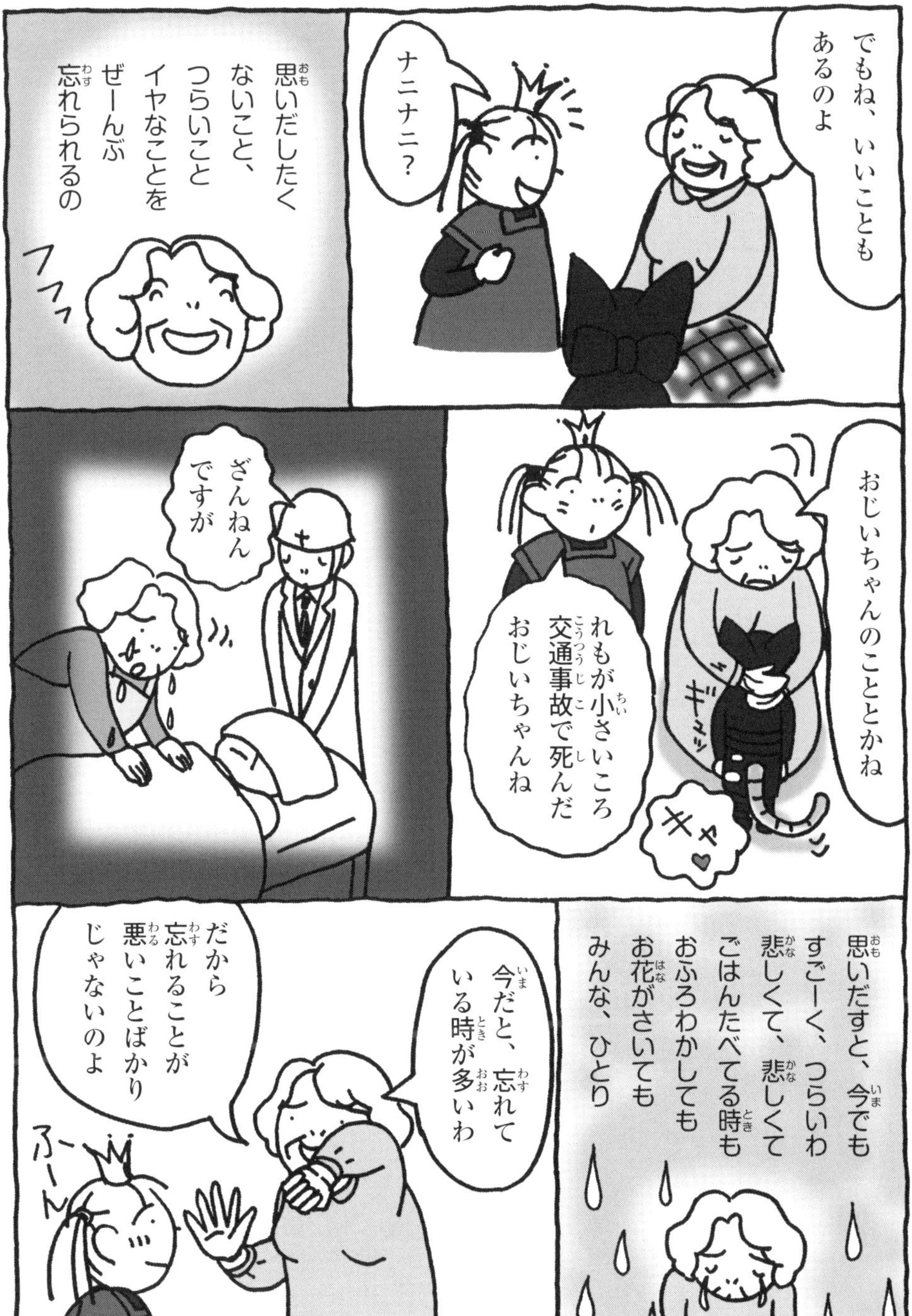
でもね、いいこともあるのよ
ナニナニ？
思《おも》いだしたくないこと、つらいことイヤなことをぜーんぶ忘《わす》れられるの
フフフ
おじいちゃんのこととかね
ギュッ
キャ♥
れもが小《ちい》さいころ交通事故《こうつうじこ》で死《し》んだおじいちゃんね
ざんねんですが
思《おも》いだすと、今《いま》でもすごーく、つらいわ悲《かな》しくて、悲《かな》しくてごはんたべてる時《とき》もおふろわかしてもお花《はな》がさいてもみんな、ひとり
今《いま》だと、忘《わす》れている時《とき》が多《おお》いわ
だから忘《わす》れることが悪《わる》いことばかりじゃないのよ
ふーん

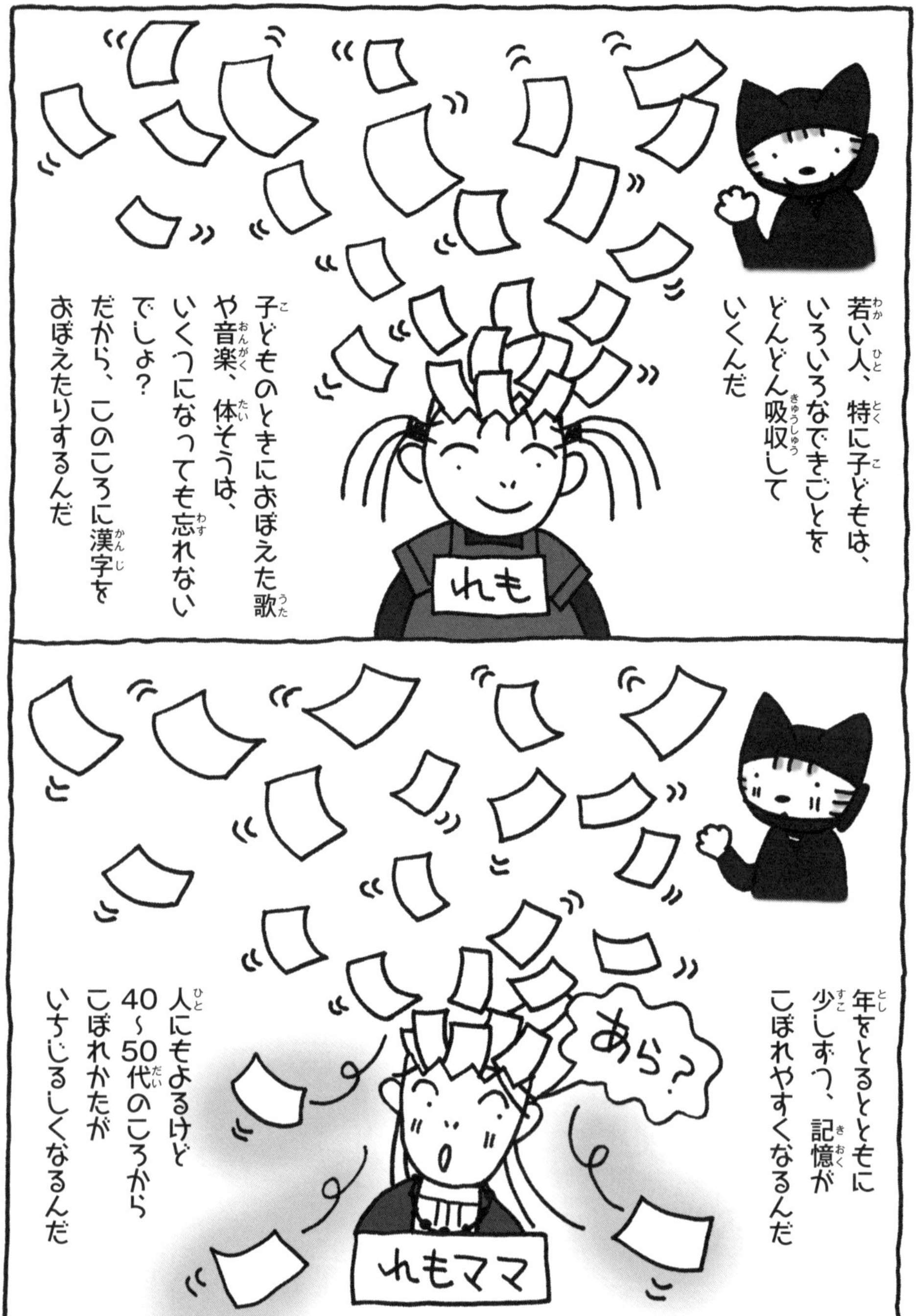
若《わか》い人《ひと》、特《とく》に子《こ》どもは、
いろいろなできごとを
どんどん吸収《きゅうしゅう》して
いくんだ
子《こ》どものときにおぼえた歌《うた》
や音楽《おんがく》、体《たい》そうは、
いくつになっても忘《わす》れない
でしょ?
だから、このころに漢字《かんじ》を
おぼえたりするんだ
れも
年《とし》をとるとともに
少《すこ》しずつ、記憶《きおく》が
こぼれやすくなるんだ
あら?
人《ひと》にもよるけど
40～50代《だい》のころから
こぼれかたが
いちじるしくなるんだ
れもママ

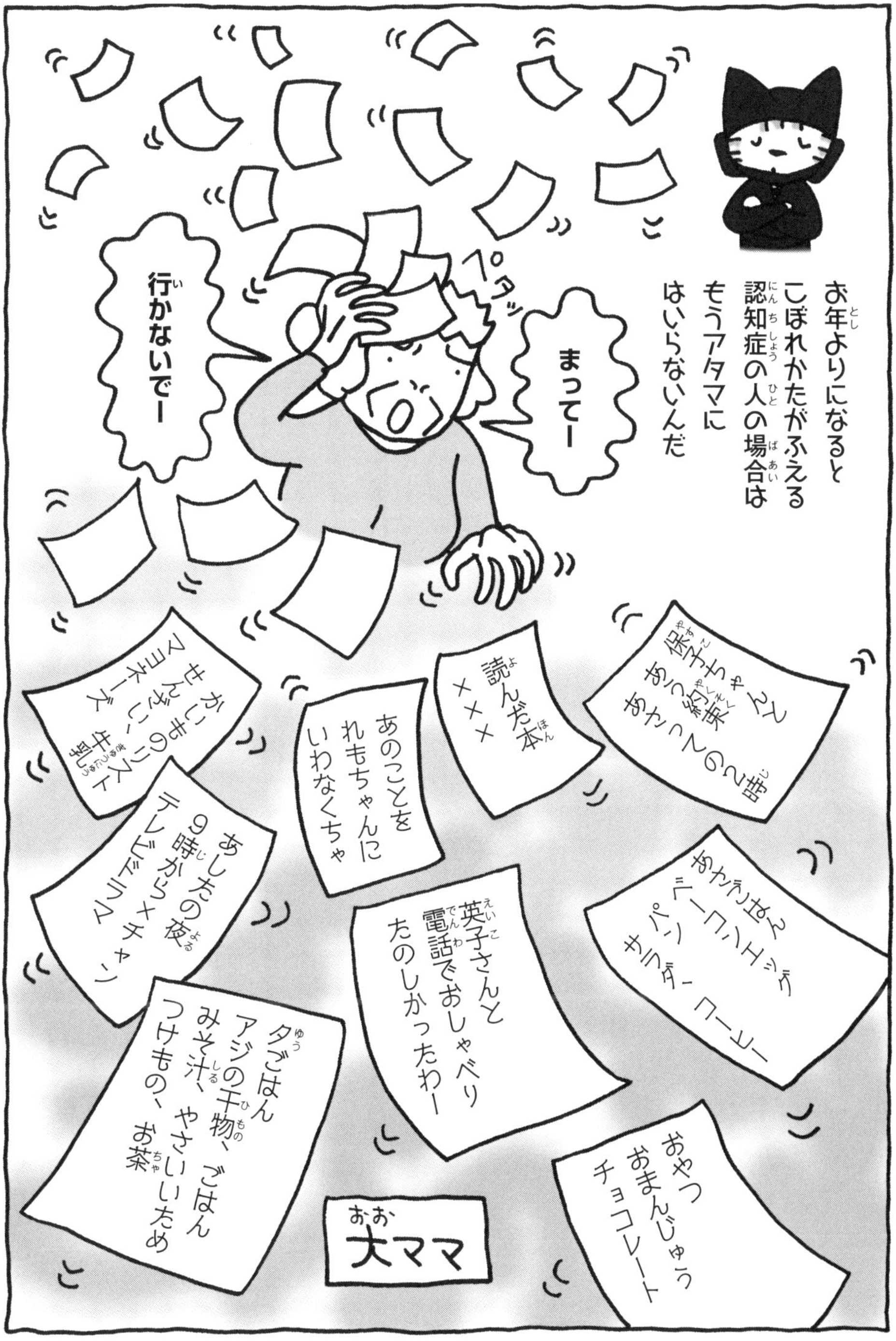
お年《とし》よりになると
こぼれかたがふえる
認知症《にんちしょう》の人《ひと》の場合《ばあい》は
もうアタマに
はいらないんだ
まってー
パタッ
行《い》かないでー
保子《やすこ》ちゃんと
あう約束《やくそく》
あさっての2時《じ》
読《よ》んだ本《ほん》
×××
あのことを
れもちゃんに
いわなくちゃ
かいものリスト
せんざい、牛乳《ぎゅうにゅう》
マヨネーズ
あさごはん
ベーコンエッグ
パン
サラダ　コーヒー
英子《えいこ》さんと
電話《でんわ》でおしゃべり
たのしかったわー
あしたの夜《よる》
9時《じ》から×チャンネル
テレビドラマ
おやつ
おまんじゅう
チョコレート
夕《ゆう》ごはん
アジの干物《ひもの》、ごはん
みそ汁《しる》、やさいいため
つけもの、お茶《ちゃ》
大《おお》ママ《まま》

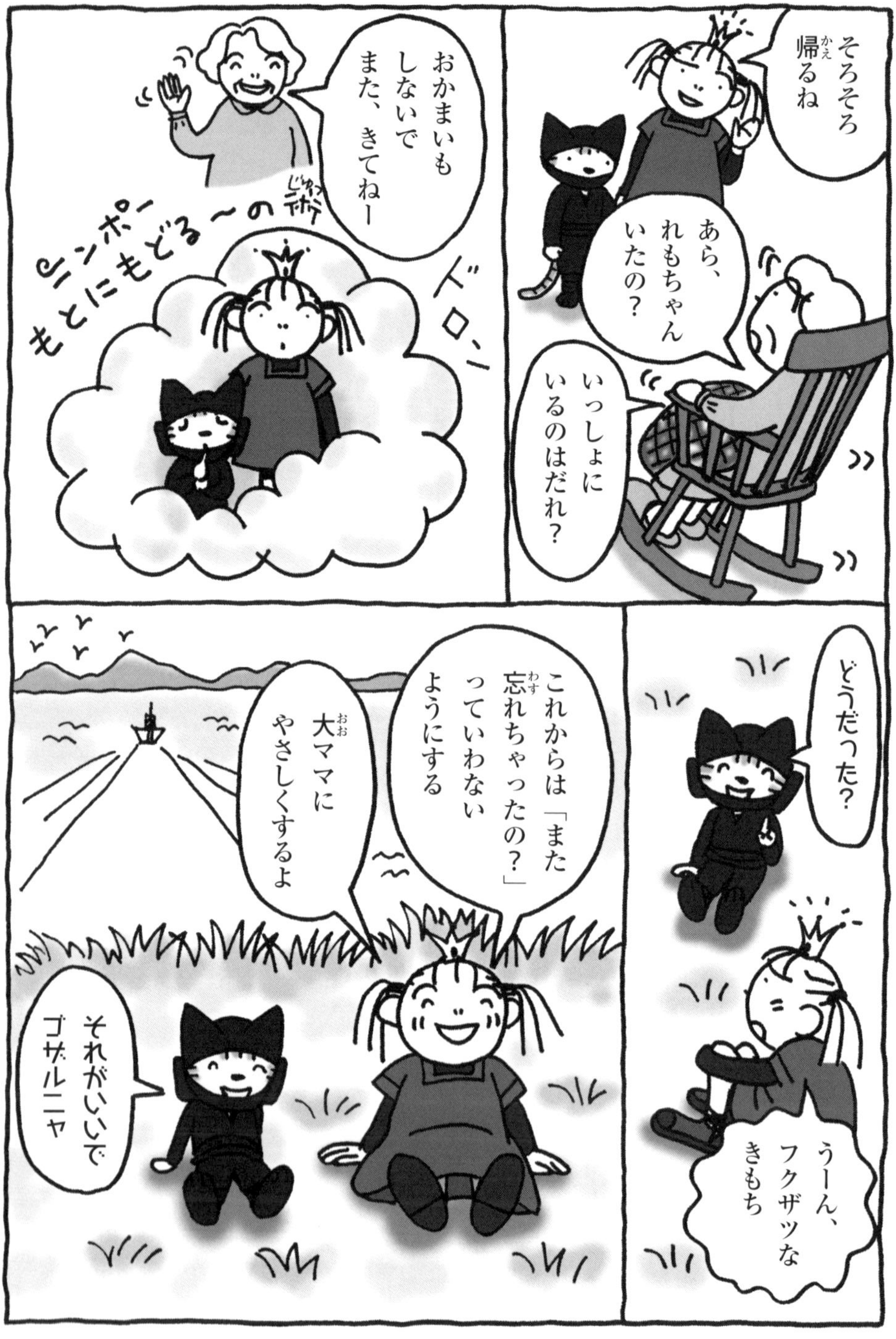
そろそろ帰《かえ》るね
あら、れもちゃんいたの？
いっしょにいるのはだれ？
おかまいもしないでまた、きてねー
ニンポー もとにもどる〜の術《じゅつ》
ドロン
どうだった？
うーん、フクザツなきもち
これからは「また忘《わす》れちゃったの？」っていわないようにする
大《おお》ママにやさしくするよ
それがいいでゴザルニャ

11 認知症《にんちしょう》の人に言ってはいけないこと

「認知症《にんちしょう》の人が言われたくないこと、認知症《にんちしょう》の人の気持ちを考えたことがありますか？」

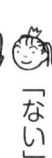

「ない」

「たとえば『なに言っても、だいじょうぶよぉ〜、すぐ忘《わす》れちゃうから』と言っていませんか？」

「ママが、やえちゃんママに言っているよ」

「大ママにも？」

「まさか！　本人には言わないよ」

「よかった」

「やえちゃんママも、『そうそう、そんなことがおぼえていられるくらいなら、すぐに忘《わす》れないよ』って言ってる」

「やえジジがいるところで？」

「ちがうよ〜カフェでだよ」

「本人を前にしているのでなければ、ママたちのストレス解消《かいしょう》になってるのだから、よしとしましょう」

「ママたち、すご〜く不満《ふまん》がたまっているのよ」

「ほかにも『話なんか、理解《りかい》できないんだから』『悪口言ってもわかんないのよ』って話したり。それがエスカレートすると、『どうせ、忘《わす》れちゃうんだから平気よ』とぶったり、つねったり、けったりすることがあります」

「ひどいね」

「ところで、赤ちゃんは相手の顔を見て、笑《わら》っている顔、泣《な》いている顔、怒《おこ》っている顔、ため息をつく顔のちがいがわかります」

「そうそう、みおがそうだったの。こっちが笑《わら》うと、きゃっきゃっと笑《わら》って、かわいかったんだよ〜」

「泣《な》くマネしたら？」

「おろおろしちゃう」

「認知症《にんちしょう》の人も同じです。目の前の人が、笑《わら》っていたら、笑《わら》いますよ。口をとがらせていたら、口をとがらせます」

「どうせなら、笑《わら》ってたほうがいいよね」

「イヌやネコは、同じ顔をマネするんじゃなくて、人間のキゲンがいいかどうかを感じるんです。楽しそうに手を出したら、近よってきます。反対に、怒《おこ》っているようなら、サッと逃《に》げます」

「あぁ、そうかも」

「一度、ひどいことをしたら、けっして忘《わす》れません。この人は、前に自分をぶった人だ、けとばした人だ、と。それは『防衛本能《ぼうえいほんのう》』です」

「でも、オイシイものちらつかせたら、近よってくるんじゃない？」

「でも、忘《わす》れたわけではないのです」

「ふ〜ん。おぼえているんだ」

「認知症《にんちしょう》の人も同じです。具体的《ぐたいてき》なこと、たとえば、あの店に行ったとか、なにを食べたとか、これを買ったとかはおぼえていないかもしれませんが、感情《かんじょう》はのこります」

「感情《かんじょう》ってなに？　たとえば？」

「ほめられた、よろこばれた、怒《おこ》られた、無視《むし》されたとか」

「へ〜」

「『また、忘《わす》れちゃったの？　もう、何度言えばわかるの！』とガミガミ言われたら、『しかられた』というイヤな感情《かんじょう》だけがのこります」

「いつも、ママが言ってるよ」

「仮《かり》に、それが『リビング』でのできごとだったら、『リビング』はイヤな感情《かんじょう》のところ、と心に焼《や》きつけます。そして、『リビング』は自分の居場所《いばしょ》ではない、ここから出よう、本当の家に帰ろうと、外に出ていくこともあります」

「そうなんだ！　だから、外を歩き回るのね」

「何度つれもどそうと、『リビング』を見るとイヤな気持ちになって、走って逃《に》げたくなるんです。徘徊《はいかい》するには、ちゃんと理由があります。ただ具体的《ぐたいてき》に説明《せつめい》できないだけです」

「なるほどね〜」

「結局《けっきょく》は、ガミガミしかったことが、自分に返ってくるのです。心の持ち方しだいなんですよ」

「どんなふうにすればいいの？」

「たとえば、エアコンのリモコンのスイッチはこの赤いボタンよ、と説明《せつめい》してもすぐに忘《わす》れてしまう時。五分おきに同じ説明《せつめい》をしつづけなければなりません」

「あるある！」

「ほかの話もしたいのに、ずーっと、リモコンのスイッチの話ばっかり。でも、これができないと、暑い部屋に一人でいることがあるから、おぼえてもらわなきゃなりません」

「そうなの。熱中症《ねっちゅうしょう》になっちゃうからって、ママが言ってた」

「そんな時、何回かはおだやかに説明《せつめい》していても、十回をこえたころから、声を荒《あら》げてはいませんか？　『だから、何度も説明《せつめい》しているじゃない！』『何回、説明《せつめい》すればわかるの！』『いいかげん、おぼえてよ！』って」

「そうそう、ママがそう言ってるよ」

「きっと、鬼《おに》のような顔で言っているでしょう。そんな時は、にっこり笑《わら》いながら、なんども根気づよく教えてあげましょう」

「えっ、むずかしいよ。そんな状態《じょうたい》じゃないよ」

「そんなことはありません。いたい、苦しい、助けてと言われることにくらべてごらんなさい。にっこり笑《わら》って、同じことを説明《せつめい》するだけなんだから、かんたんでしょ？」

「笑《わら》えないよ」

「演技演技《えんぎえんぎ》。女優《じょゆう》さんになってみて」

「女優《じょゆう》さん？　わたしが？　えー、楽しいかも」

「それでもおぼえられないかもしれません。すぐに忘《わす》れるのがこの病気です。そんな時は、書いたものをあちこちに貼《は》ったらどうですか？　リモコンの横、テーブルの上、イスの背《せ》もたれ、リビングのかべ、ろうか、トイレのかべ、階段《かいだん》などなど。どれかを読んで気づくかもしれませ

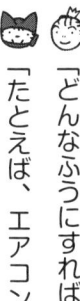

ん」

「それ、ゲームみたい!」

「ふだんの生活スタイルをチェックして、ここなら見るかも? というところをさがしあてましょう。宝《たから》さがしみたいでしょ?」

「なんか、わくわくしてきた」

「苦しい、つらいと思っていたら長続《ながつづ》きしません。そんな中でも楽しみを見つけなくちゃ。それは、認知症《にんちしょう》の人のため、というより自分のためです。いつまで続《つづ》くかわからない、長《なが》い長《なが》～い介護《かいご》生活。途中《とちゅう》で、気持ちがダウンしないように、気楽にのんびりいきましょう。ね?」

「ママは、いつまでこんなことがつづくの? なにもできないじゃない!って、怒《おこ》ったり、泣《な》いたりしてるよ。かわいそうなんだ」

「ママは、つかれて、くたくたなんですよ。時どきは、れもちゃんが代わりにやらなくちゃ」

「なにを?」

「そうじゃせんたく、ごはん作り」

「えーっ? やだー!」

「あれ、そう? 楽しいと思うけどなあ。れもちゃんが作ったプリン、おいしかったけどな」

「おかし作りは好《す》きだよ」

「同じ同じ。はじめは、自分の好《す》きなものを作ればいいんだから」

「そうなの? なら、できるかも」

「その調子。だれだって、最初《さいしょ》からできるわけじゃないですよ」

「ママも?」

「もっちろん! 何度もやっているうちに、少しずつ上達《じょうたつ》していくんですよ」

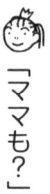

「じゃあ、料理《りょうり》研究家になるのも、夢《ゆめ》じゃない?」

「わ～、そんな夢《ゆめ》があったんだ! 今からやってたら、うまくなるのはまちがいなし! さっそくやってみましょう」

「え、今? せっかちだなあ」

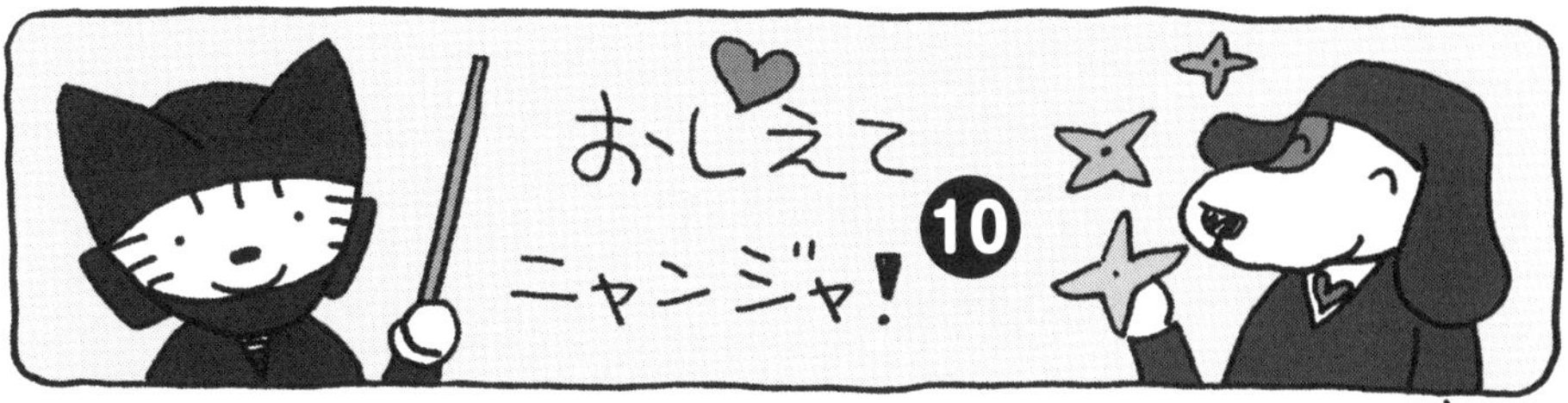
おしえて
ニャンジャ！
10

Q **ほんのちょっとのところでも、歩《ある》くとつかれるからって、車《くるま》でいくんです。目《め》もよく見《み》えてないのに。**

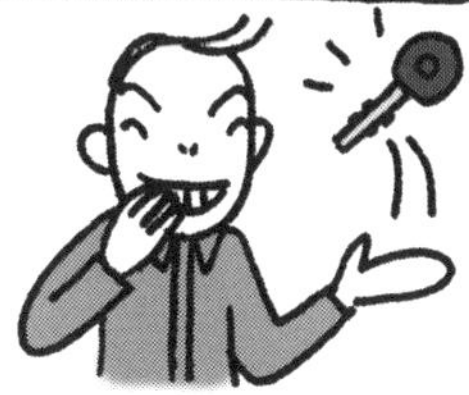

A 車《くるま》は走《はし》る凶器《きょうき》にもなるから、まわりの人《ひと》たちも、たいへんあぶないです。免許証《めんきょしょう》をかえしても、無免許運転《むめんきょうんてん》をするかもしれないので、運転《うんてん》できないようにするしかないです。車《くるま》のキイをかくしましょう。

チキショー

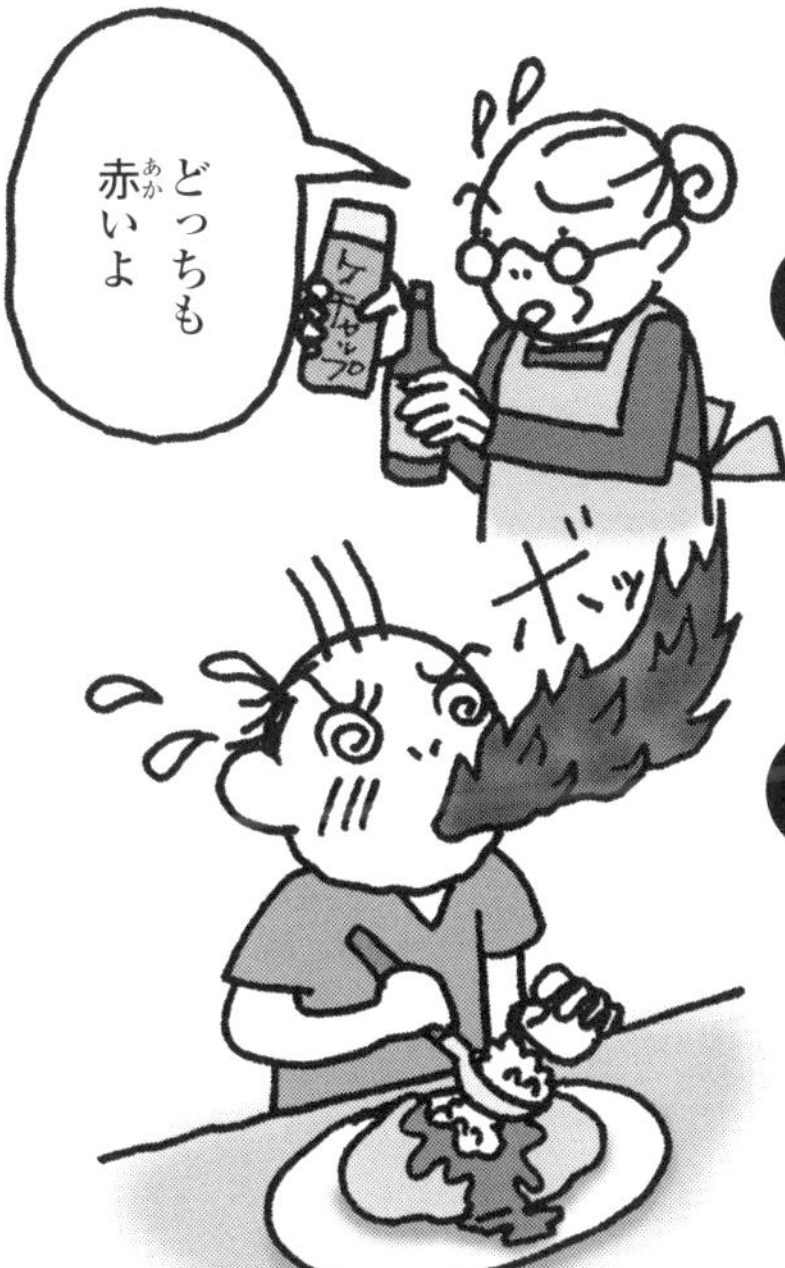
どっちも赤《あか》いよ
ケチャップ
ボッ

Q **ボクの大好物《だいこうぶつ》のオムライスをつくってくれたんだけど…。一口《ひとくち》たべたら、カライ！！ケチャップとタバスコを、まちがえるなんて！たべられないよー！**

A 色《いろ》がにているだけマシ、とおもうしかないですね。横《よこ》で、よくみていて、まちがえないようケチャップを、わたしましょう。

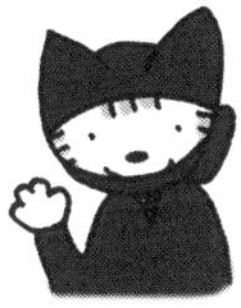

つくりかたをおぼえたら、おばあちゃんにつくってあげましょうね。

Q 先週《せんしゅう》いった展望台《てんぼうだい》のことは、さっぱりおぼえていません。
なのに、一年前《いちねんまえ》に弟《おとうと》といった遊園地《ゆうえんち》のことは、おぼえているんです。
弟《おとうと》のほうが、かわいいの？

A ちがいます！　さいきんのことが記憶《きおく》できないのです。
一年前《いちねんまえ》、十年前《じゅうねんまえ》、何十年前《なんじゅうねんまえ》、子《こ》どものころ…、むかしのことは、よくおぼえているのです。今《いま》に近《ちか》いところから、少《すこ》しずつ、忘《わす》れていく病気《びょうき》なのです。

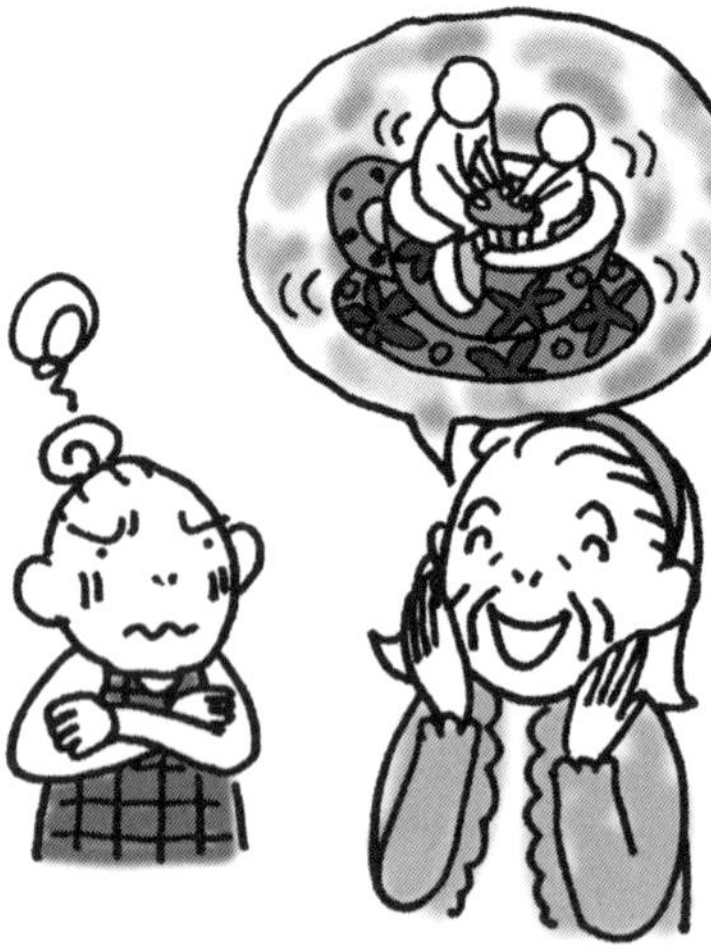

12章《しょう》 大《おお》ママ 大変《たいへん》なことに への巻《まき》

11/19

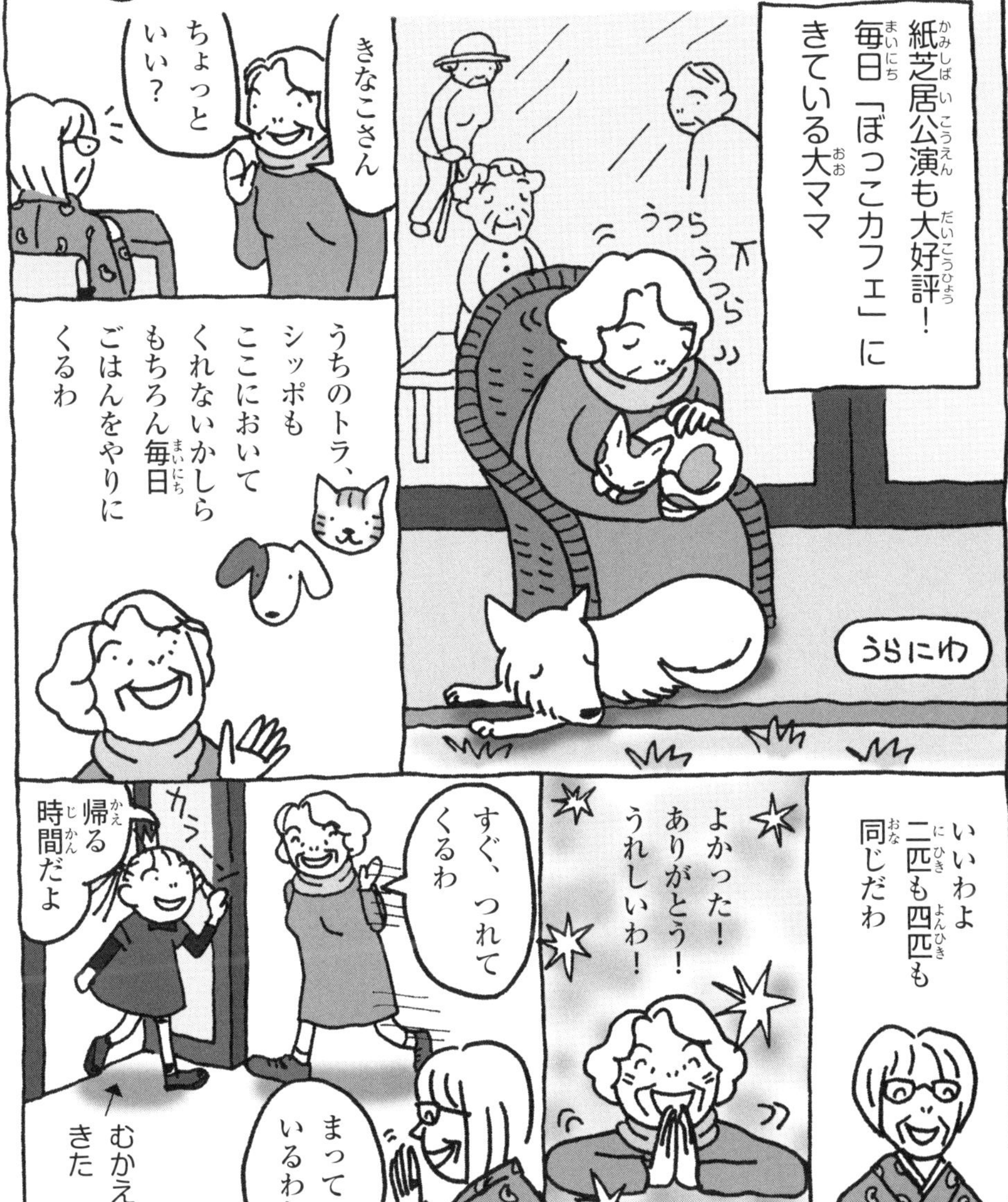

紙芝居《かみしばい》公演《こうえん》も大好評《だいこうひょう》!
毎日《まいにち》「ぼっこカフェ」に
きている大《おお》ママ
うつら うつら
うらにわ
きなこさん
ちょっと いい?
うちのトラ、
シッポも
ここにおいて
くれないかしら
もちろん毎日《まいにち》
ごはんをやりに
くるわ
いいわよ
二匹《にひき》も四匹《よんひき》も
同《おな》じだわ
よかった!
ありがとう!
うれしいわ!
すぐ、つれて くるわ
まって いるわね
帰《かえ》る 時間《じかん》だよ
カラ
むかえに きた

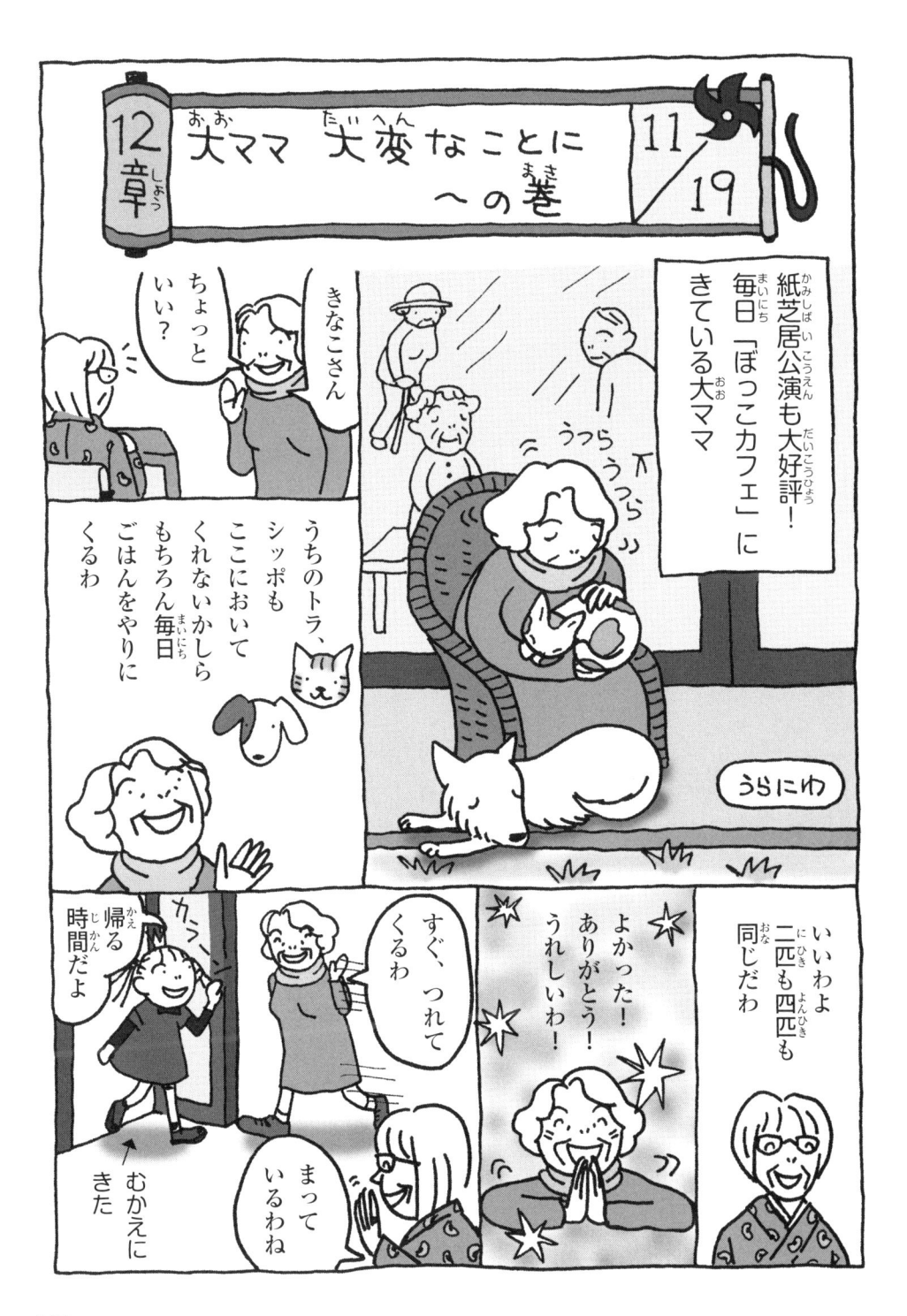

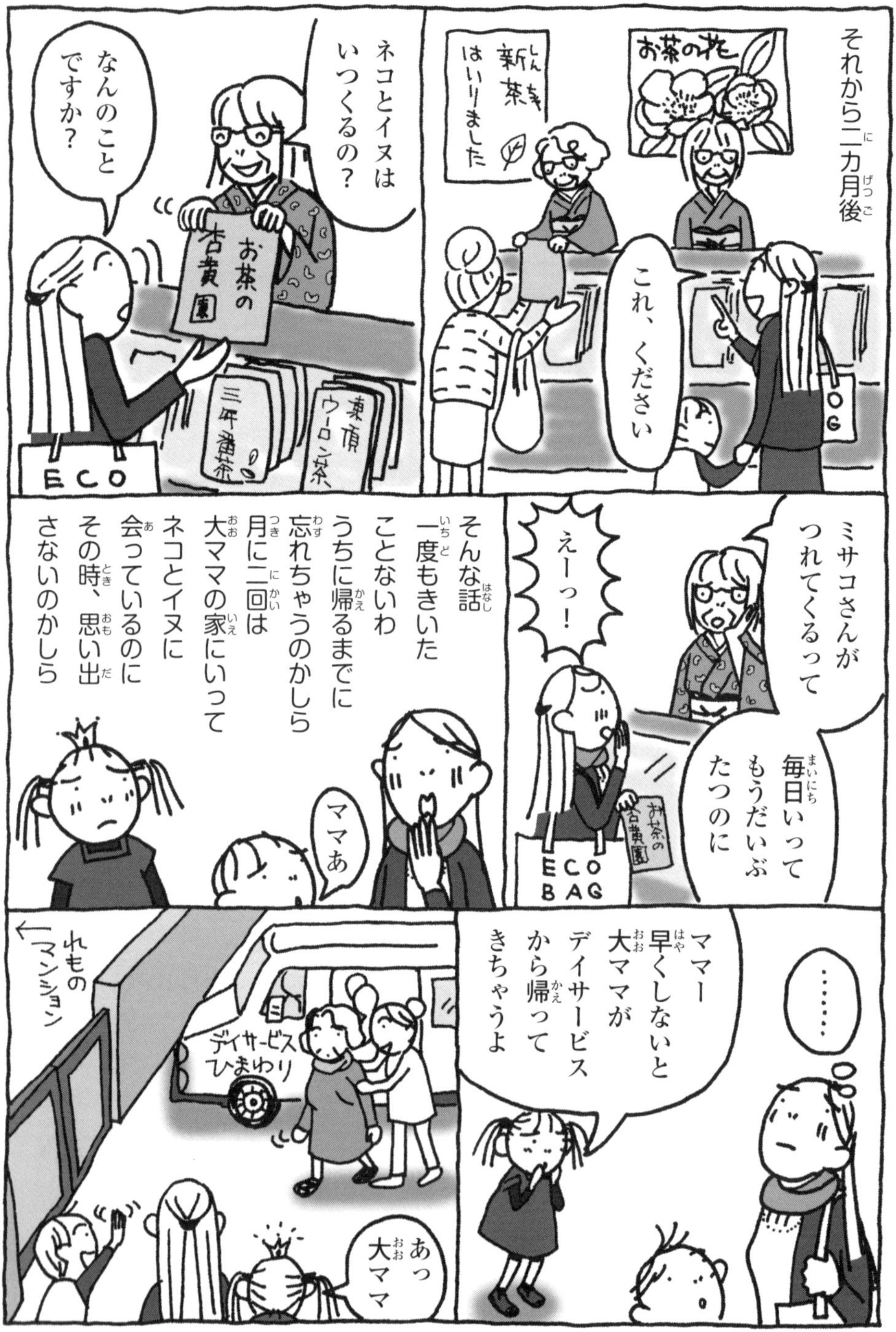
お茶の花
新茶《しんちゃ》はいりました
それから二《に》カ月後《げつご》
これ、ください
ネコとイヌはいつくるの？
お茶の杏黄園
なんのことですか？
三年番茶
東頂ウーロン茶
ECO
ミサコさんがつれてくるって
毎日《まいにち》いってもうだいぶたつのに
えーっ！
ECO BAG
お茶の杏黄園
そんな話《はなし》一度《いちど》もきいたことないわ
うちに帰《かえ》るまでに忘《わす》れちゃうのかしら
月《つき》に二回《にかい》は大《おお》ママの家《いえ》にいってネコとイヌに会《あ》っているのにその時《とき》、思《おも》い出《だ》さないのかしら
ママあ
……
ママー早《はや》くしないと大《おお》ママがデイサービスから帰《かえ》ってきちゃうよ
←れもの マンション
デイサービス ひまわり
あっ大《おお》ママ

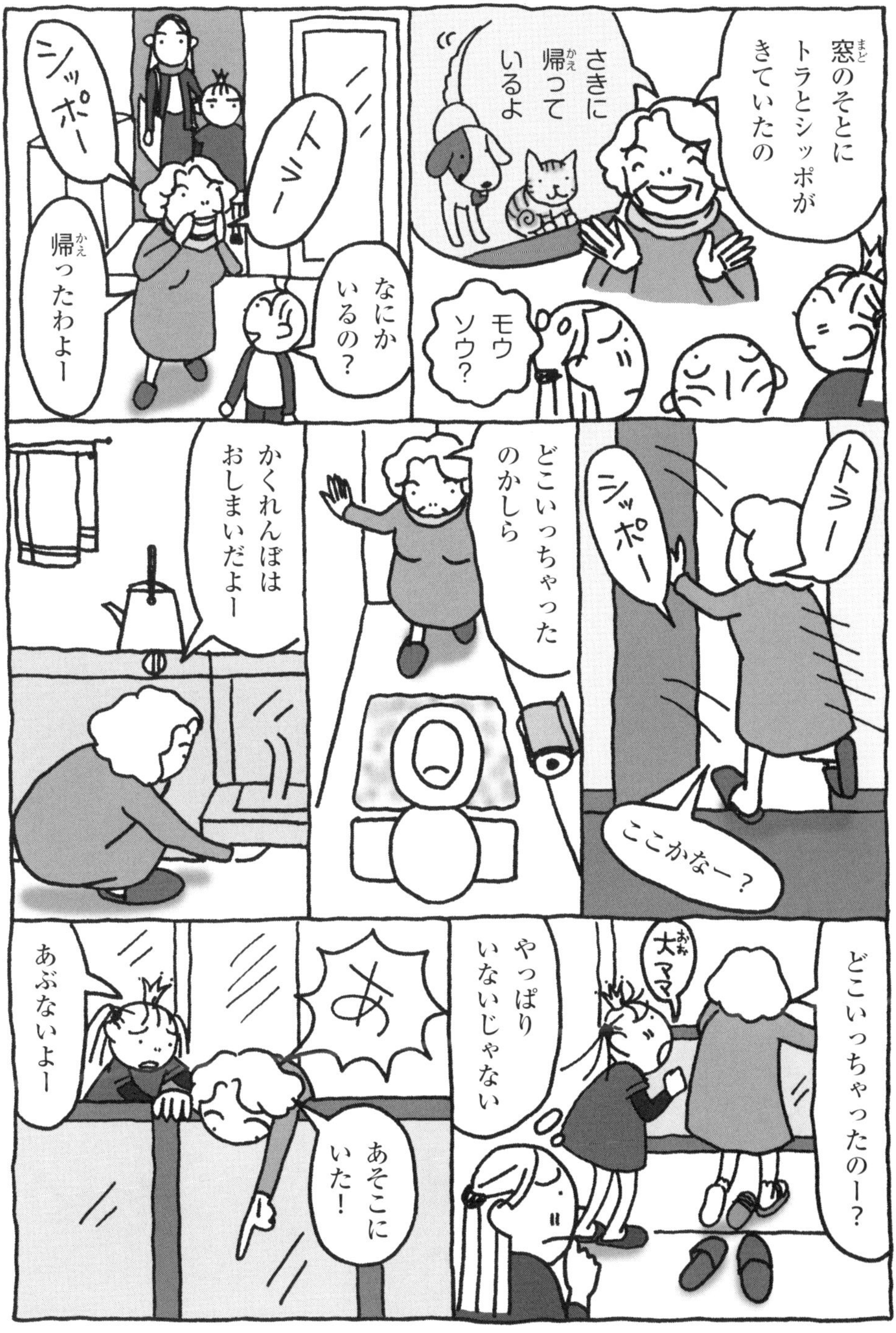
窓《まど》のそとにトラとシッポがきていたの
さきに帰《かえ》っているよ
モウソウ?
トラー
シッポー
帰《かえ》ったわよー
なにかいるの?
トラー
シッポー
ここかなー?
どこいっちゃったのかしら
かくれんぼはおしまいだよー
どこいっちゃったのー?
大《おお》ママ
やっぱりいないじゃない
あ
あぶないよー
あそこにいた!

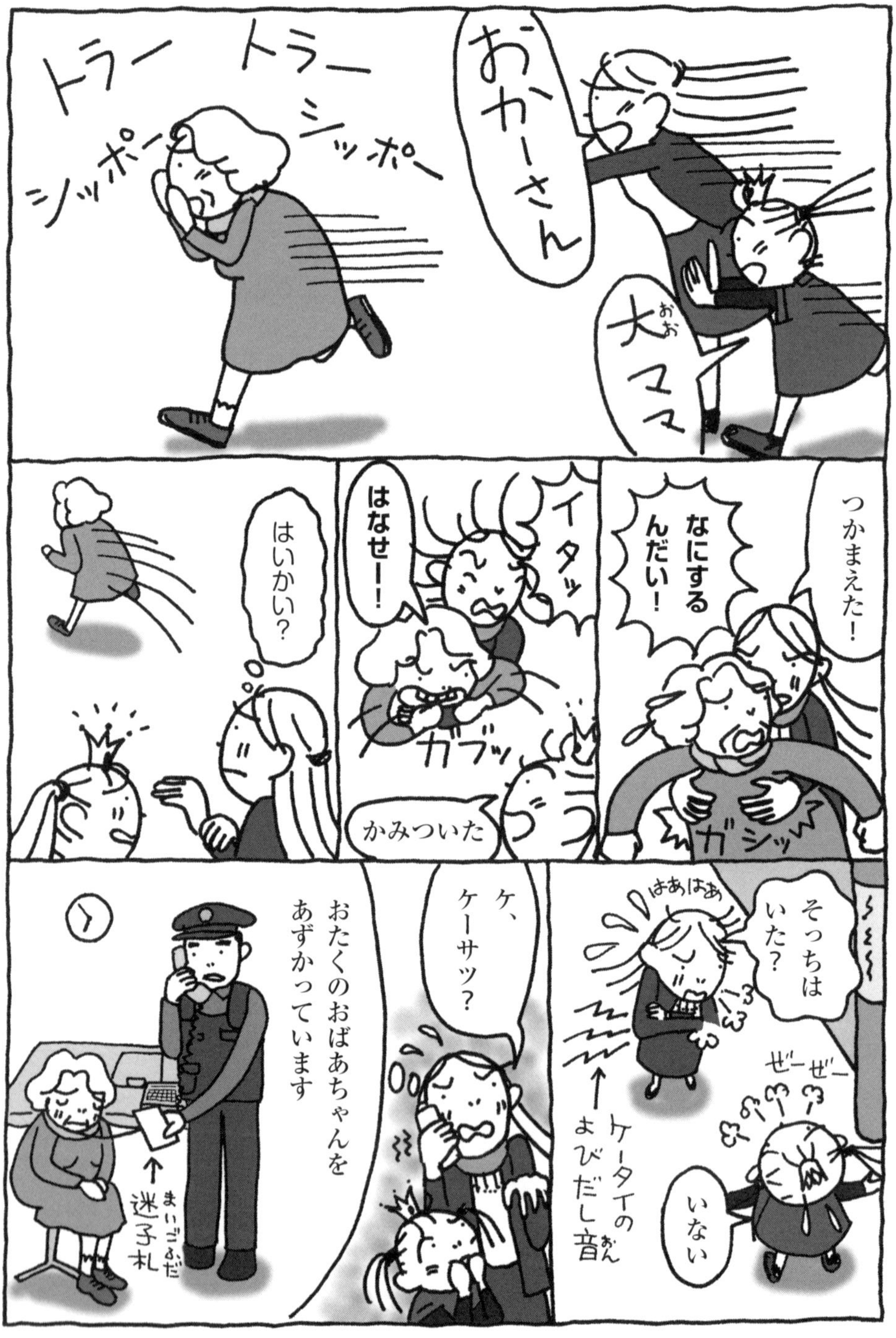
おかーさん
大《おお》ママ
トラー　トラー
シッポー　シッポー
つかまえた！
なにするんだい！
ガシッ
イタッ
はなせー！
ガブッ
かみついた
はいかい？
そっちはいた？
はあはあ
いない
ゼーゼー
ケータイのよびだし音《おん》
ケ、ケーサツ？
おたくのおばあちゃんをあずかっています
迷子札《まいごふだ》

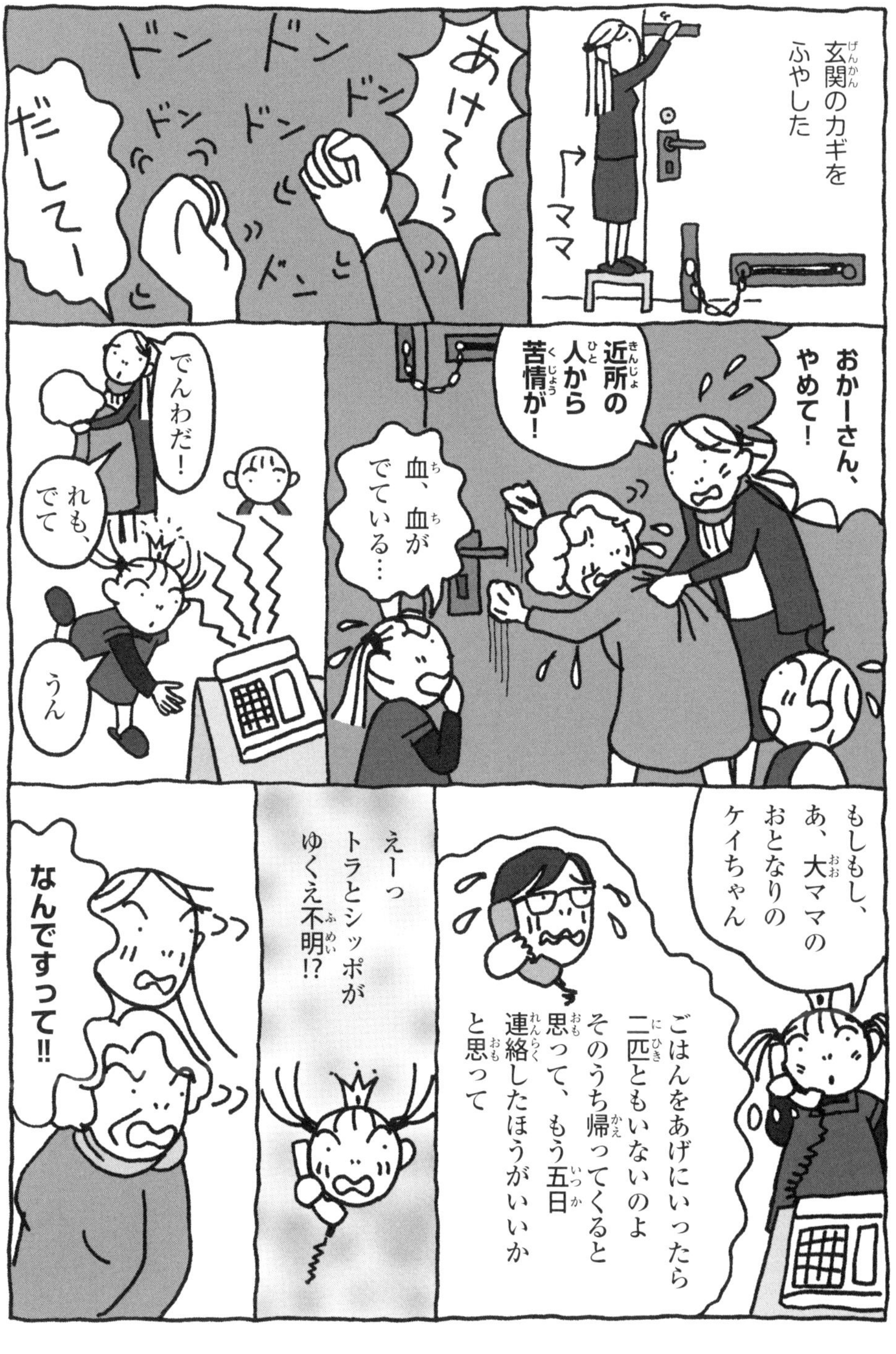
玄関《げんかん》のカギをふやした
ママ
あけてー!っ
ドンドン
ドンドンドンドン
ドンと
だしてー
おかーさん、やめて!
近所《きんじょ》の人《ひと》から苦情《くじょう》が!
血《ち》、血《ち》がでている…
でんわだ!
れも、でて
うん
もしもし、あ、大《おお》ママのおとなりのケイちゃん
ごはんをあげにいったら二匹《にひき》ともいないのよ　そのうち帰《かえ》ってくると思《おも》って、もう五日《いつか》　連絡《れんらく》したほうがいいかと思《おも》って
えーっ　トラとシッポがゆくえ不明《ふめい》!?
なんですって!!

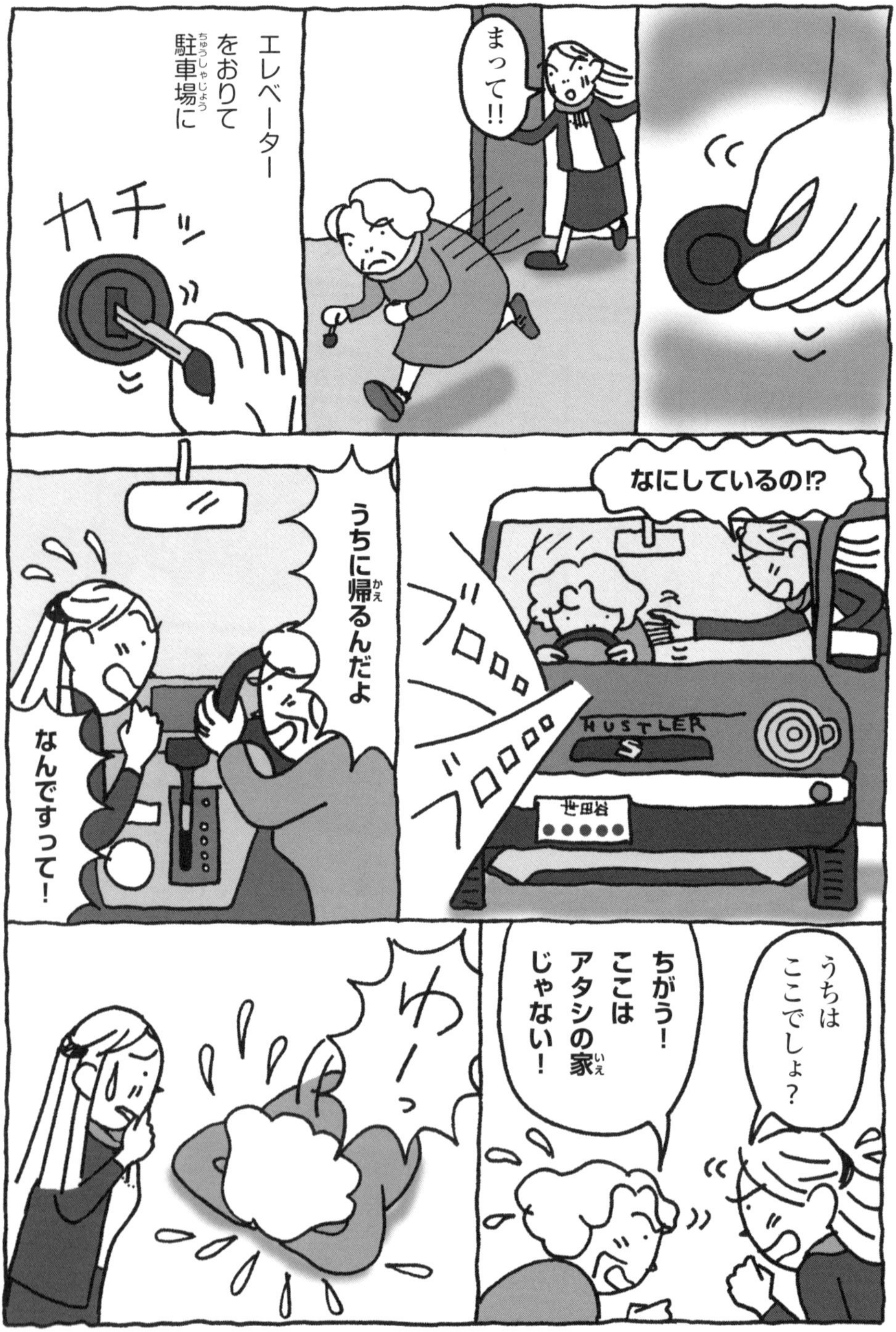

まって!!
エレベーターをおりて駐車場《ちゅうしゃじょう》に
カチッ
なにしているの!?
ブロロロロ
ブロロロロロ
うちに帰《かえ》るんだよ
なんですって!
うちはここでしょ?
ちがう! ここはアタシの家《いえ》じゃない!
わーっ

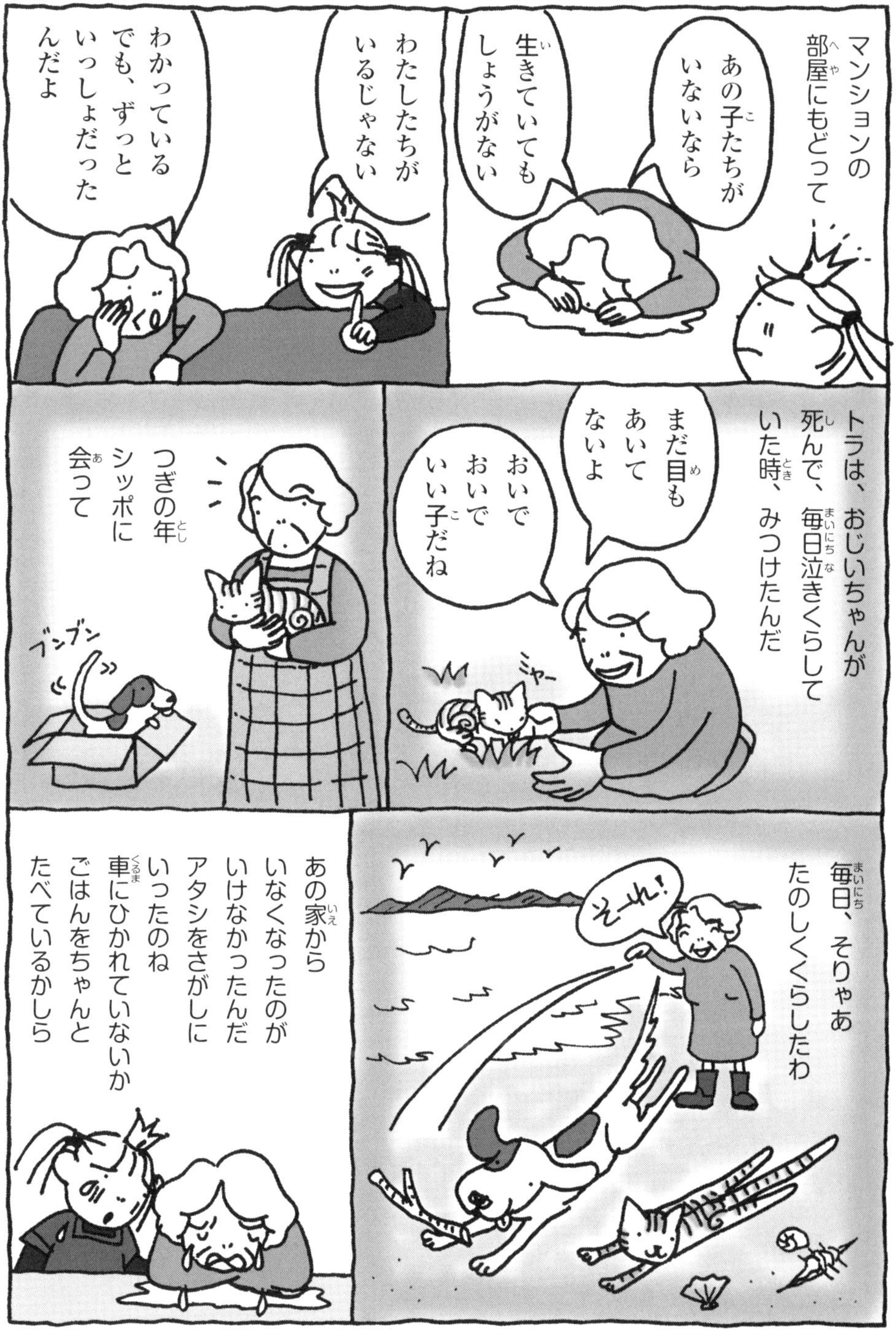
マンションの部屋《へや》にもどって
あの子《こ》たちがいないなら
生《い》きていてもしょうがない
わたしたちがいるじゃない
わかっているでも、ずっといっしょだったんだよ
トラは、おじいちゃんが死《し》んで、毎日《まいにち》泣《な》きくらしていた時《とき》、みつけたんだ
まだ目《め》もあいてないよ
おいでおいでいい子《こ》だね
ミャー
つぎの年《とし》シッポに会《あ》って
ブンブン
毎日《まいにち》、そりゃあたのしくくらしたわ
そーれ!
あの家《いえ》からいなくなったのがいけなかったんだアタシをさがしにいったのね車《くるま》にひかれていないかごはんをちゃんとたべているかしら

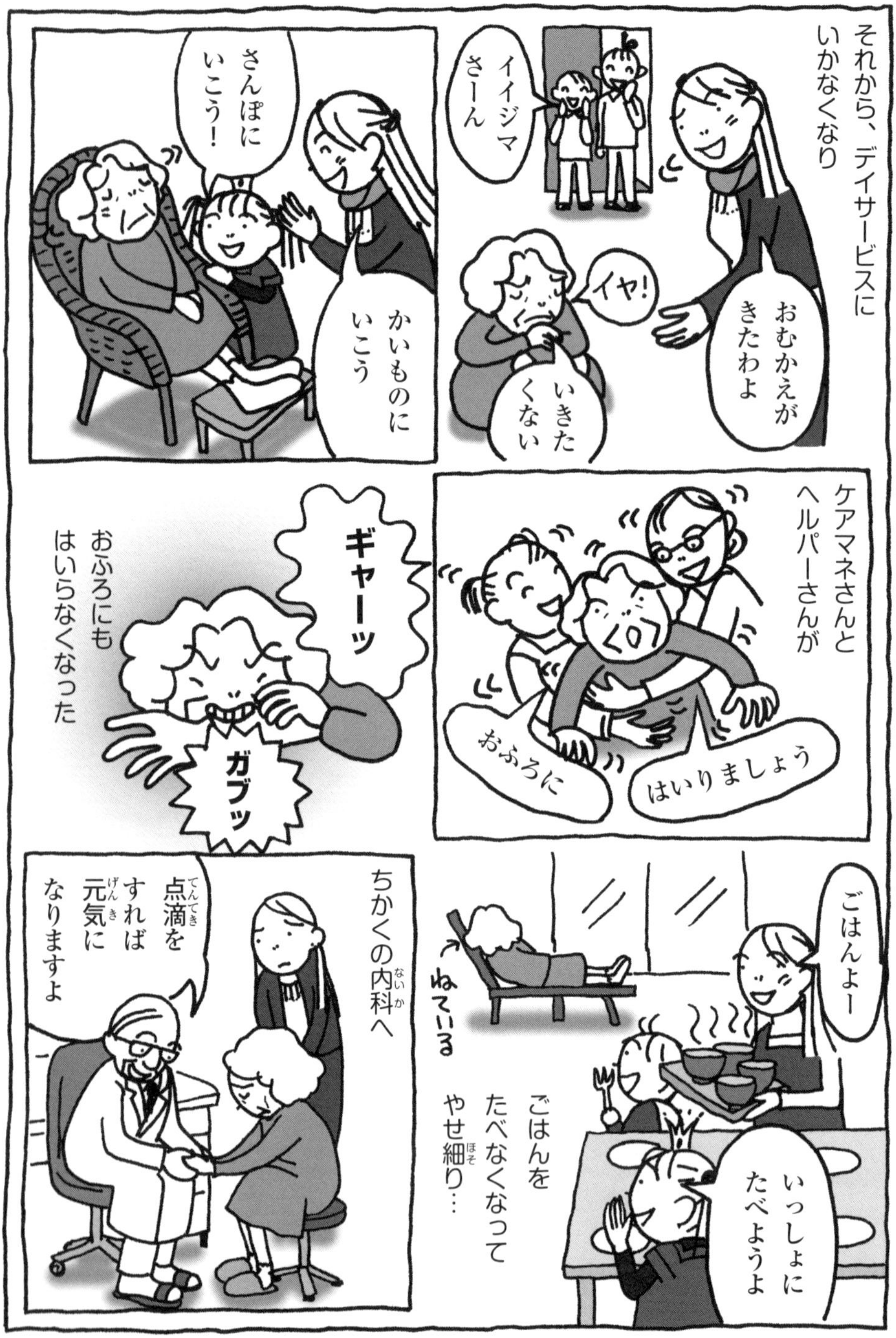

それから、デイサービスにいかなくなり
おむかえがきたわよ
イイジマさーん
イヤ!
いきたくない
さんぽにいこう!
かいものにいこう
ケアマネさんとヘルパーさんが
おふろにはいりましょう
ギャーッ
ガブッ
おふろにもはいらなくなった
ごはんよー
ねている
いっしょにたべようよ
ごはんをたべなくなってやせ細《ほそ》り…
ちかくの内科《ないか》へ
点滴《てんてき》をすれば元気《げんき》になりますよ

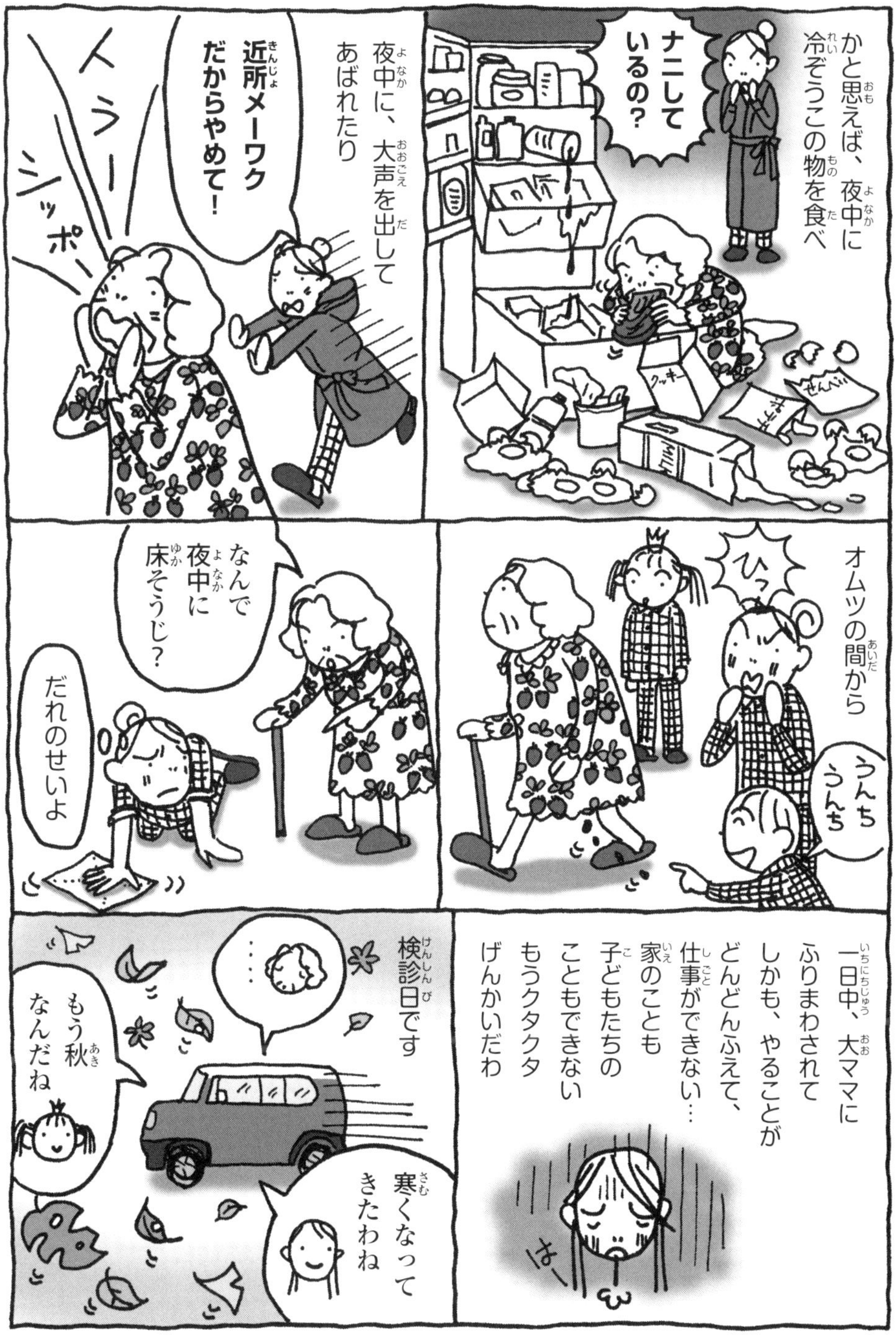
かと思《おも》えば、夜中《よなか》に冷《れい》ぞうこの物《もの》を食《た》べ
ナニしているの？
クッキー
せんべい
夜中《よなか》に、大声《おおごえ》を出《だ》してあばれたり
近所《きんじょ》メーワクだからやめて！
んうー
シッポー
オムツの間《あいだ》から
ひっ
うんち うんち
なんで夜中《よなか》に床《ゆか》そうじ？
だれのせいよ
一日中《いちにちじゅう》、大《おお》ママにふりまわされて しかも、やることがどんどんふえて、仕事《しごと》ができない…家《いえ》のことも子《こ》どもたちのこともできない もうクタクタ げんかいだわ
は～
検診日《けんしんび》です
…
寒《さむ》くなってきたわね
もう秋《あき》なんだね

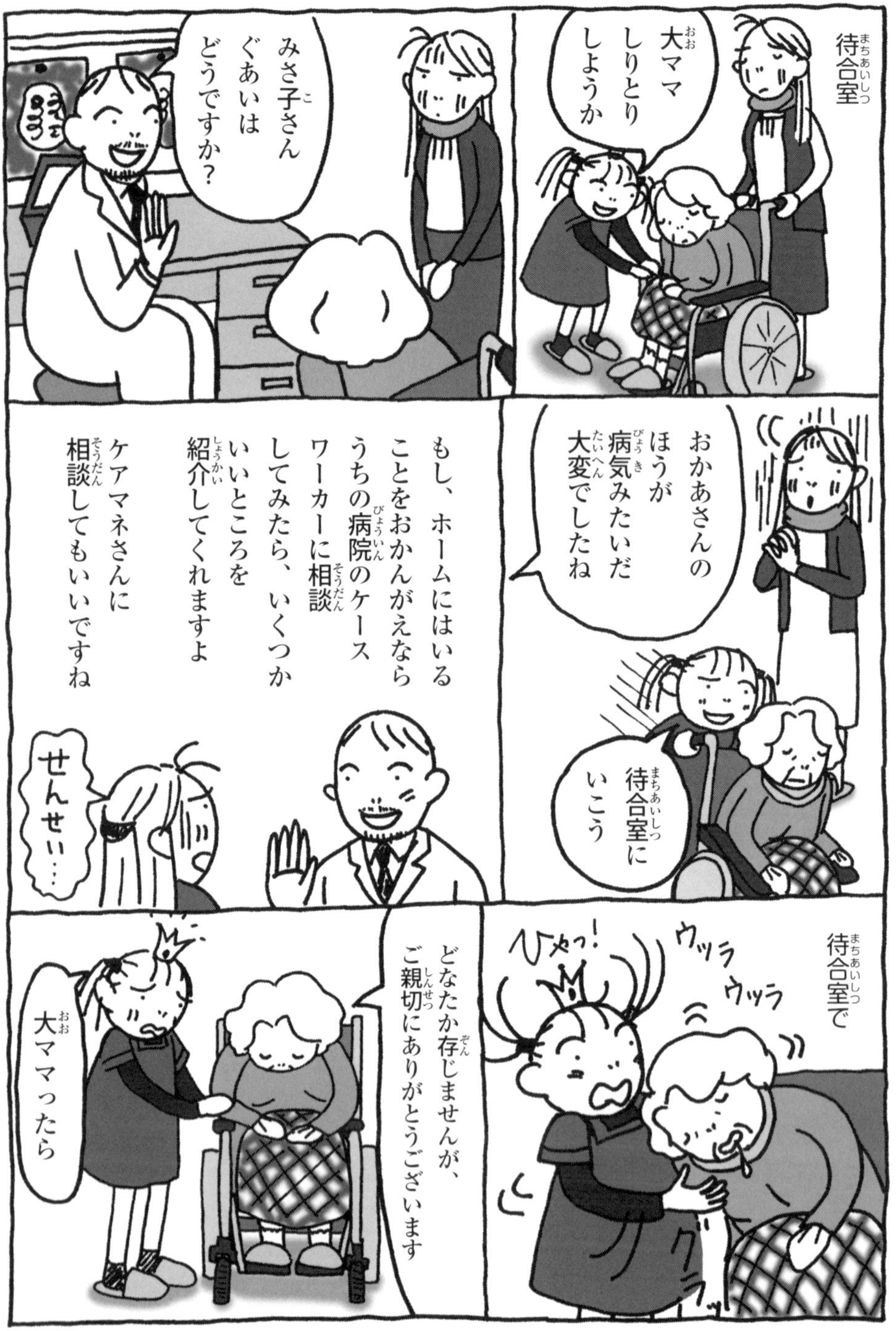
待合室《まちあいしつ》
大《おお》ママしりとりしようか
みさ子《こ》さんぐあいはどうですか？
おかあさんのほうが病気《びょうき》みたいだ大変《たいへん》でしたね
待合室《まちあいしつ》にいこう
もし、ホームにはいることをおかんがえならうちの病院《びょういん》のケースワーカーに相談《そうだん》してみたら、いくつかいいところを紹介《しょうかい》してくれますよ
ケアマネさんに相談《そうだん》してもいいですね
せんせい…
待合室《まちあいしつ》で
ひゃっ！
ウッラ
ウッラ
グラッ
どなたか存《ぞん》じませんが、ご親切《しんせつ》にありがとうございます
大《おお》ママったら

12　老人《ろうじん》ホームはゴールなの？

認知症《にんちしょう》の本を読んでいると、どの本も「たいへんになったら、老人《ろうじん》ホームへ入ってもらいましょう」と書いてあります。そうすれば、肩《かた》の荷がおりて、介護《かいご》生活は終わり……になるのでしょうか？

「おとぎ話のお姫《ひめ》さまは、王子さまと結婚《けっこん》して、めでたしめでたし。それからどうなるの？　けんかしないの？　など気になりますか？」

「うんうん」

「それと同じで、老人《ろうじん》ホームに入ったら、めでたしめでたし。オシマイじゃないんです」

「『お見舞《みま》い』に行くに決まっているじゃない！」

「『お見舞《みま》い』というのは、お花やケーキを持っていって、「今日は、顔色がいいわね」とか言って、おしゃべりするだけでしょう？　月に一回？　あるいは毎週？　一時間から二時間？」

「長《なが》くいたら、大ママがつかれるから帰るのよ」

「なるほど」

「わたしだって、大ママが老人《ろうじん》ホームに行っちゃったら、悲しいよ。だって、わたしのたった一人のおばあちゃんなんだもの。でも、ママは、もうクタクタで、かわいそうなんだよ」

「いえいえ、ぜんぜん責《せ》めてませんよ。どんなことがあろうと、家で二十四時間みるたいへんさにくらべたら、老人《ろうじん》ホームに入ればラクになるのはまちがいありません。でもね、それで終わりじゃないって言いたかったんです」

「たとえば？」

「老人《ろうじん》ホームに入っても、お医者さんが診察結《しんさつけっ》果《か》を話す時、手術《しゅじゅつ》など家族が決断《けつだん》しなきゃならない時は、病院に行かなければなりません」

「ふ〜ん」

「たとえば、腰《こし》がいたいとしましょう。診断結《しんだんけっ》果《か》が出て、毎週、光線をあてに通院することになりました。病院につれていくのは？」

「老人《ろうじん》ホームのスタッフさんに決まってるわ！」

「ブッブー、ちがいます。『ご家族さまでつれていってください』と言われます」

「なんで？　光線をあてるだけなのに？　だれがつきそったって同じじゃない」

「お年より二〜三人につき、※スタッフ一人ですが、手がはなせない時もあって、そういう時は、たくさんのお年よりのお世話をしなければなりません。どこの老人《ろうじん》ホームも、人手が足りないのです」

※人数は介護《かいご》施設《しせつ》によって異《こと》なります。夜間はもっと減《へ》ります

「そうなんだ」

「ぎりぎりの人数でお世話しているところで、病院へ行ったら、一人分かけちゃうんです。だから、『ご家族さまで』となるわけです」

「じゃあ、もし行かれなかったらどうなるの？」

「自分でお金をはらって、ヘルパーさんや家政《かせい》婦《ふ》さんをやといます。車イスも乗れる介護《かいご》タクシーというのもあります」

「じゃあ、老人《ろうじん》ホーム代にプラスってこと？」

「そうです」

「えーっ!!」

「ほかにも、老人《ろうじん》ホーム代と別《べつ》に、お買い物の立てかえ代、新聞や雑誌《ざっし》代、オムツ代、ホームで外出した時の食事代や交通費《こうつうひ》などを、追加《ついか》で払《はら》います」

「ふ〜ん、けっこうかかるんだね」

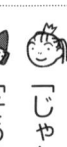

「みおちゃんみたいなちっちゃい子は、いきなり、熱《ねつ》が出たり、お腹《なか》がいたいと泣《な》き出したりするでしょう？」

「そうそう。さっきまで元気だったのに、急になんだよ。ママは、お医者さんにつれてって、急に仕事を休まなきゃならなくなって。有休は子どもの病気でなくなったわって」

「大ママのようなお年よりも、いきなり病気になります。すると、老人《ろうじん》ホームから病院へつれ

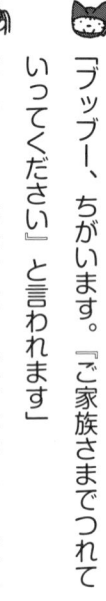

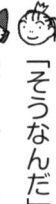

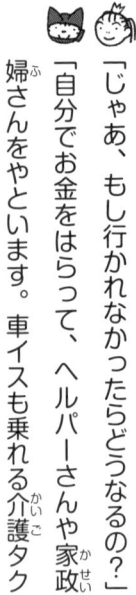

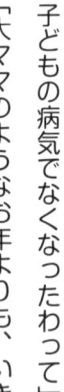

ていってくださいって、呼《よ》び出しがあるんです」

「ひゃー！　老人《ろうじん》ホームに入ったら、そういうことはやってくれるのかと思ってた」

「そう思っている人が多いから」

「だから、オシマイじゃないって言ったんだ」

「しょっちゅう老人《ろうじん》ホームから呼《よ》び出されて、会社を休んだら、会社の人もいい顔をしなくなります。いづらくなって、会社をやめる人が多いんですよ」

「会社の人たちも、だいじな仕事をまかせられないね」

「現在《げんざい》、お年よりが長生《ながい》きになってきましたね。だれだって病気になりたくありませんが、年をとると体のあちこちに、ほころびが出てきます。一昔前にくらべて、子どもの数が減《へ》ってきたから、親の世話をする兄弟姉妹が少ないのです。そうすると、介護《かいご》する人の負担《ふたん》が大きくなり、仕事をやめざるをえなくなります。介護《かいご》がたいへんで会社をやめることを『介護離職《かいごりしょく》』といい、社会問題になっています」

「……」

「『介護《かいご》休業制度《せいど》』というのがあって、介護《かいご》のために対象家族一人につき三回、合計九三日まで休むことができます。ほかに介護休暇《かいごきゅうか》というのもあり、病院の付《つ》き添《そ》いや買い物なんかで休むことができます。対象家族一人あたり一年に五日、二人以上なら十日」

「たった五日？　少なすぎだよ～」

「しかも、老人《ろうじん》ホームに入っていたらダメです。あくまでも家にいて、二十四時間介護《かいご》の必要《ひつよう》がある場合だけです」

「いろいろあるんだね」

「きっと、ママはこれからもたいへんな場面につきあたるから、力になってあげてください」

「うん、わかった！」

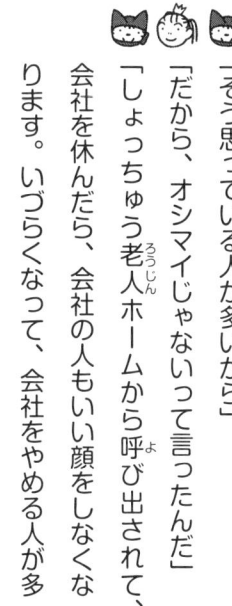

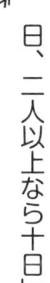

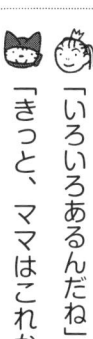

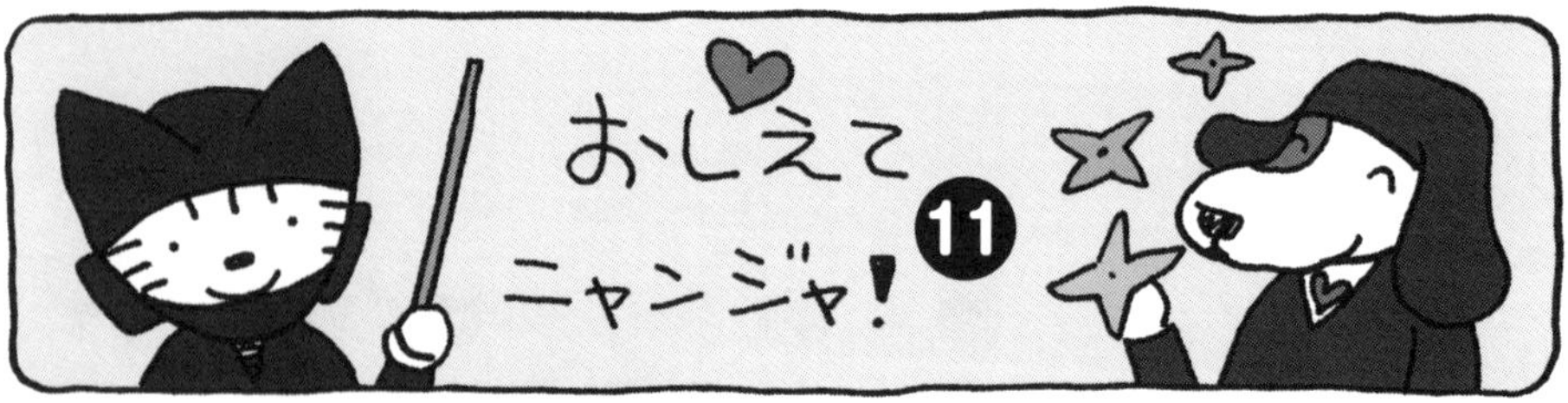

Q あたらしい服《ふく》をもっていったら、「イヤだ！　ぜったい着《き》ない！」と、ワガママなことをいうんです。前《まえ》は、そんなことなかったのに。

A 認知症《にんちしょう》になると、これまで、常識《じょうしき》としておさえていた気持《きも》ちがなくなり、思《おも》ったことをいうようになります。
しかし、昨日《きのう》キライといっても、今日《きょう》は好《す》き、といったりするので、日《ひ》を改《あらた》めてみましょう。あるいは、タンスの中《なか》にいれておいて、「前《まえ》は、気《き》にいって着《き》ていたわよ」と、いってみてはどうですか？

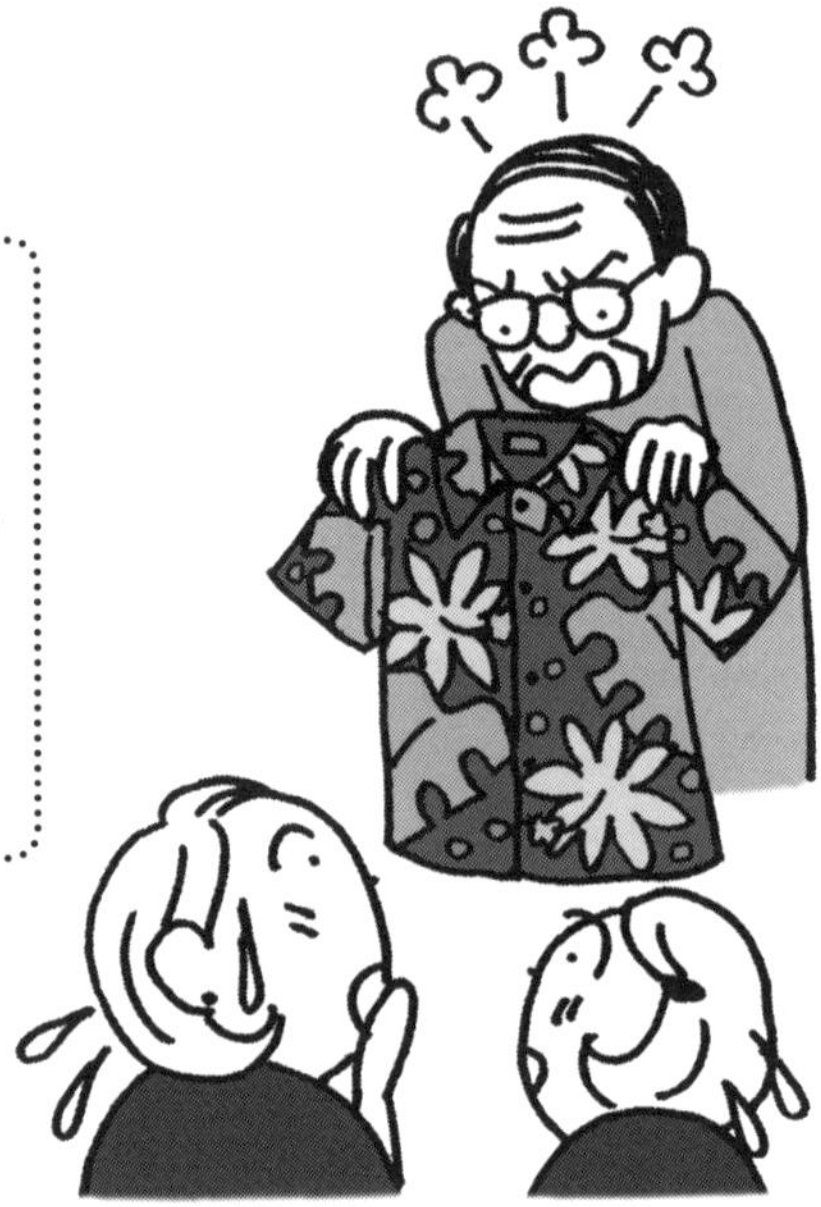

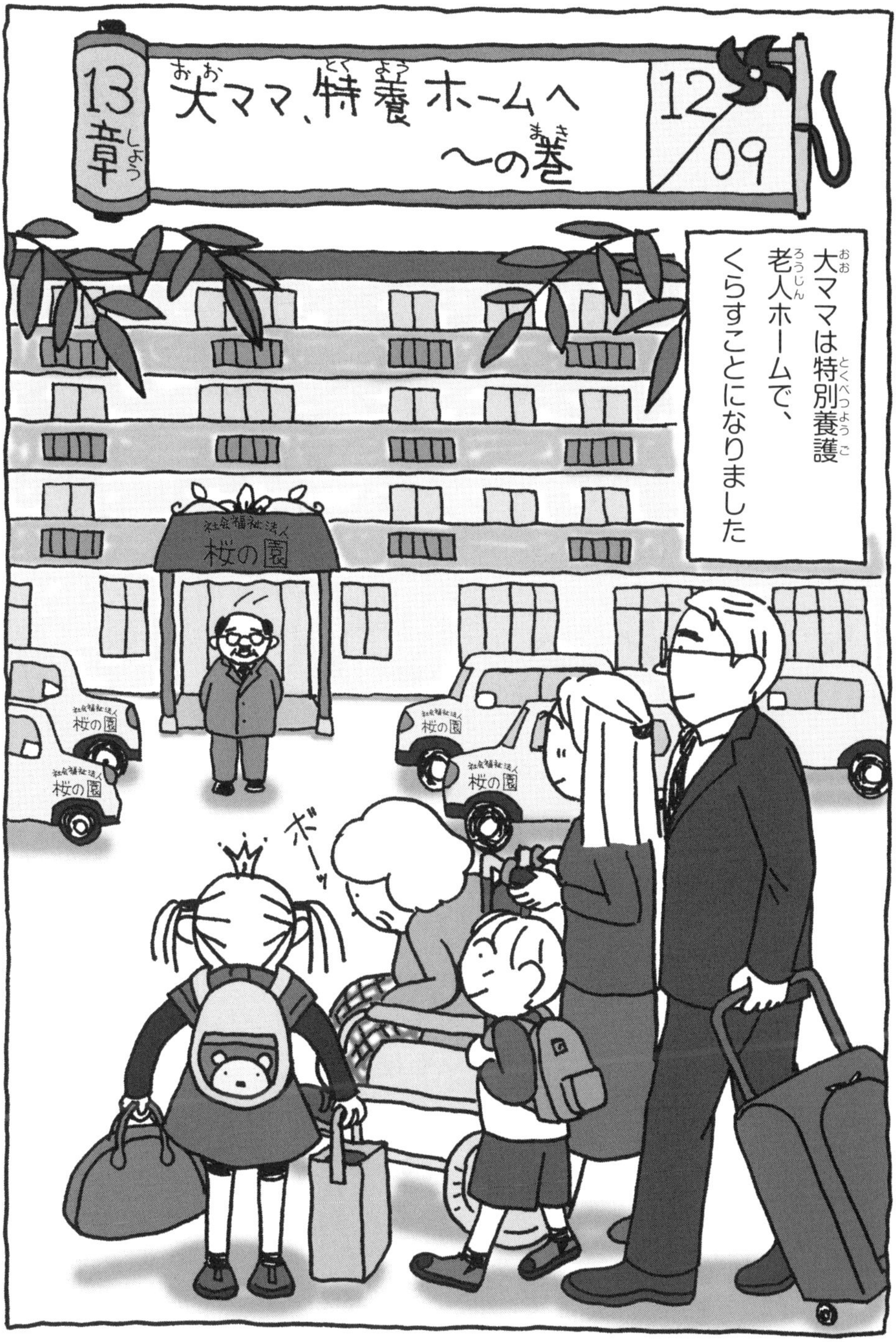
13
章《しょう》
大《おお》ママ、特養《とくよう》ホームへ〜の巻《まき》
12/09
大《おお》ママは特別養護《とくべつようご》老人《ろうじん》ホームで、くらすことになりました
社会福祉法人
桜の園
ボーッ

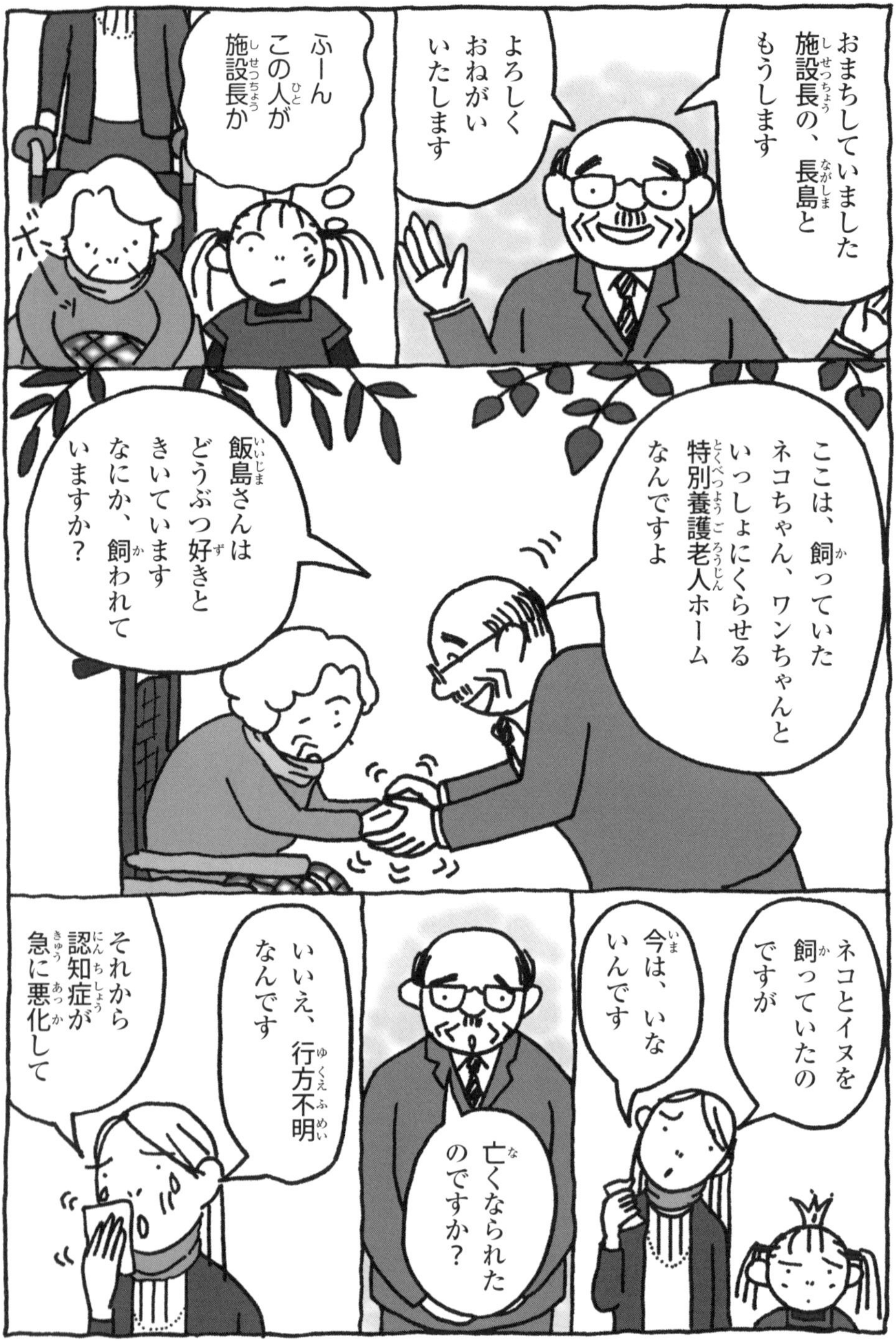
おまちしていました 施設長《しせつちょう》の、長島《ながしま》と もうします
よろしく おねがい いたします
ふーん この人《ひと》が 施設長《しせつちょう》か
ここは、飼《か》っていた ネコちゃん、ワンちゃんと いっしょにくらせる 特別養護老人《とくべつようごろうじん》ホーム なんですよ
飯島《いいじま》さんは どうぶつ好《ず》きと きいています なにか、飼《か》われて いますか？
ネコとイヌを 飼《か》っていたの ですが
今《いま》は、いな いんです
亡《な》くなられた のですか？
いいえ、行方不明《ゆくえふめい》 なんです
それから 認知症《にんちしょう》が 急《きゅう》に悪化《あっか》して

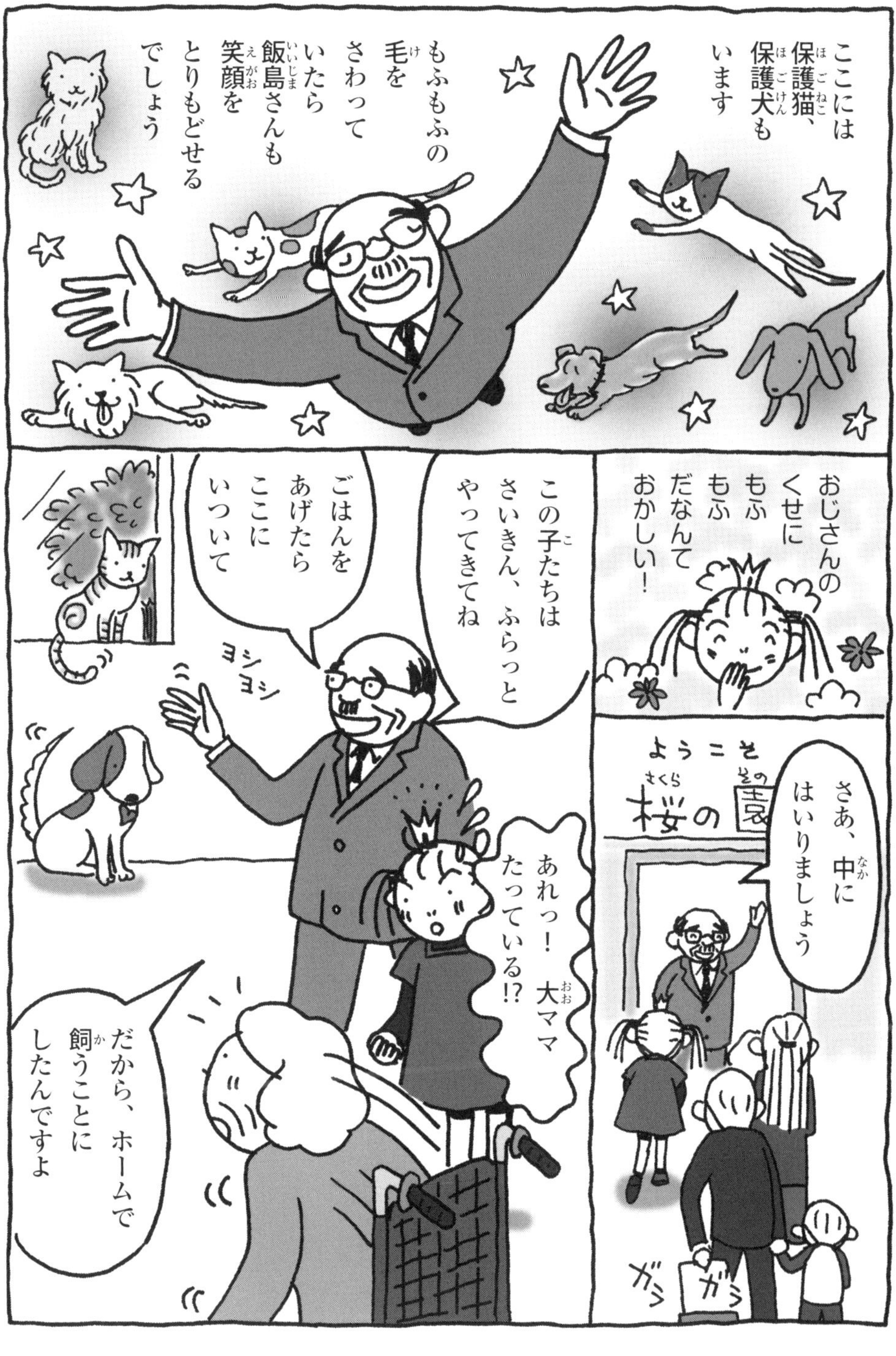
ここには
保護猫《ほごねこ》、
保護犬《ほごけん》も
います
もふもふの
毛《け》を
さわって
いたら
飯島《いいじま》さんも
笑顔《えがお》を
とりもどせる
でしょう
おじさんの
くせに
もふ
もふ
だなんて
おかしい!
この子《こ》たちは
さいきん、ふらっと
やってきてね
ごはんを
あげたら
ここに
いついて
ヨシ
ヨシ
ようこそ
桜《さくら》の園《その》
さあ、中《なか》に
はいりましょう
ガラ
ガラ
あれっ! 大《おお》ママ
たっている!?
だから、ホームで
飼《か》うことに
したんですよ

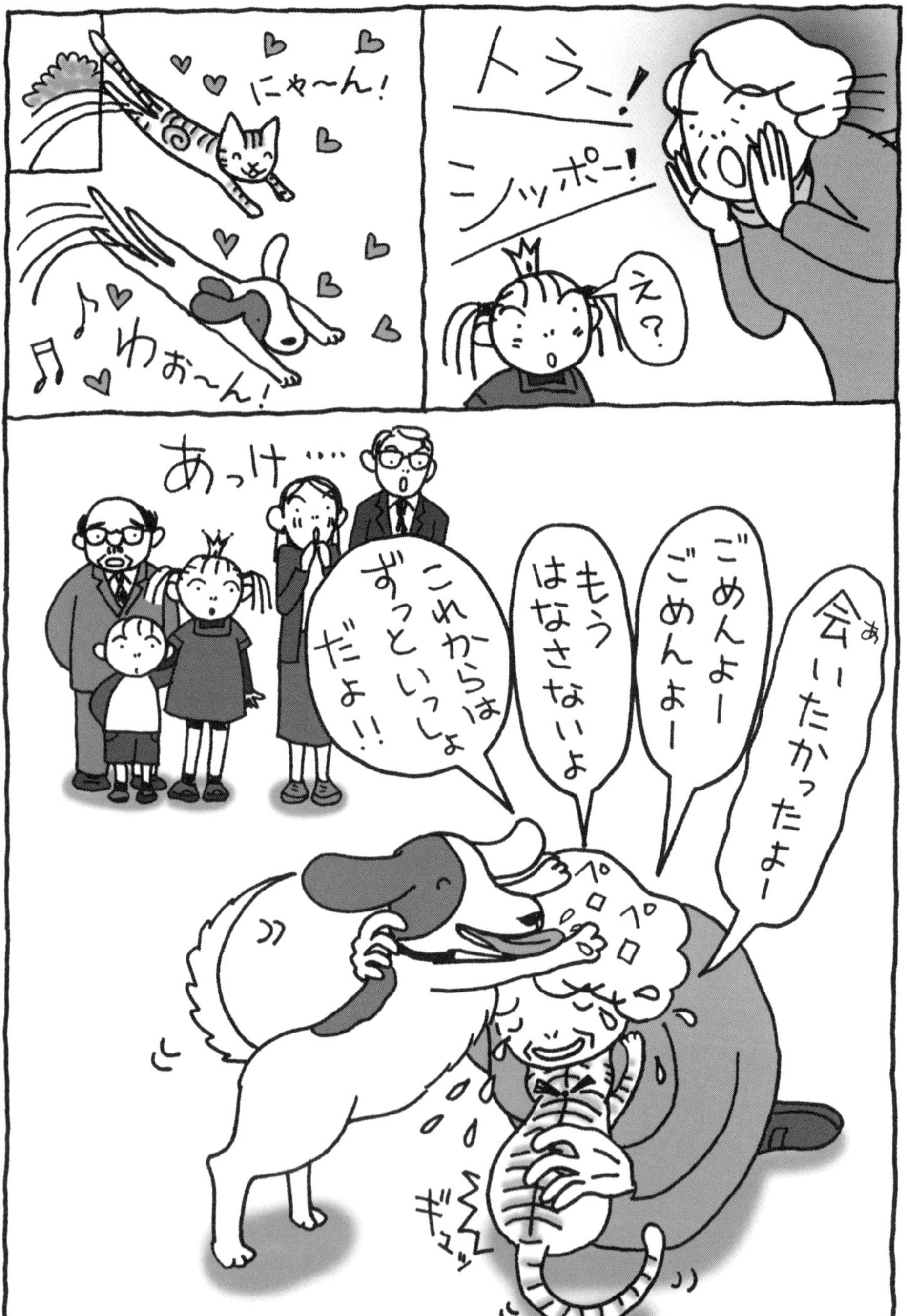
にゃ～ん!
わぉ～ん!
トラー!
シッポー!
え?
あっけ…
会《あ》いたかったよー
ごめんよー ごめんよー
もう はなさないよ
これからは ずっといっしょだよ!!
ペロ ペロ
ギュッ

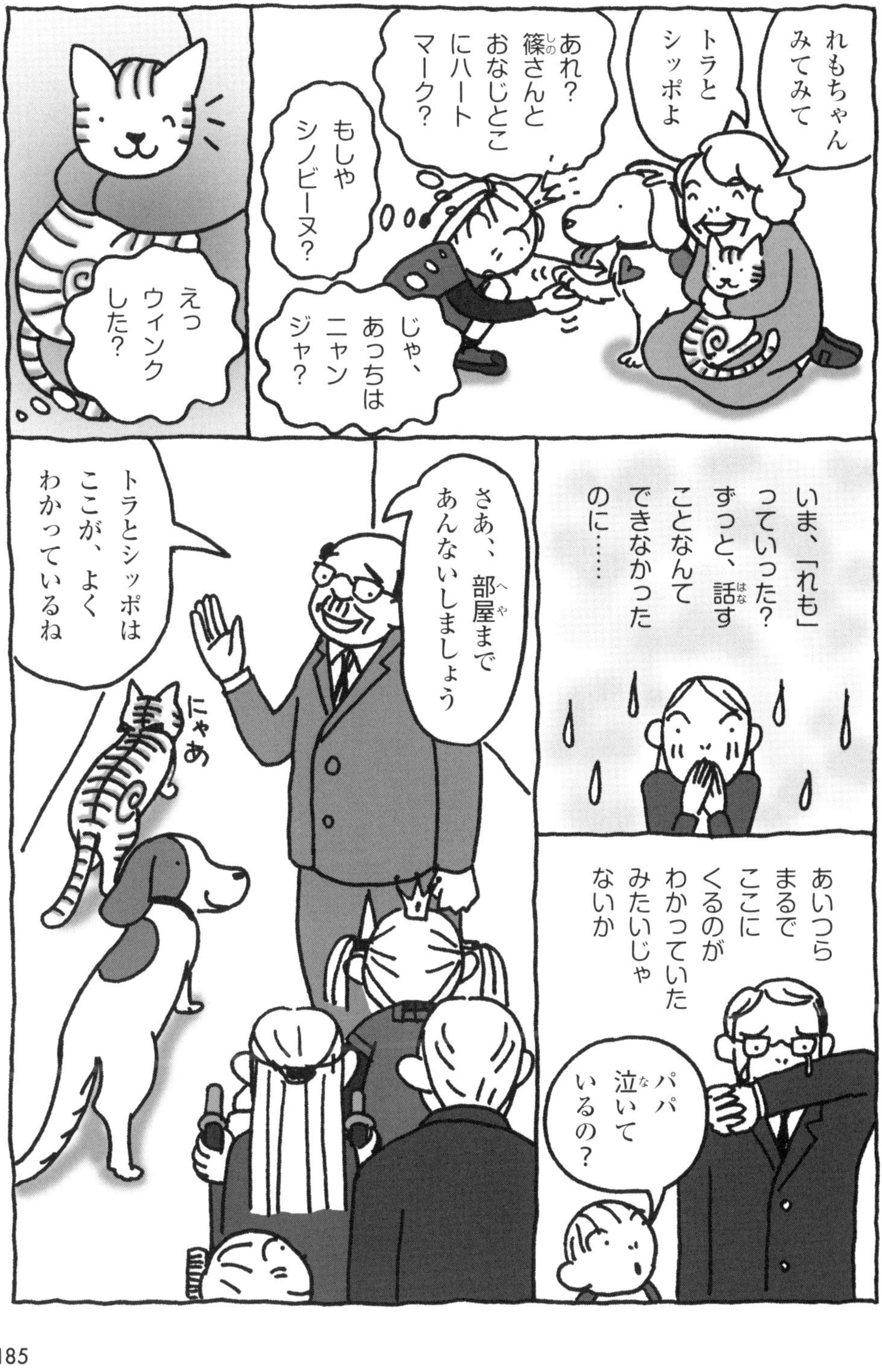
れもちゃん みてみて
トラと シッポよ
あれ? 篠《しの》さんと おなじとこ にハート マーク?
もしや シノビーヌ?
じゃ、あっちは ニャン ジャ?
えっ ウィンク した?
いま、「れも」 っていった? ずっと、話《はな》す ことなんて できなかった のに……
あいつら まるで ここに くるのが わかっていた みたいじゃ ないか
パパ 泣《な》いて いるの?
さあ、部屋《へや》まで あんないしましょう
トラとシッポは ここが、よく わかっているね
にゃあ

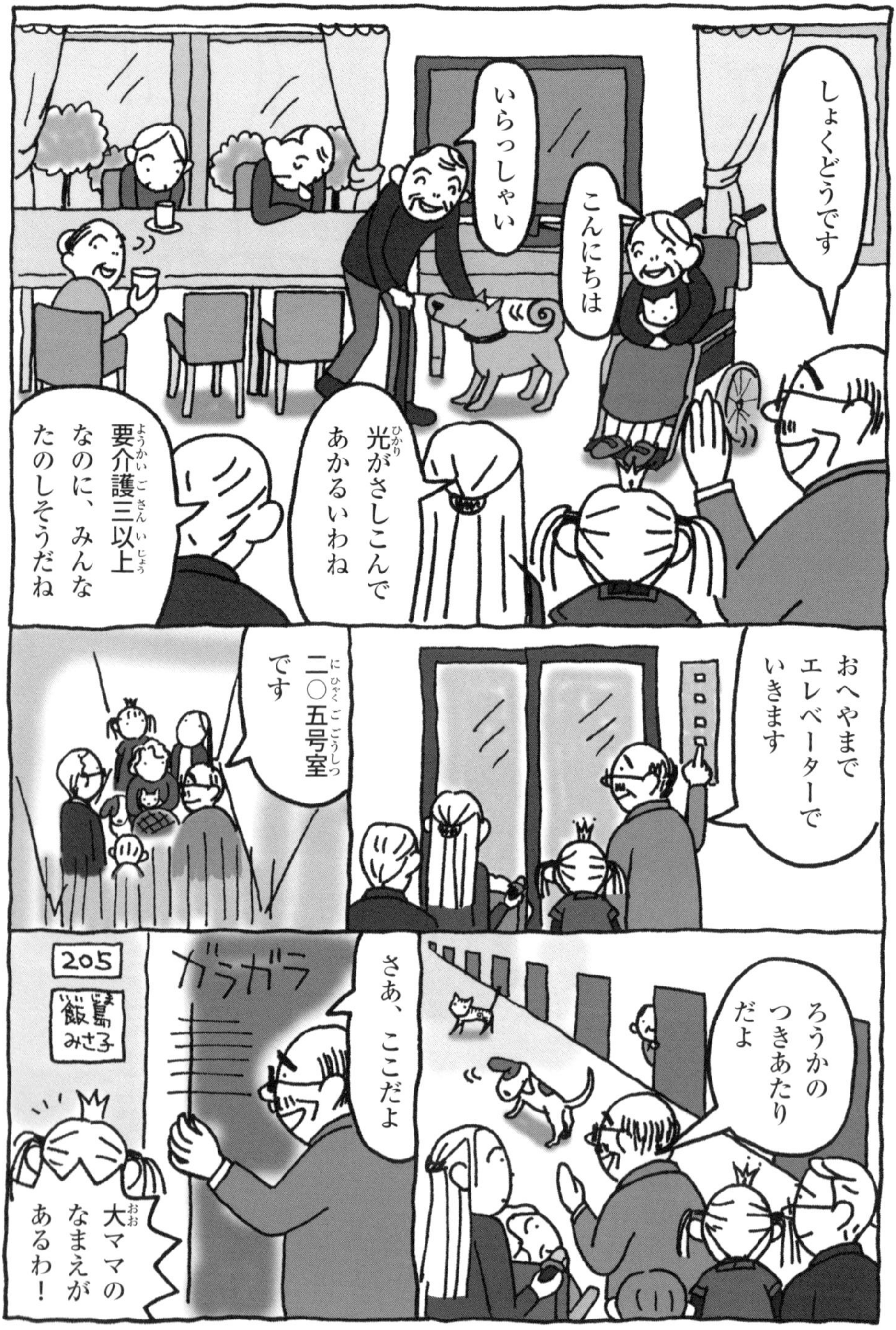
しょくどうです
こんにちは
いらっしゃい
光《ひかり》がさしこんであかるいわね
要介護三以上《ようかいごさんいじょう》なのに、みんなたのしそうだね
おへやまでエレベーターでいきます
二〇五号室《にひゃくごごうしつ》です
ろうかのつきあたりだよ
さあ、ここだよ
ガラガラ
205
飯《いい》島《じま》みさ子
大《おお》ママのなまえがあるわ!

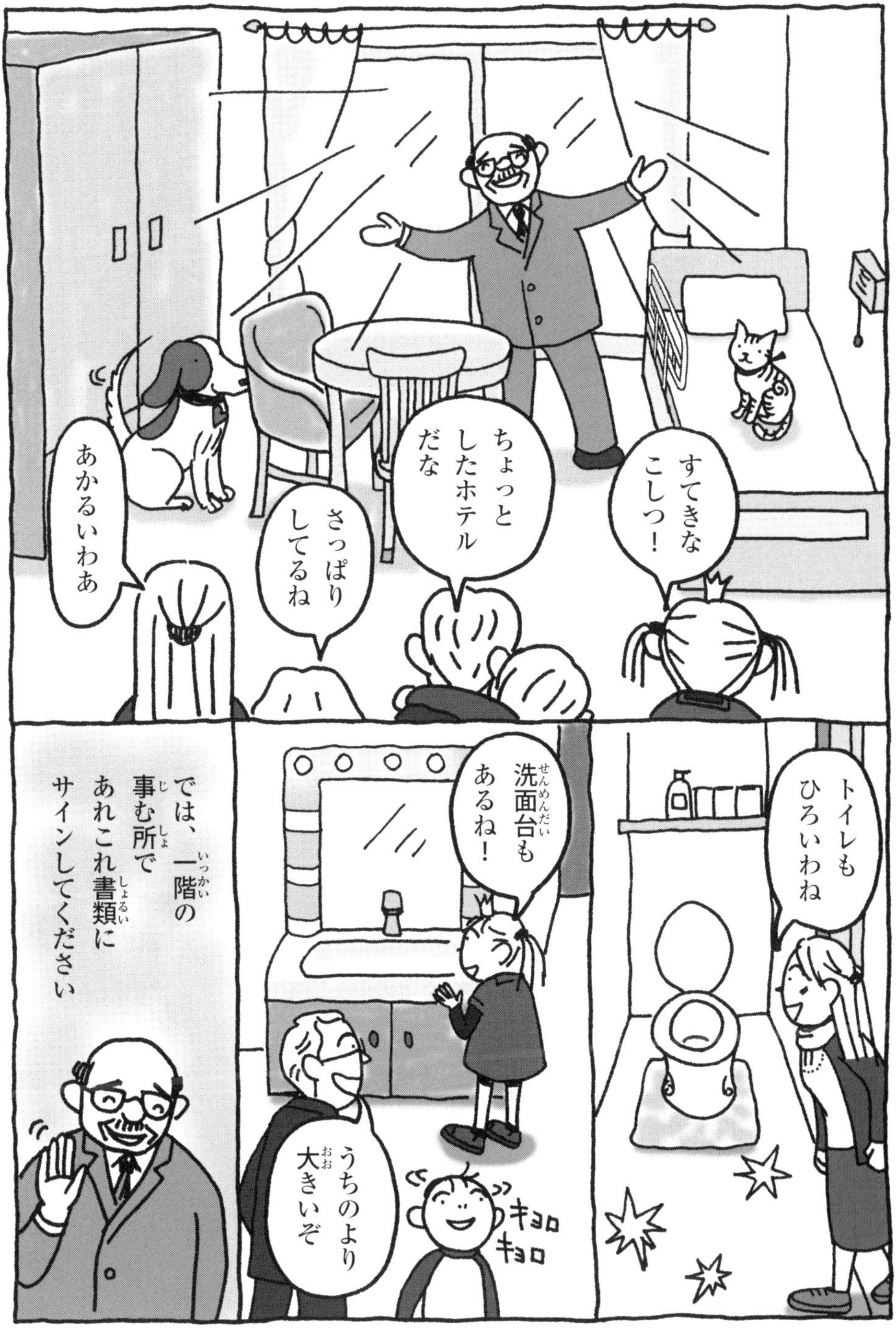
すてきなこしつ！
ちょっとしたホテルだな
さっぱりしてるね
あかるいわあ
トイレもひろいわね
洗面台《せんめんだい》もあるね！
うちのより大《おお》きいぞ
キョロキョロ
では、一階《いっかい》の事《じ》む所《しょ》であれこれ書類《しょるい》にサインしてください

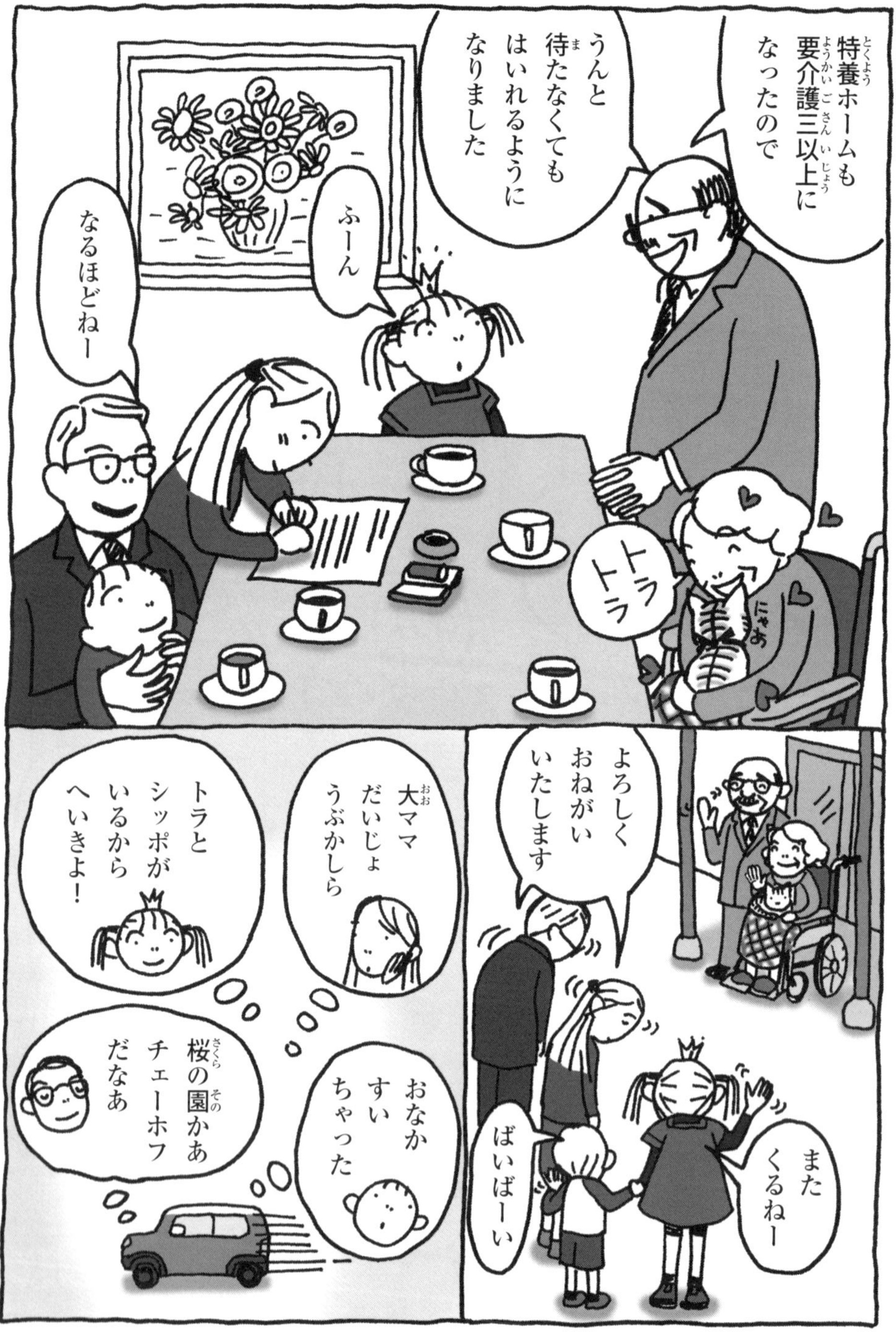
特養《とくよう》ホームも要介護《ようかいご》三《さん》以上《いじょう》になったので
うんと待《ま》たなくてもはいれるようになりました
ふーん
なるほどねー
トラトラ
にゃあ
よろしくおねがいいたします
またくるねー
ばいばーい
大《おお》ママだいじょうぶかしら
トラとシッポがいるからへいきよ！
おなかすいちゃった
桜《さくら》の園《その》かあチェーホフだなあ

13 老人《ろうじん》ホームって、いろいろあるの?

「認知症《にんちしょう》になったら、どんなホームに入れるか知っていますか?」

「えーっ、わかんないよ〜!」

「それでは、かんたんに説明《せつめい》しましょう。老人《ろうじん》ホームには公共型《こうきょうがた》と民間型《みんかんがた》があります」

「公共型《こうきょうがた》?」

「公《おおやけ》の機関《きかん》が運営《うんえい》しています。社会福祉法人《ふくしほうじん》や地方自治体《じちたい》が運営《うんえい》しているところです」

「じゃ、民間型《みんかんがた》は?」

「大きなところでは、保険《ほけん》、教育、スーパーの会社が運営《うんえい》しています。もっと小さなところとか、さまざまです」

「子どもには、むずかしいよぉ〜」

「これでも、わかりやすく話しているつもりなんですけれどね」

「聞いているから、話をつづけて」

「そのうち、認知症《にんちしょう》…寝《ね》たきりのように『介護《かいご》』が必要《ひつよう》な人を対象《たいしょう》としたものと、自分で食べられる、歩ける、トイレに行ける、おふろに入れるなどができる『自立』している人を対象にしたものとにわかれます」

「介護認定調査《かいごにんていちょうさ》の時に、『自立』って言葉をおぼえたよ」

公共型《こうきょうがた》では、「特養《とくよう》」と略《りゃく》して呼《よ》ばれる、特別養《とくべつよう》護老人《ごろうじん》ホーム、「老健《ろうけん》」と略《りゃく》して呼《よ》ばれる、介護老《かいごろう》人保健施設《じんほけんしせつ》、介護療養型医療施設《かいごりょうようがたいりょうしせつ》、軽費老人《けいひろうじん》ホーム、ケアハウスなどがあります。

自立型《じりつがた》では、「サ高住《こうじゅう》」と略《りゃく》して呼《よ》ばれる、サービス付《つ》き高齢者住宅《こうれいしゃじゅうたく》、介護付有料老人《かいごつきゆうりょうろうじん》ホーム、健《けん》康型有料老人《こうがたゆうりょうろうじん》ホームなどがあります。自立《じりつ》をうたうホームは、重い介護《かいご》が必要《ひつよう》になったら、有料老《ゆうりょうろう》人《じん》ホームへ移《うつ》らなければならないことも多いです。認知症《にんちしょう》の人は入れないこともあります。

では、認知症《にんちしょう》の人を対象《たいしょう》にした老人《ろうじん》ホームにしぼって紹介《しょうかい》しましょう。

公共型《こうきょうがた》には、特別養護老人《とくべつようごろうじん》ホーム、介護老人保健施設《かいごろうじんほけんしせつ》、介護療養型医療施設《かいごりょうようがたいりょうしせつ》があります。民間型《みんかんがた》では、介護付有料老人《かいごつきゆうりょうろうじん》ホーム、グループホーム、低所得者《ていしょとくしゃ》向けのケアハウス（軽費老人《けいひろうじん》ホームC型《がた》）。

それでは、各《かく》ホームごとにご説明《せつめい》いたしましょう。

特別養護老人《とくべつようごろうじん》ホーム（要介護《ようかいご》三、四、五の人）

一度入ったら、亡《な》くなるまでいることができます。以前《いぜん》は何百人まちと言われていましたが、二〇一五年四月一日の法改正《ほうかいせい》から、入れるのは要介護《ようかいご》三以上《いじょう》になったため、まっている人たちが半分近く減《へ》り、長《なが》くまたなくても入れるようになりました。

食事・はいせつ・入浴《にゅうよく》などの介護《かいご》をしてくれます。医師《いし》がいつもいるわけではありませんが、頭がいたい、熱《ねつ》が高い、ころぶ、などのトラブルが起こった時には来てくれます。理学療法士《りょうほうし》や作業療法士《りょうほうし》という専門《せんもん》に訓練《くんれん》を受けた人から、リハビリテーションを受けられるホームもあります。お花見、クリスマス、お誕生日《たんじょうび》会などのレクリエーションをたくさん用意しています。

民間型《みんかんがた》の介護付有料老人《かいごつきゆうりょうろうじん》ホームのように、どれでも自由に選《えら》べるというわけではありません。公共型《こうきょうがた》なので、お住まいの市町村の人に限《かぎ》る、ということが多いです。ちゃんと確認《かくにん》しましょう。

介護老人保健施設《かいごろうじんほけんしせつ》（要介護《ようかいご》で六五歳《さい》以上《いじょう》の人）

いられる期間は三〜六カ月です（原則《げんそく》）。医療《いりょう》ケア、リハビリを必要《ひつよう》としている人、つまり体のどこかが調子の悪い人が入ります。病院と自宅《じたく》の中間なので、退院《たいいん》後すぐに自宅《じたく》にもどりにくいときなどに利用《りよう》されます。自宅《じたく》で生活しやすくなるように、いろいろなリハビリテーションをします。

介護《かいご》療養型《りょうようがた》医療施設《いりょうしせつ》（要介護《ようかいご》一、二、三、四、五の人）

医療機関《いりょうきかん》なので体のどこかが調子が悪い人が入ります。状態《じょうたい》がよくなってきたら、出ていかなければなりません。

食事・はいせつ・入浴《にゅうよく》などの介護《かいご》をしてくれます。また、体温や血圧《けつあつ》の管理《かんり》、頭がいたい、熱《ねつ》が高い、ころぶ、などのトラブルには、医師《いし》や看護師《かんごし》がみてくれます。理学療法士《りょうほうし》という専門《せんもん》に訓練《くんれん》を受けた人から、リハビリテーションを受けられます。

ケアハウス（軽費老人《けいひろうじん》ホームC型《がた》）

低所得者《ていしょとくしゃ》向けで、身寄《みよ》りがない、家庭環境《かんきょう》・経済《けいざい》環境《かんきょう》などの理由で家族と同居《どうきょ》できない人向けです。

介護付有料老人《かいごつきゆうりょうろうじん》ホーム（要支援《ようしえん》・要介護《ようかいご》の人）

要支援《ようしえん》・要介護認定《ようかいごにんてい》がなくても入れるホームもあります。自分の家の近くや、海や山など景色《けしき》のいいところなど、どこでも自由に選《えら》べます。値段《ねだん》はピンキリ。安いところもあれば、超お高いところもあります。入居料《にゅうきょりょう》といって、はじめにたくさん払《はら》います。入居料《にゅうきょりょう》なしのところもあります。それとは別《べつ》に、毎月支払《しはら》わなくてはなりません。何十年もちゃんと支払《しはら》いつづけられるかどうか、計画をたてましょう。

検温《けんおん》、血圧《けつあつ》、薬をまちがえずにのむなどのお世話《せわ》を、毎日します。食事・はいせつ・入浴《にゅうよく》などの介護《かいご》をしてくれます。医師《いし》がいつもいるわけではありませんが、頭がいたい、熱《ねつ》が高い、ころぶ、などのトラブルが起こった時には来てくれます。理学療法《りょうほう》士《し》や作業療法士《りょうほうし》という専門《せんもん》に訓練《くんれん》を受けた人から、リハビリテーションを受けられるホームもあります。お花見や、クリスマス、お誕生日《たんじょうび》会などのレクリエーションをたくさん用意しています。

グループホーム
（要支援《ようしえん》二、要介護《ようかいご》一以上《いじょう》の軽度の認知症《にんちしょう》の人）

認知症《にんちしょう》の高齢者《こうれいしゃ》が少人数でアットホームな雰囲気《ふんいき》でくらせるので、認知症《にんちしょう》の人には理想的《りそうてき》なホームです。地域密着型《ちいきみっちゃくがた》なので、グループホームがある市町村に住民票《じゅうみんひょう》がないと入れません。自分の住み慣《な》れた街《まち》ですごせるということは、環境《かんきょう》が変《か》わらないので安心できますね。

身体状態《じょうたい》が悪化し、一人で着替《きが》えや食事、はいせつなどができなくなったら、出ていかなければなりません。

「じゃあ、認知症《にんちしょう》の大ママがずっと入っていられるのは、特別養護老人《とくべつようごろうじん》ホームか、介護付有料《かいごつきゆうりょう》老人《ろうじん》ホームということだよね？」

「その通りです！　でも二〇一五年から、特別《とくべつ》養護老人《ようごろうじん》ホームは要介護《ようかいご》三、四、五でなければ入れないと、法律《ほうりつ》が変《か》わりました」

「大ママ、最初《さいしょ》は要介護《ようかいご》一だったよ」

「それだと、特養《とくよう》ホームには入れません。だからって、介護付有料老人《かいごつきゆうりょうろうじん》ホームは料金《りょうきん》が高くて入れないという人も多いです。行き場をなくした要介護《ようかいご》一、二の中流の人は、どうしたらいいのでしょう？　今後の課題《かだい》です」

「でも、大ママ、今はもっと悪くなっているから、特養《とくよう》ホームに入れたんだね」

各《かく》ホームの考えかた、料金《りょうきん》、立地条件《じょうけん》がちがうので、希望《きぼう》の所在地《しょざいち》にある各《かく》ホームに出向いて、話を聞いてみるのがいいでしょう。

これから、毎日家族がくらすのですから、気持ちよくすごせるよう、あちこち足を運んで、話を聞いて、納得《なっとく》できるところを見つけてあげたいですね。

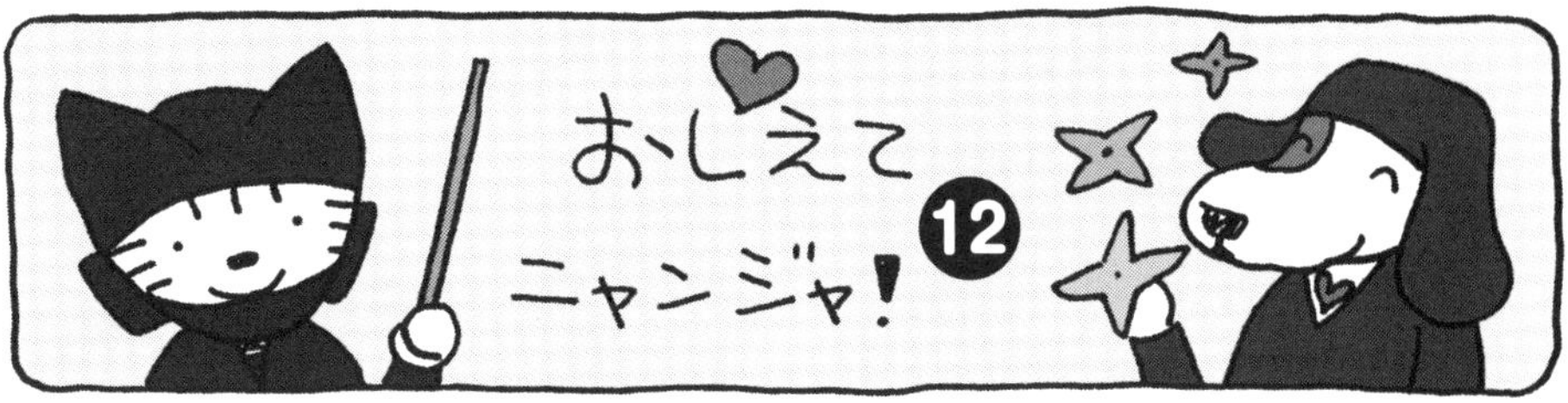
おしえてニャンジャ!
12

Q おばあちゃんの発言《はつげん》で、うちの中は、ケンアクムード…。

A とくに母親《ははおや》は「ムスコをとられた」感《かん》がある人《ひと》もいるので、ずーっと気持《きも》ちをおさえていたのかもしれません。認知症《にんちしょう》になって、その気持《きも》ちが吹《ふ》きだしたんですね。「病気《びょうき》なんだから」と、ムリやりガマンしていると、今度《こんど》はおかあさんが病気《びょうき》になります。おばあさんの夫《おっと》、ムスコ（おとうさん）、第三者《だいしゃ》（ヘルパーさん、家政婦《かせいふ》さん）にお世話《せわ》してもらうようにしましょう。

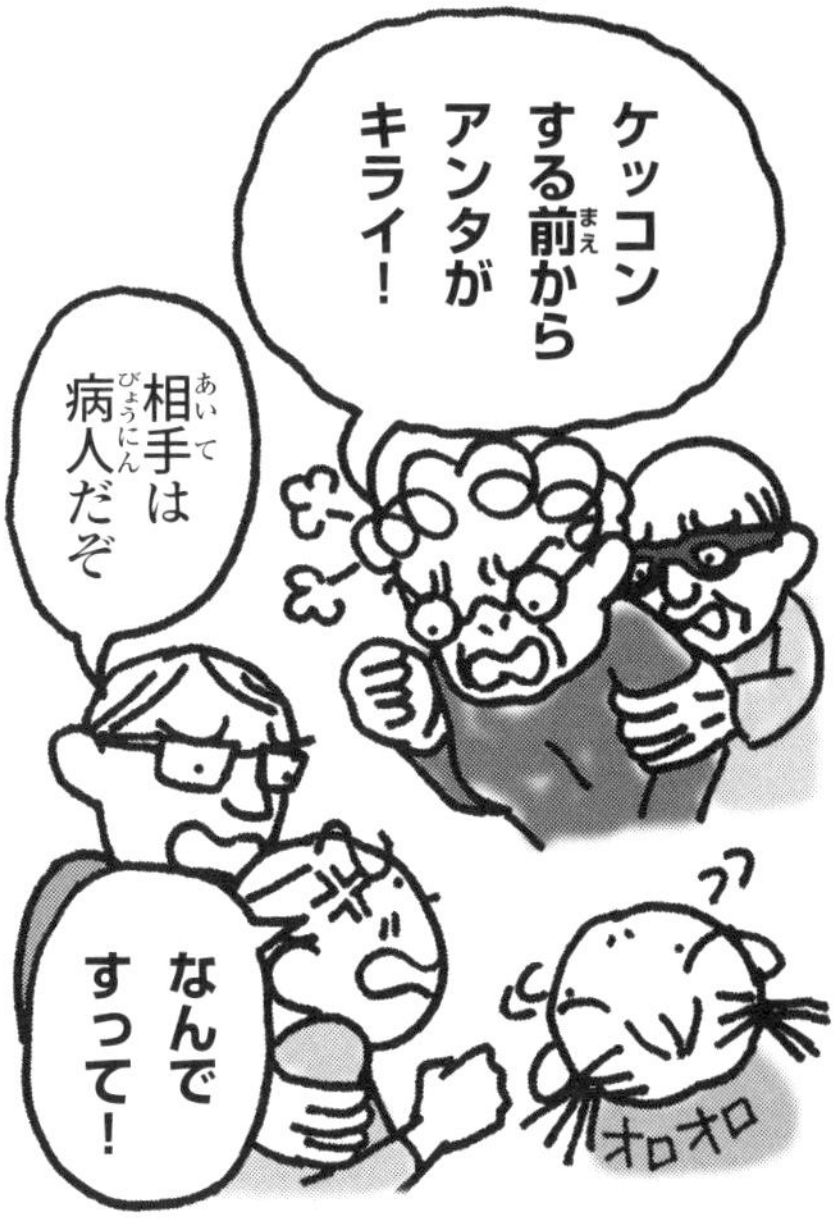
ケッコンする前《まえ》からアンタがキライ!
相手《あいて》は病人《びょうにん》だぞ
なんですって!
オロオロ

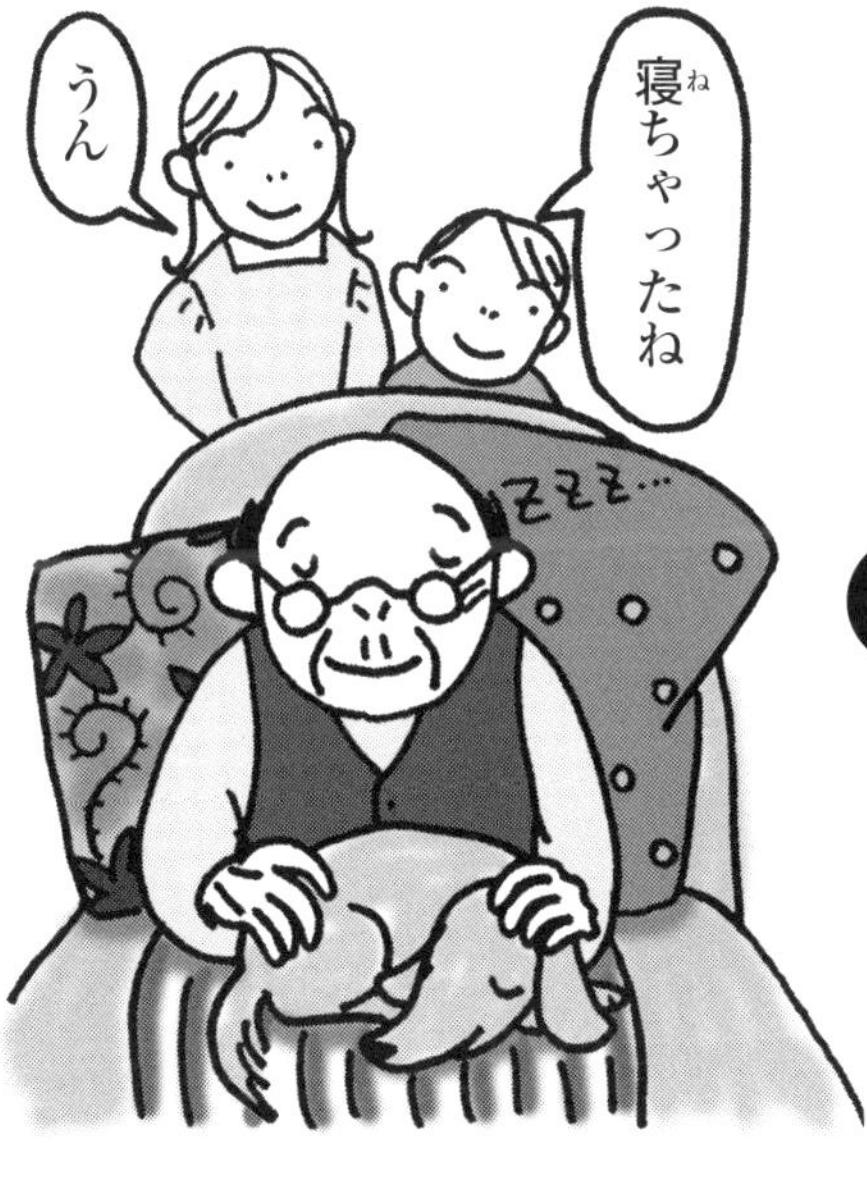
うん
寝《ね》ちゃったね

Q 「ぜったい認知症《にんちしょう》じゃない!」といいはるんです。認知症《にんちしょう》になってから、三年《さんねん》もたつのに!

A ある日《ひ》とつぜん、「アナタは認知症《にんちしょう》です」と診断《しんだん》されたら、どう思《おも》いますか？「ぜーったい、ちがう！認知症《にんちしょう》なんかじゃない！」といいますよね。それと同《おな》じです。認《みと》めたくない人《ひと》に、ムリヤリ認《みと》めさせても良《よ》くなるわけじゃないから、「認知症《にんちしょう》」と告《つ》げなくたっていいんですよ。

Q

ケータイ電話《でんわ》をかけてもおすボタンがわからなくてとれないんです。だから、ママがとりあげようとしたら、「やめて！これは、わたしの命《いのち》なの！」ってさけぶんですよ。おおげさでしょ？

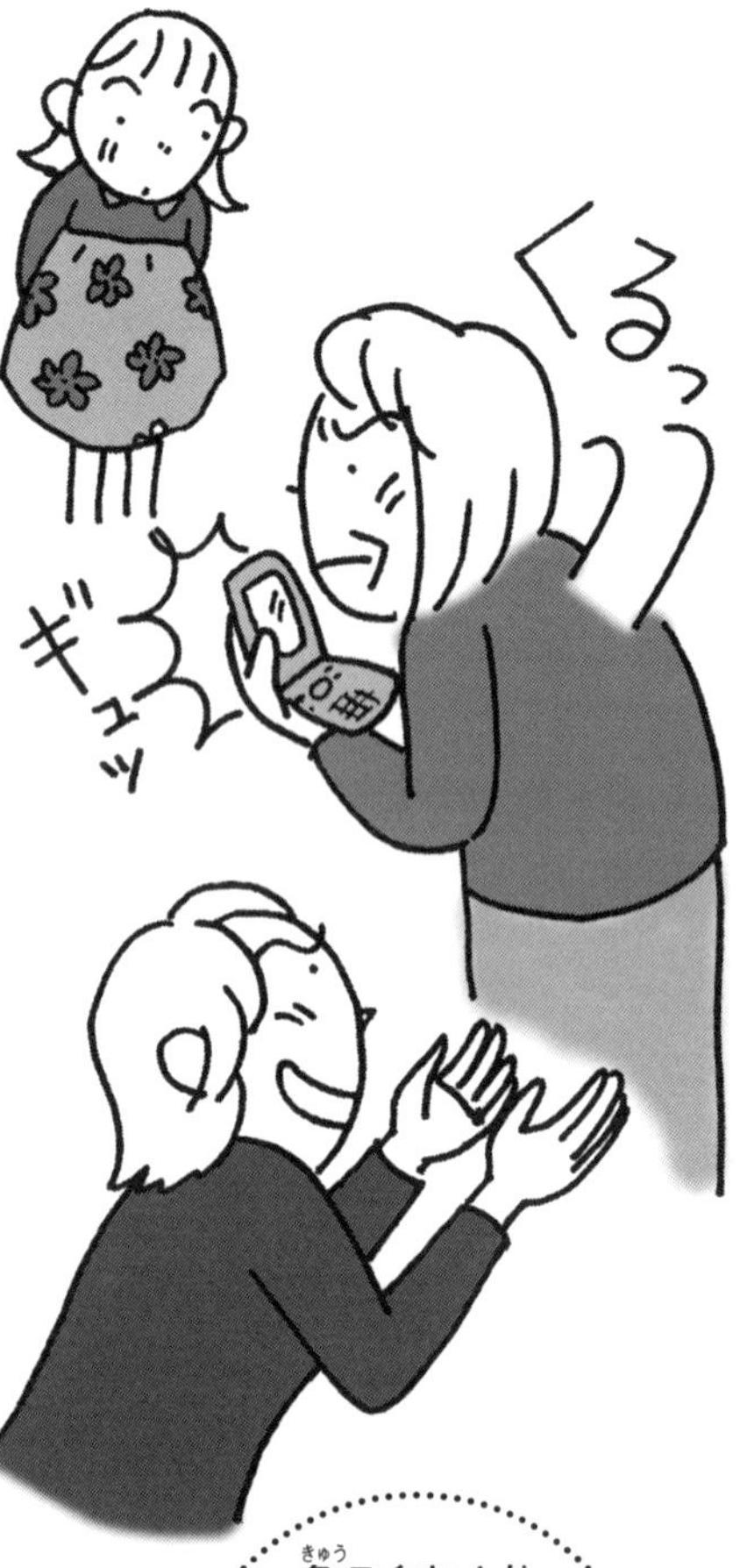

A

みんな、「ケータイがなかったら、生《い》きていけない！」といいますね。それと同《おな》じです。

ケータイ電話《でんわ》には、おともだち、こども、まご、ペットといっしょにとった写真《しゃしん》、電《でん》話番号《わばんごう》や住所《じゅうしょ》、メールアドレスがはいっているから、宝《たから》ものなんですね。

たとえ電話《でんわ》にでられなくても、折《お》り返《かえ》しかかってくるなら、それでいいのではありませんか？


ただし、あちこちに電話《でんわ》するようになったり、電話料金《でんわりょうきん》が高《たか》くなった場合《ばあい》はやめることをかんがえましょう。

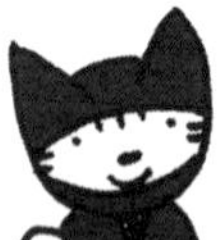

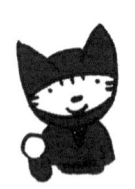

急《きゅう》にぐあいがわるくなったり、どこかへ行っちゃったときに、ケータイ電話《でんわ》をもっていてもらえば、安心ですよ。

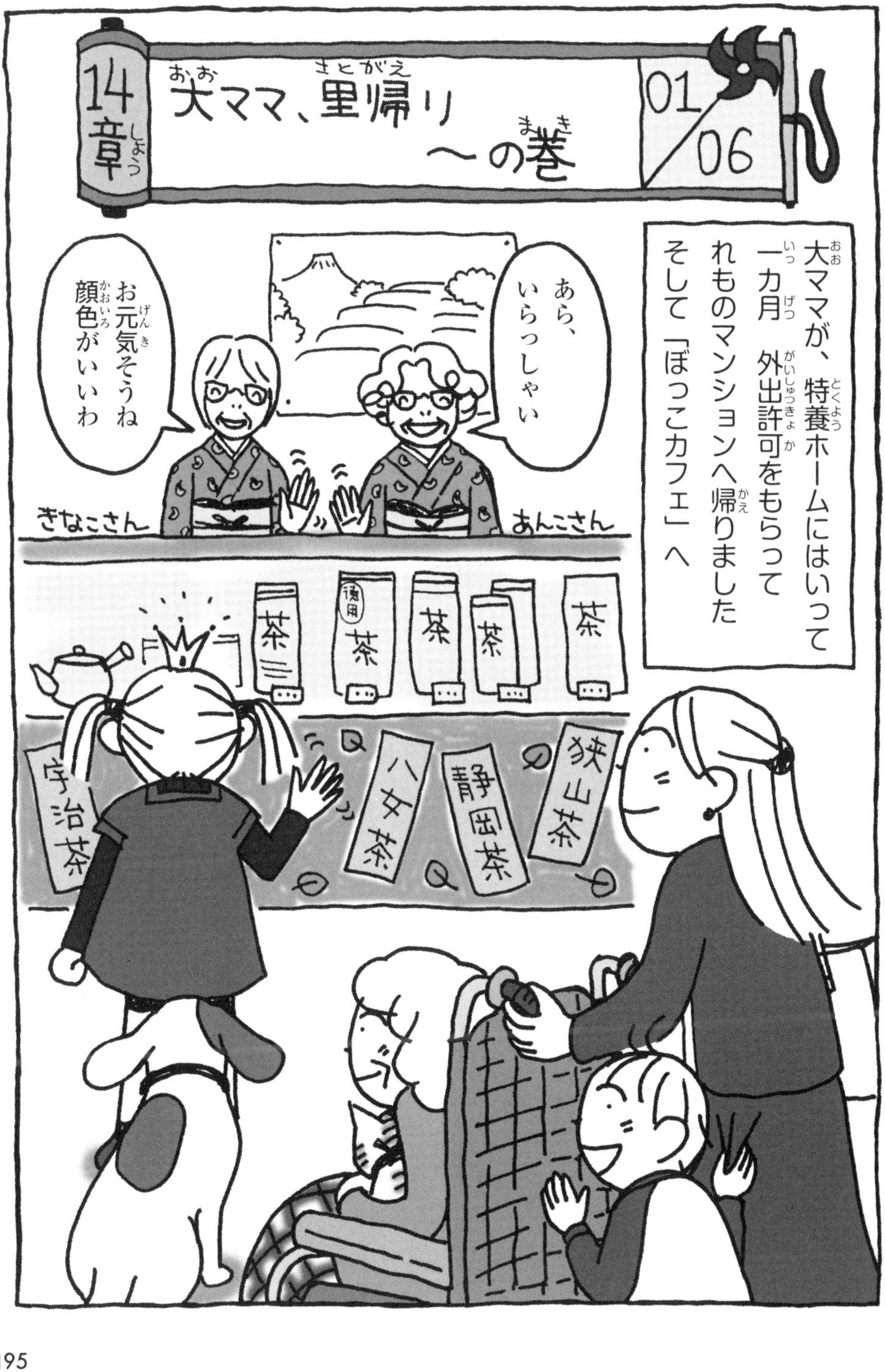
14章《しょう》
大《おお》ママ、里帰《さとがえ》り〜の巻《まき》
01/06
大《おお》ママが、特養《とくよう》ホームにはいって一《いっ》カ月《げつ》　外出許可《がいしゅつきょか》をもらってれものマンションへ帰《かえ》りましたそして「ぼっこカフェ」へ
あら、いらっしゃい
お元気《げんき》そうね顔色《かおいろ》がいいわ
きなこさん
あんこさん
徳用
茶
宇治茶
八女茶
静岡茶
狭山茶

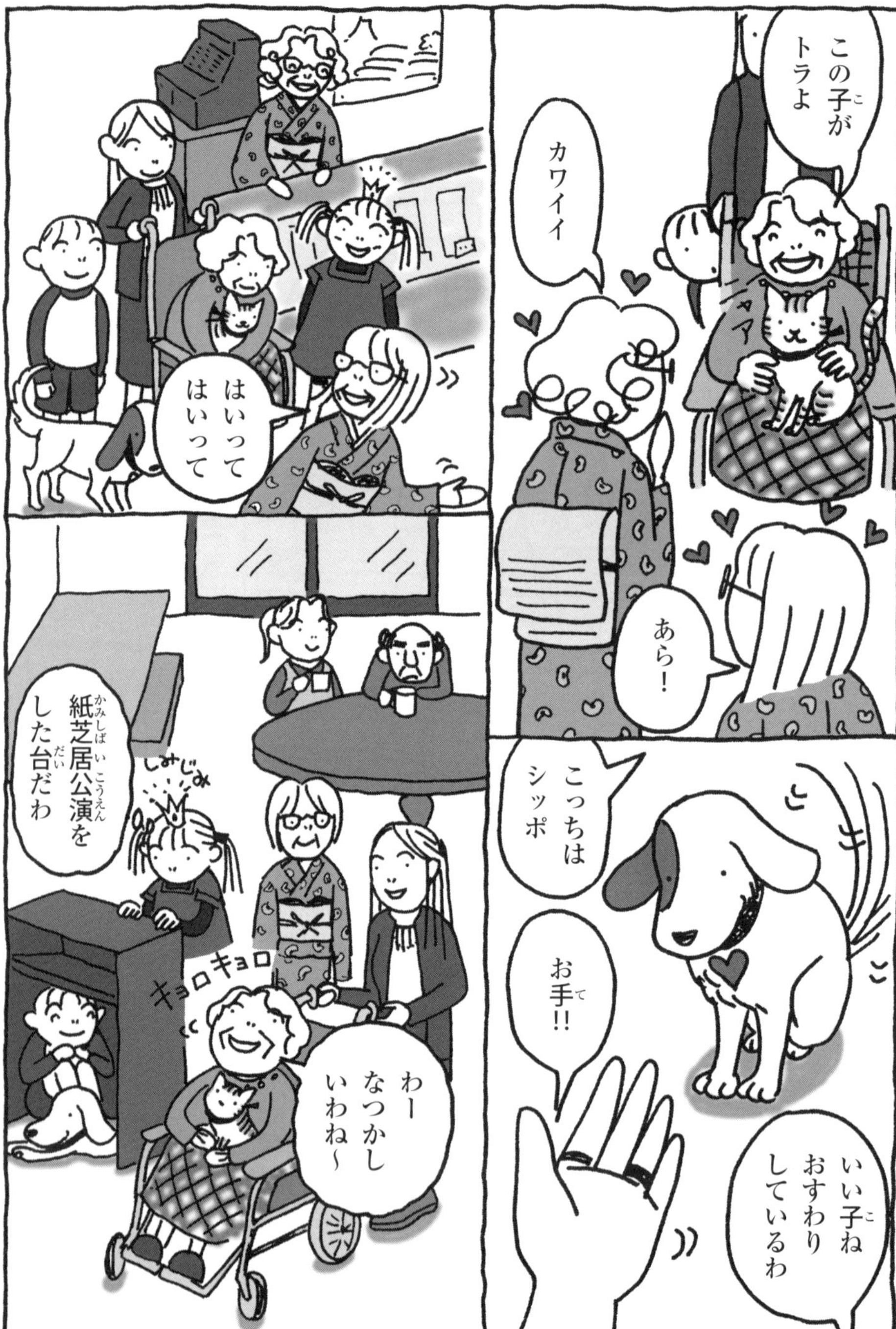
この子《こ》がトラよ
カワイイ
ニャア
あら!
はいって
はいって
こっちはシッポ
お手《て》!!
いい子《こ》ね
おすわりしているわ
紙芝居《かみしばい》公演《こうえん》をした台《だい》だわ
しみじみ
キョロキョロ
わー
なつかしいわね~

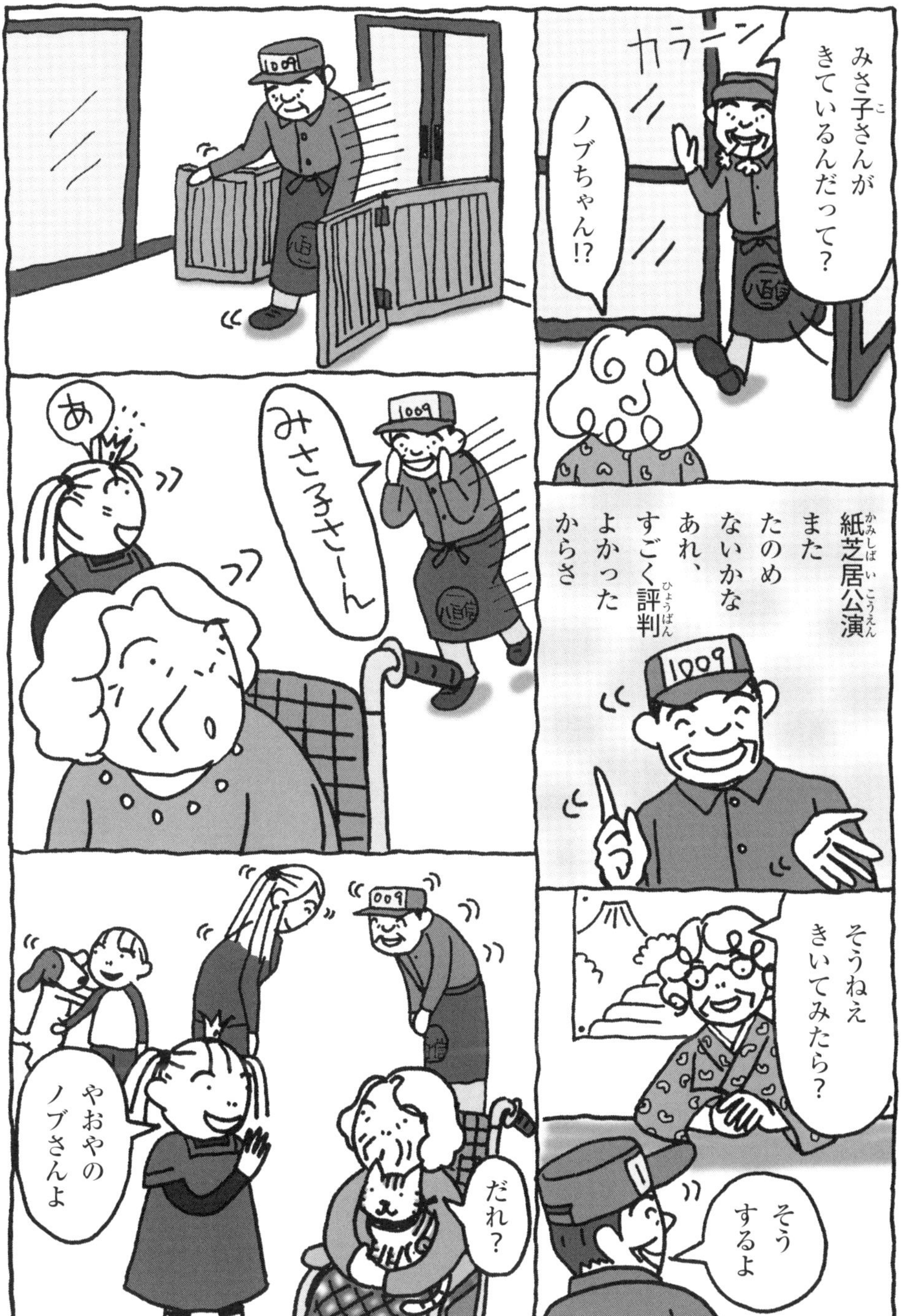
カラーン
みさ子《こ》さんがきているんだって?
ノブちゃん!?
あ
みさ子さーん
紙芝居《かみしばい》公演《こうえん》またたのめないかなあれ、すごく評判《ひょうばん》よかったからさ
そうねえきいてみたら?
そうするよ
だれ?
やおやのノブさんよ

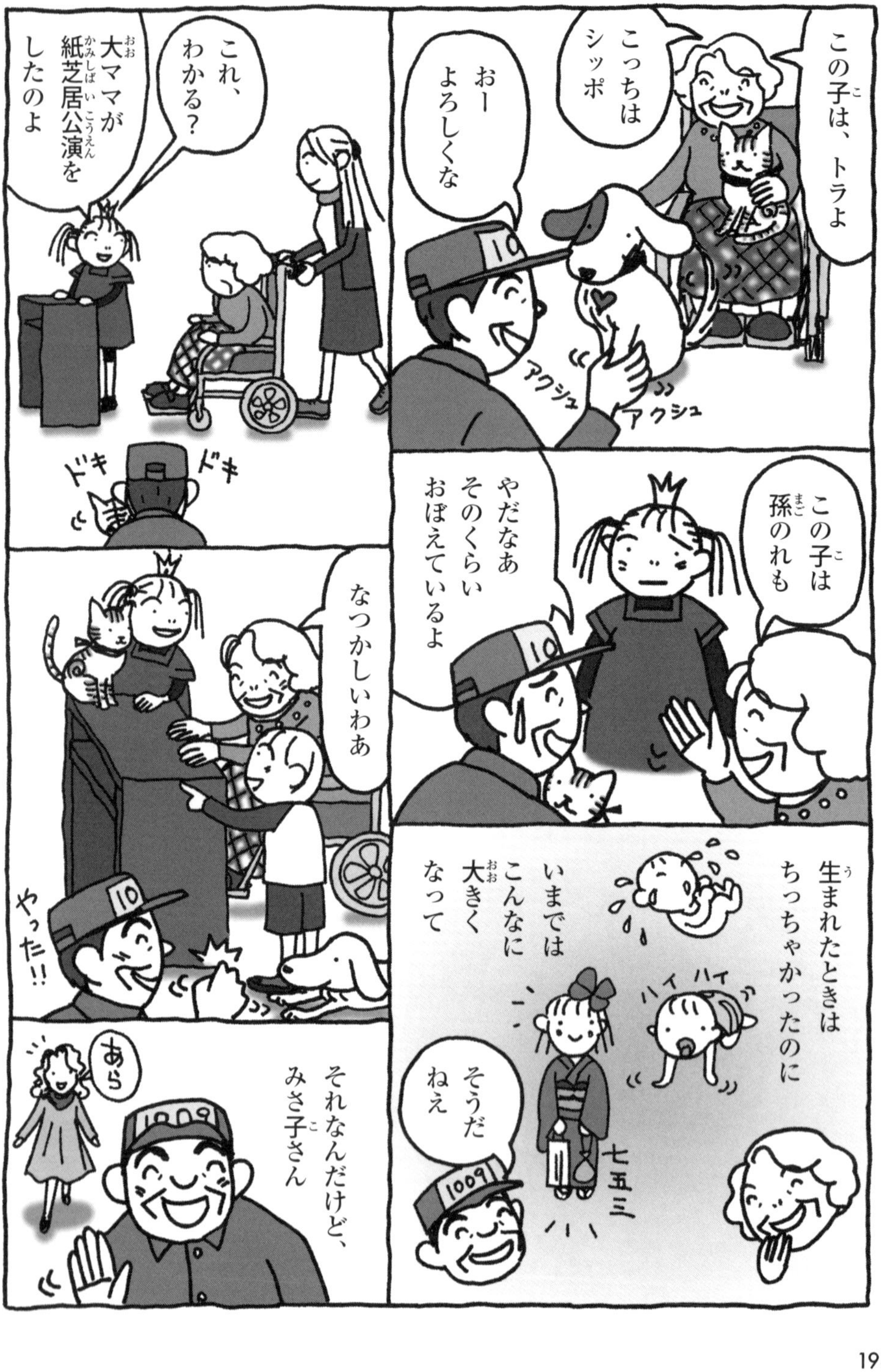
この子《こ》は、トラよ
こっちはシッポ
おーよろしくな
アクシュ
アクシュ
これ、わかる?
大《おお》ママが紙芝居《かみしばい》公演《こうえん》をしたのよ
ドキ
ドキ
この子《こ》は孫《まご》のれも
やだなあそのくらいおぼえているよ
なつかしいわあ
やった!!
生《う》まれたときはちっちゃかったのに
ハイハイ
いまではこんなに大《おお》きくなって
七五三
そうだねえ
あら
それなんだけど、みさ子《こ》さん

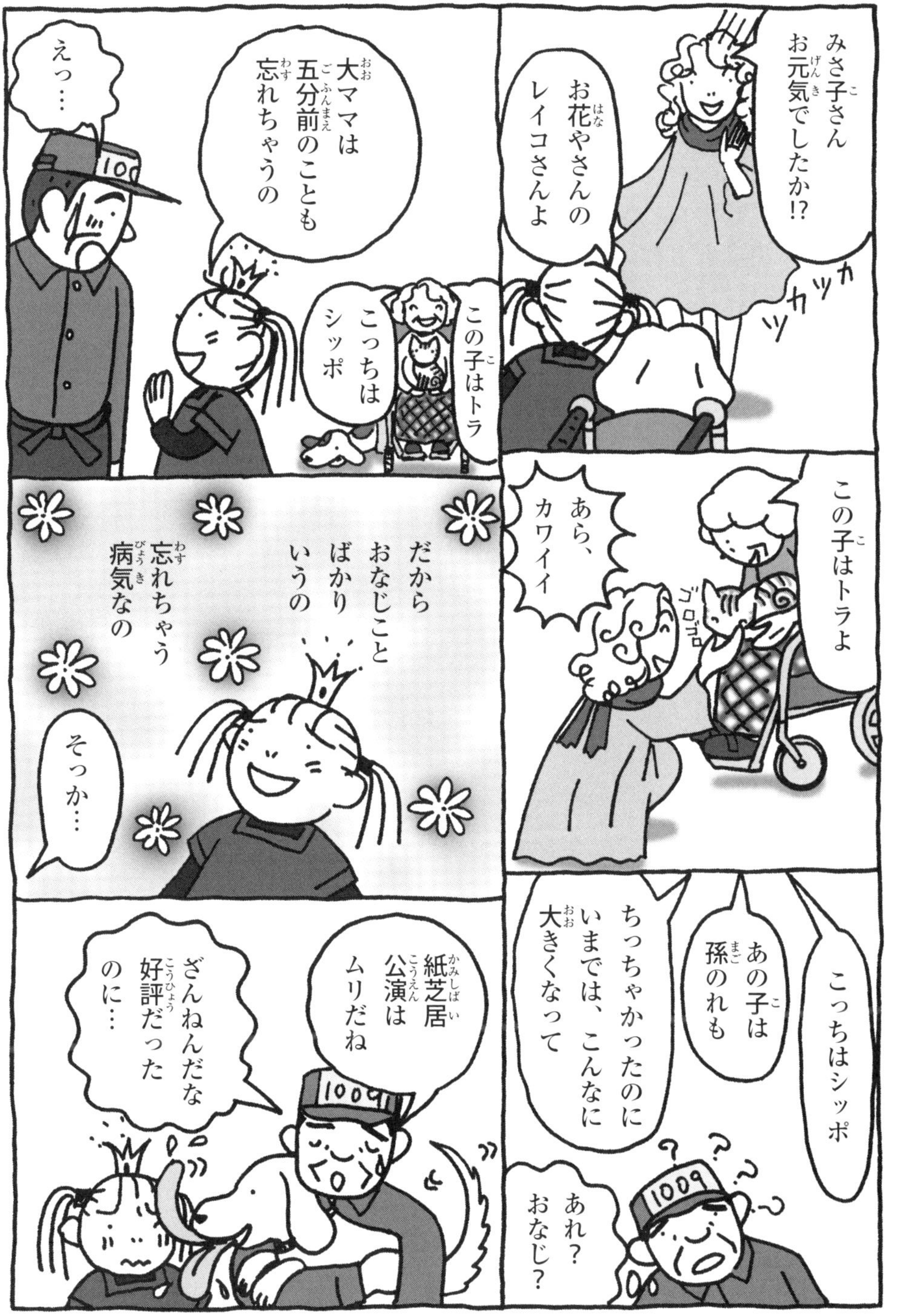
みさ子《こ》さん お元気《げんき》でしたか!?
お花《はな》やさんのレイコさんよ
ツカツカ
この子《こ》はトラ
こっちはシッポ
大《おお》ママは五分前《ごふんまえ》のことも忘《わす》れちゃうの
えっ…
この子《こ》はトラよ
あら、カワイイ
ゴロゴロ
だから おなじこと ばかり いうの 忘《わす》れちゃう 病気《びょうき》なの
そっか…
こっちはシッポ
あの子《こ》は 孫《まご》のれも
ちっちゃかったのに いまでは、こんなに 大《おお》きくなって
あれ？ おなじ？
紙芝居《かみしばい》 公演《こうえん》は ムリだね
ざんねんだな 好評《こうひょう》だった のに…

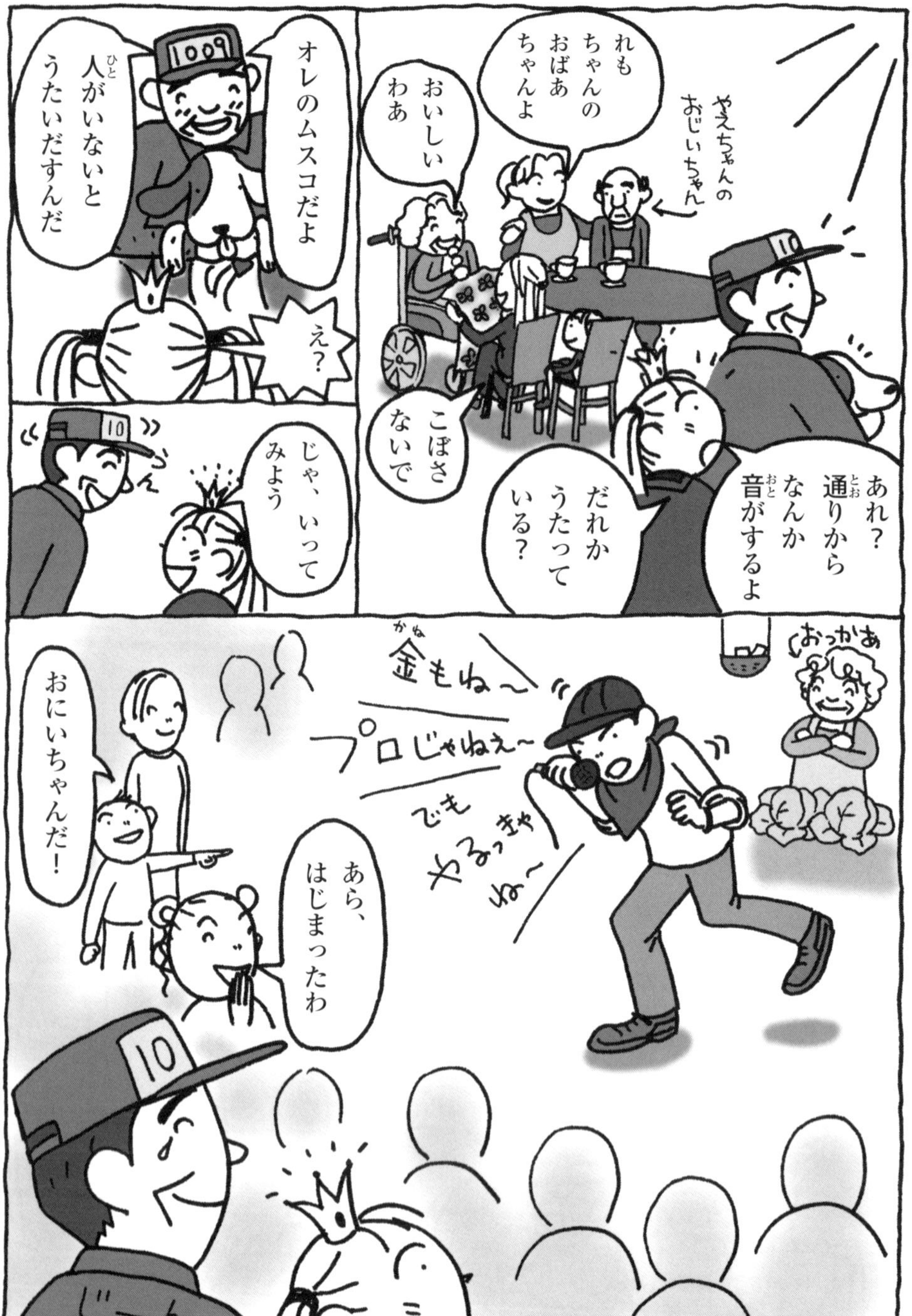
やえちゃんのおじいちゃん
れもちゃんのおばあちゃんよ
おいしいわあ
こぼさないで
あれ？通《とお》りからなんか音《おと》がするよ
だれかうたっている？
オレのムスコだよ
人《ひと》がいないとうたいだすんだ
え？
うん
じゃ、いってみよう
金《かね》もね〜
プロじゃねえ〜
でもやるっきゃね〜
おっかあ
あら、はじまったわ
おにいちゃんだ！
じーん

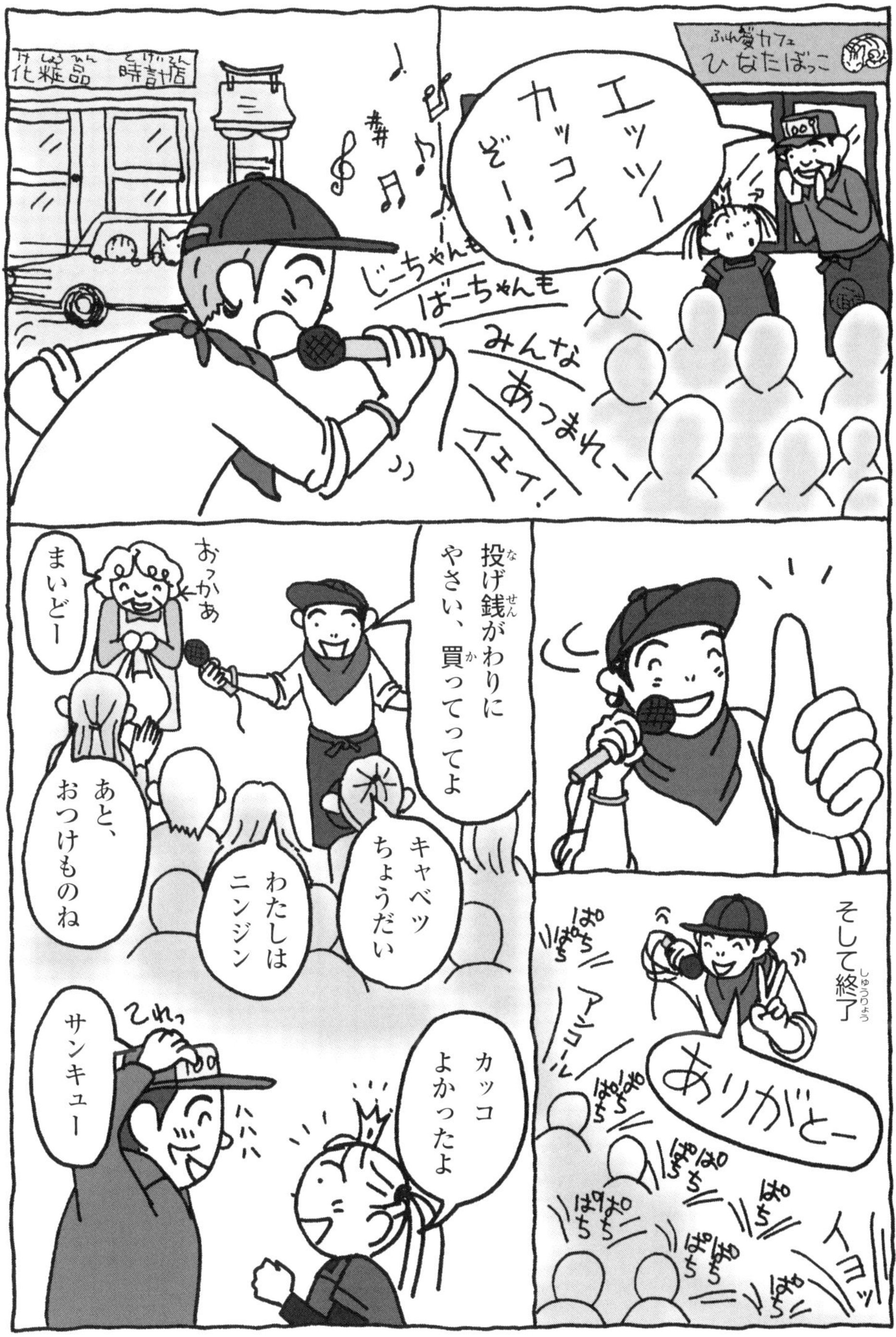
ふれ愛カフェ
ひなたぼっこ
化粧品《けしょうひん》　時計店《とけいてん》
エッツー
カッコイイ
ぞーー!!
じーちゃんも
ばーちゃんも
みんな
あつまれー
イエイ!
投げ銭《なげせん》がわりに
やさい、買《か》ってってってよ
おっかあ
まいどー
キャベツ
ちょうだい
わたしは
ニンジン
あと、
おつけものね
そして終了《しゅうりょう》
ぱちぱち
アンコール
ありがとー
ぱちぱち
イヨッ
カッコ
よかったよ
ハハハ
これっ
サンキュー

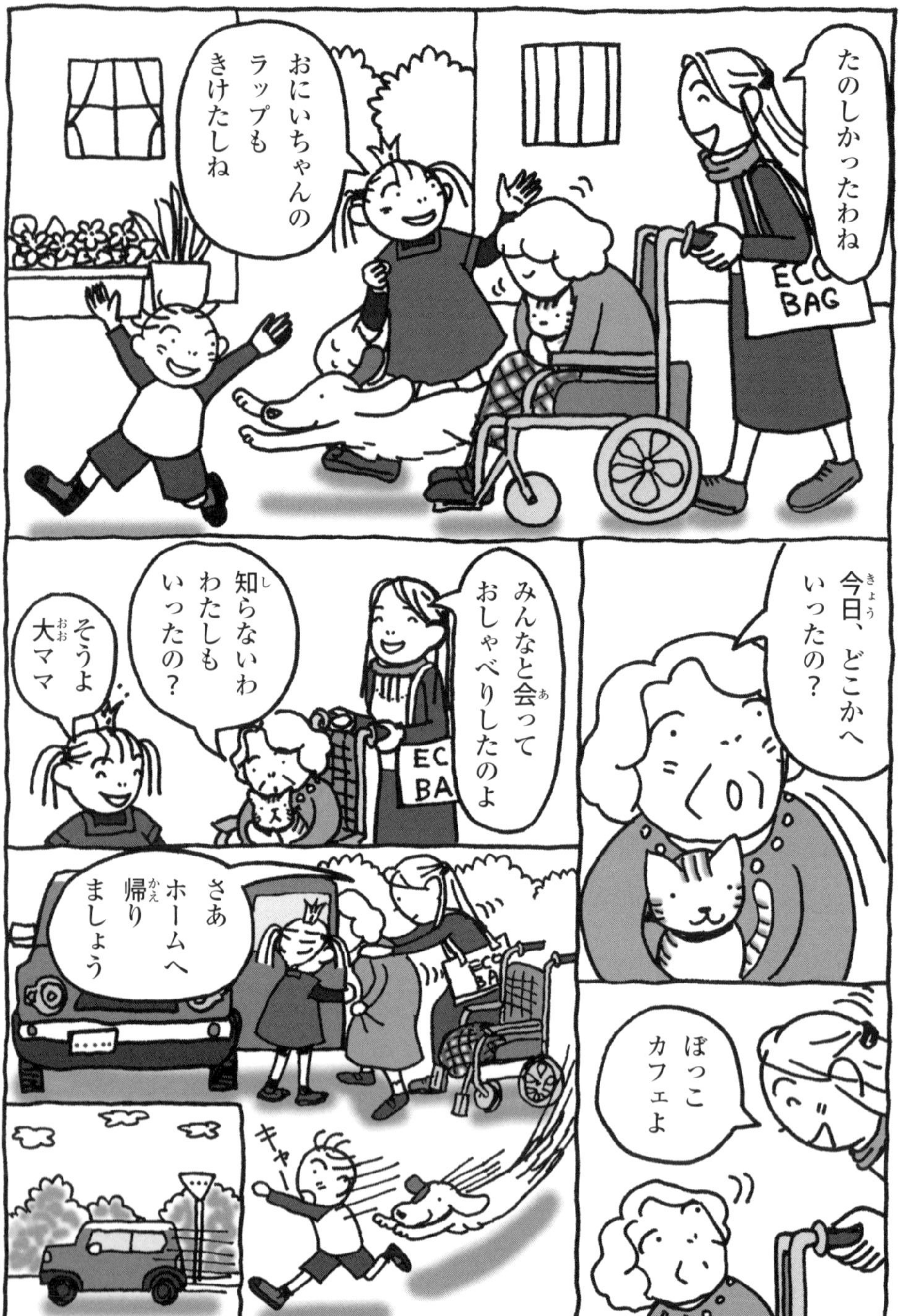
たのしかったわね
おにいちゃんのラップもきけたしね
今日《きょう》、どこかへいったの？
みんなと会《あ》っておしゃべりしたのよ
知《し》らないわわたしもいったの？
そうよ大《おお》ママ
ぼっこカフェよ
さあホームへ帰《かえ》りましょう
キャー！
ECO BAG

14　ぼっこカフェで、れもインタビュー

「ニンチショウ大使れもが、みなさんにおうかがいいたします。ノブさん、カフェの反響《はんきょう》はどうですか？　お客さん、いっぱいきますか？」

「すっごい盛況《せいきょう》だよ。はじめる前は、だれもこなかったらどうしようって、なやんでいたのがウソみたいだ」

「それはよかったですねえ」

「いやー、毎日カフェ関係《かんけい》でいそがしくてさ。テレビや新聞、雑誌《ざっし》の取材《しゅざい》がひっきりなしなんだよ」

「あー、それ、テレビの特集《とくしゅう》で見たことある！」

「あれ、見てくれたの？」

「うん、夕方のニュース番組でやってた」

「へへへ。おっかあが、服を選《えら》んでくれてさ、だからパリッとしてただろ？」

「きなこさん、あんこさんも、スーパーのおじさんも、花屋さんも、み～んな出てたね」

「そうなんだよ。みんなガチガチに緊張《きんちょう》しちゃってさ～あははは」

「ノブさんも、商店街《しょうてんがい》の人たちも有名人だね～」

「で、そのテレビを見たという人たちが、たくさんやってきてさ。自分の所にも作りたいっていうお役所とか、ＮＰＯ法人とかさ。テレビや雑誌《ざっし》の記者さんたちも来るよ。その応対《おうたい》にてんてこまいだよ。本業をする時間がないよ～」

「きなこさんはどうですか？」

「う～ん、そうねえ。まだ慣《な》れないからだと思うけど、店番していても、認知症《にんちしょう》のお客さんが来ると、とんでいっているの。わたし、介護士《かいごし》の資格《しかく》をもっているからね」

「一日中、とんでいくの？」

「ううん、ちがうわ。昼間は病気じゃない高齢《こうれい》者《しゃ》さんばかりだから、お世話の必要《ひつよう》はほとんどないの」

「え、なんで？　元気なのにカフェに来るの？」

「もう会社へも行かないでしょ？　一日中する

ことがないからね。カフェに行けば、だれかしらいて、おしゃべりしたり、将棋《しょうぎ》をさしたりできるから」

「そうか〜。お年よりになると働《はたら》く必要《ひつよう》がないんだ。考えなかった」

「とくに一人ぐらしだと、家にいたら一日中、人と話すこともないのよ。それが何日も、へたすりゃ何カ月もつづくのよ」

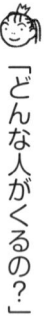

「そっかあ。早く学校へ行って！　早く食べて！　と言われると、うるさいなあ、と思うけど、ホントに一人になるとさびしいんだね」

「どんな人がくるの？」

「いろんな人よ〜。赤ちゃんから、お年よりまで。小学生のグループの時もあれば、高校生がうたたねルームの方で昼寝したり」

「へ〜。今度、やえちゃんたちと遊びにこよう」

「カラダがマヒして、杖《つえ》をついている方、車イスの方、認知症《にんちしょう》の方もいらっしゃるわよ。お世話しなきゃならない人たちは、デイサービスが終わってからくるわね。夕方四―五時くらい。でもご家族とか付《つ》き添《そ》いさんがいっしょだから、たいへんなことは、まだないわ」

「これから起こるかもしれない？」

「わからないわ。そのご家族が羽をのばせたらいいなって、そのために開いたカフェだもの」

「それでは、あんこさん、カフェをはじめてよかったなあ、と思うことはありますか？」

「みんなに、うちのお茶をのむとほっとするなって言われると、うれしくなるわ」

「よその商店街《しょうてんがい》の人たちも、見学にきますか？」

「それもあるわね。うちでもやりたいけど、予算がなくてって話が多いわねえ」

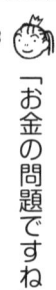

「お金の問題ですね」

「じつは、ぼっこカフェも毎日あけてるから、けっこうお金がかかるのよね。タバコ屋のおばあちゃんの遺産《いさん》で、空《あ》き店舗《てんぽ》をカフェに改装《かいそう》す

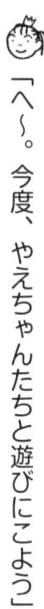

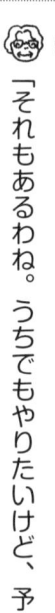

るまではできたけど、これからが問題だわ」

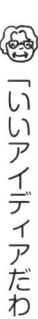

「利用者《りようしゃ》さんから、お金もらえば?」

「それができればいいんだけどねえ。みんな年金くらしだから、あまりもらえないのよ」

「じゃあ、どうするの?」

「区と交渉《こうしょう》して、助成金《じょせいきん》を出してもらうとか、利用者《りようしゃ》さんたちとなにかを売ったり」

「売るってなにを?」

「クッキーを焼《や》いたり、エコタワシを編《あ》んだり、家の不要品《ふようひん》でバザーをしたり、かなあ」

「古いオモチャとか売るのは?」

「いいアイディアだわ」

「ノブさん、ビッグニュースがあるんですよね?」

「そうなんだよ。うちの息子《むすこ》が店をつぐことになってさ。じつはさ、息子《むすこ》、『八百屋なんかやだ!』って言って、オレとケンカばかりで。大学を卒業《そつぎょう》してもプータローで」

「なにか夢《ゆめ》があったんですか?」

「ミュージシャンになりたいとさ」

「だから、歌ってたのね」

「そのころは、うちに寄《よ》りつかなくて、バイトざんまいさ。ミュージシャンで食べられるのかなあって心配してたんだ」

「おばさんはなんて?」

「おっかあ? あいつはさあ、そのうち熱《ねつ》がさめるから、のんびりまってりゃいいよって」

「おばさんは、どっしりかまえているんだね」

「それが、息子《むすこ》に店をつぐっていわれた時は、そりゃあ、びっくりしたよ。オレ、うれしくって泣《な》いちゃったよ」

「ハッピーエンドだね〜泣《な》けるね〜……『れものパパとママは編集者《へんしゅうしゃ》。れももそういう道に進むのかなあ。その時、パパとママはよろこぶのかなあ……』ぎんのすけくんのパパも来るんでしょ?」

「精神科医《せいしんかい》の蔵田《くらた》先生か。毎週火曜日に来てくれるよ。みんな診《み》てもらいたいから、その日はすっごい混雑《こんざつ》さ」

「へ〜、そうなんだ」

「蔵田《くらた》先生は、ハンサムなうえにやさしいから大人気だよ」

そこへ、ノブさんの息子《むすこ》エッツ（悦郎《えつお》）登場！

「エッツさん、八百屋さんをつがれるとか？」

「そうなんすよ。八百屋って、みんなの血となり肉となる野菜《やさい》を売るんだって気づいたら、すばらしい商売なんだなあって。オレがやるからには、まず、黒を基調《きちょう》に店をリフォームする！　店の名前も変《か》える！」

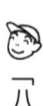

「なんて？」

「八百信《しん》なんて古くさいのはやめて、エッツ・マルシェ。名前入りのユニフォームも作ってさ、店内には音楽をながす」

「ラップ・ミュージック？」

「いやいや、ヒーリング・ミュージックとかジャズとか。あ、オンラインショップもやろうと思ってさ」

「なにを売るんですか？　野菜《やさい》？」

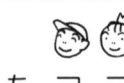

「野菜《やさい》は鮮度《せんど》が落ちるから、うちの野菜《やさい》で作ったピクルスとか、野菜《やさい》ジャム、おっかあの漬《つ》け物《もの》なんかを考えているんだ」

「わーお、楽しみ！　これからは本格的《ほんかくてき》に八百屋さんなんですね」

「ちがうよ〜オレの本業はミュージシャンだよ。ふれ愛《あい》カフェの曲作ったから、歌詞《かし》もいれといてよ」

「では、最後《さいご》にそれを記して、終わりにしましょう。みなさんありがとうございました」

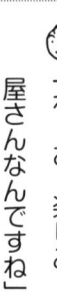

ぼっこカフェのテーマ

作詞《さくし》：エッツ

お金《かね》もねえ、
プロじゃねえ、
やるっきゃね〜！

前《まえ》に進《すす》むしかねえ、
今《いま》しかねえ、
やるときゃやるよ〜！

ばーちゃん、じーちゃん、
こどももおとなも、あつまれぇ〜
ここで楽《たの》しもうぜ、イエィ！

ふれ愛《あい》カフェ　ひなたぼっこ
心《こころ》もぽかぽか、サイコーだぜ〜
みんな行《い》こうぜ〜、イエイ！

Q

たべられなくなって、げっそりやせて、お医者《いしゃ》さんにもう長《なが》くないといわれました。おばあちゃんと、もう会《あ》えなくなるなんて、かんがえられません！

五分前《ごふんまえ》に話《はな》したことを忘《わす》れても、生《い》きていてほしいです！

A

認知症《にんちしょう》になると、脳《のう》からの指令《しれい》がうまくいかなくなってきます。

食《た》べて消化《しょうか》するというのは、かなりエネルギーをつかうし、ごっくんとのみこむ「嚥《えん》下作用《げさよう》」がうまくいかなくなります。

みんなが、なにもかんがえずにできていることが、できなくなるのです。

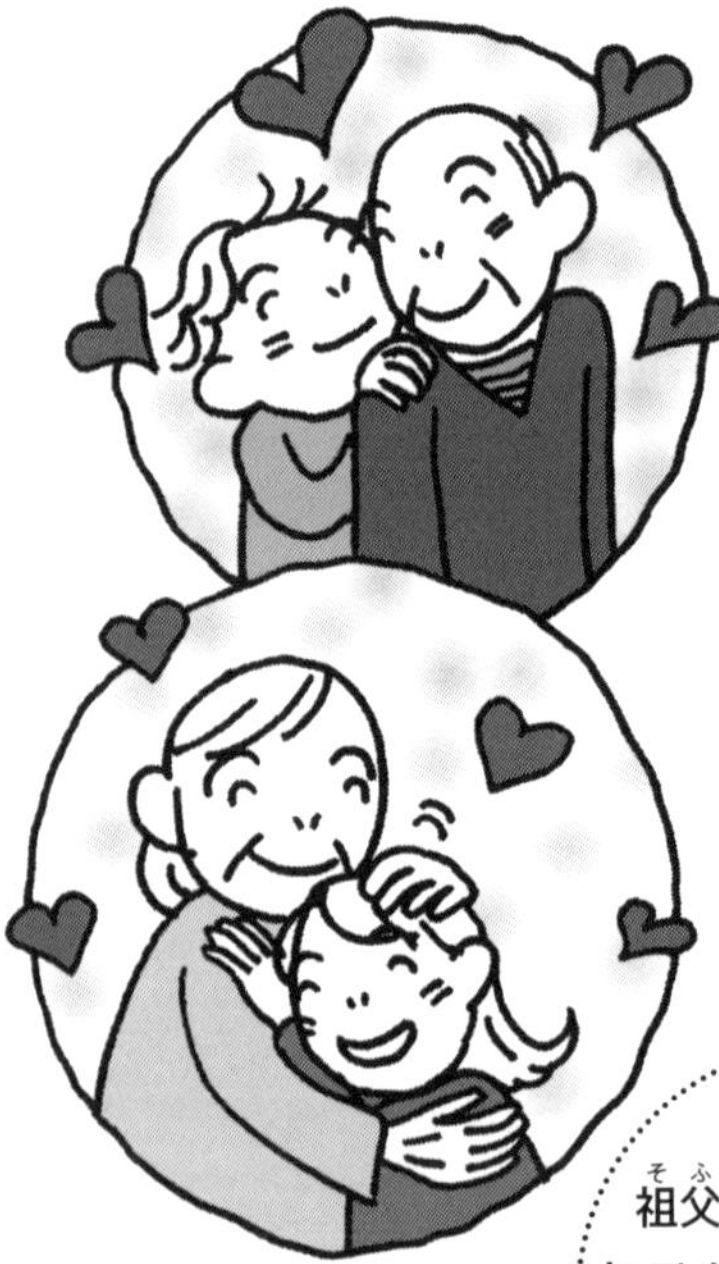

人《ひと》は、いつまでも
生《い》きていることは
できません。いつかは死《し》んで
いくものです。長生《んがい》きして
くれて、ありがとう
という気持《きも》ちを
もちましょう

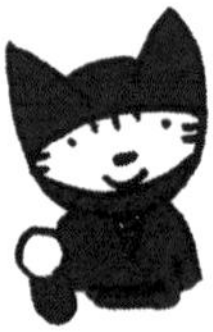

子《こ》のない人《ひと》はいても、
親《おや》のない人《ひと》はいません。
祖父母《そふぼ》がいて、父母《ふぼ》がいて、
じぶんがいる、
命《いのち》は、脈々《みゃくみゃく》とつづいて
います

祖父母《そふぼ》がいなければ、
じぶんはいないのです。
そのことを忘《わす》れないで
くださいね

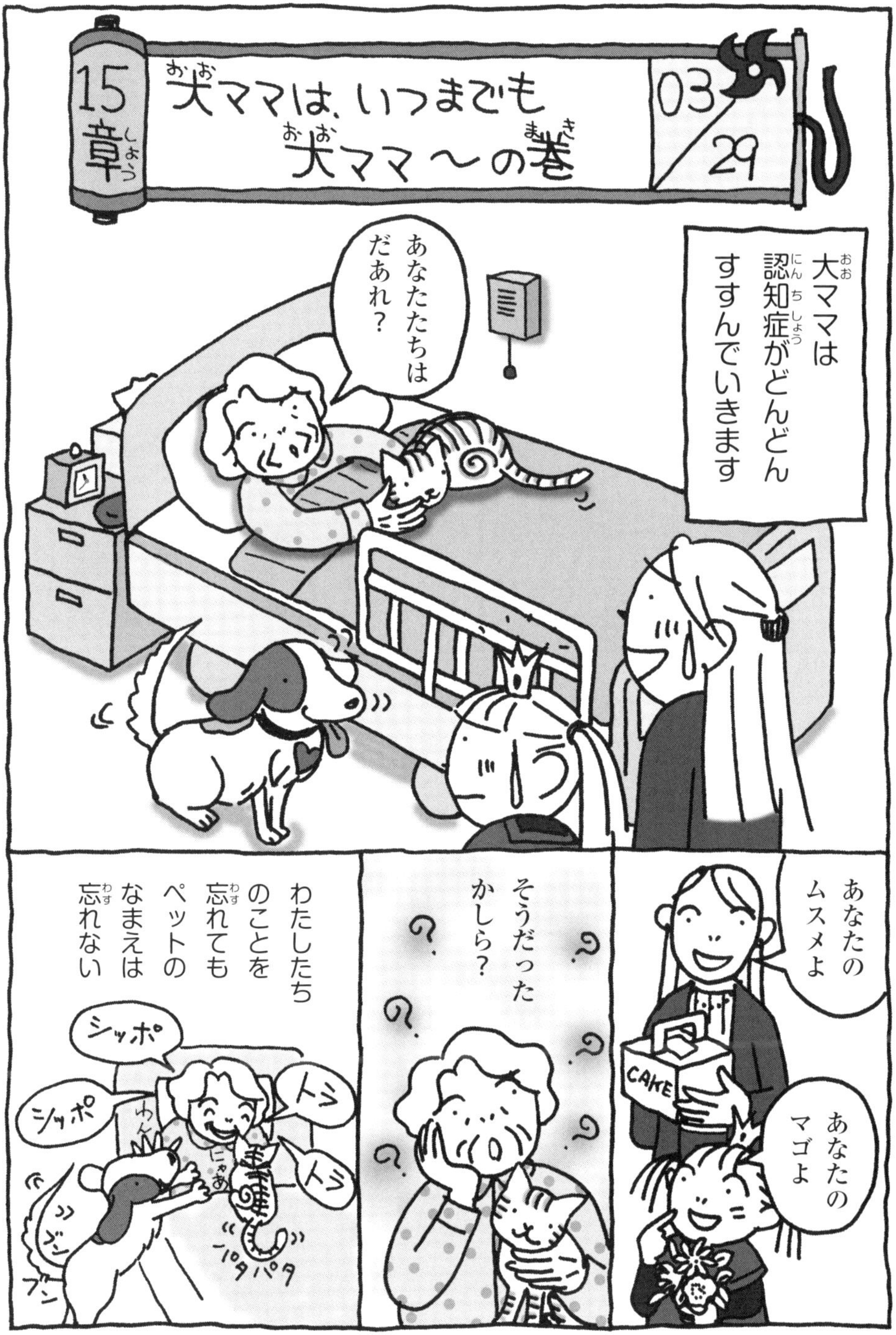
15
章《しょう》
大《おお》ママは、いつまでも大《おお》ママ〜の巻《まき》
03/29
大《おお》ママは認知症《にんちしょう》がどんどんすすんでいきます
あなたたちはだあれ？
あなたのムスメよ
あなたのマゴよ
CAKE
そうだったかしら？
わたしたちのことを忘《わす》れてもペットのなまえは忘《わす》れない
シッポ
トラ
シッポ
トラ
わん
にゃあ
ブンブン
パタパタ

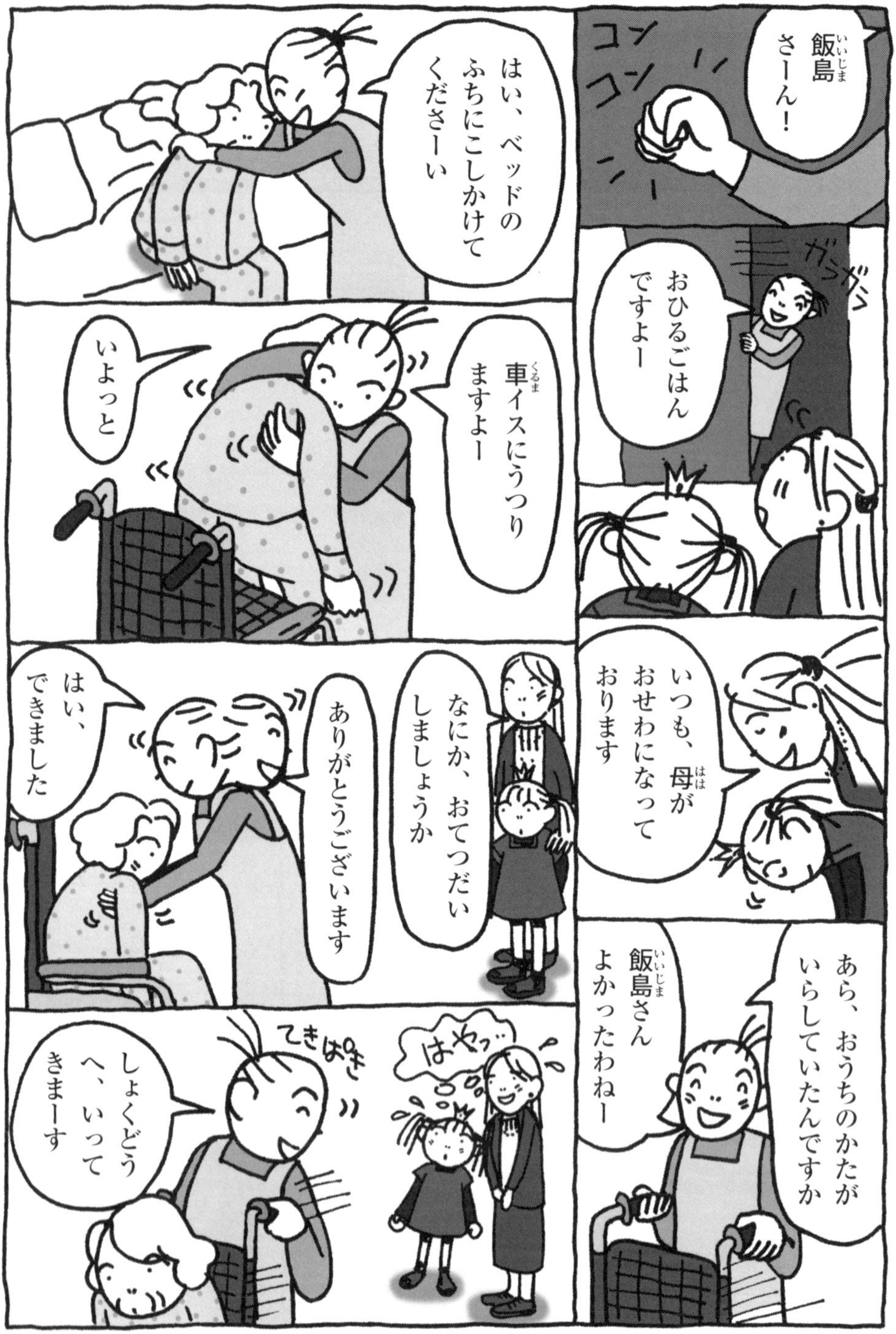
飯島《いいじま》さーん！
コンコン
ガラガラ
おひるごはんですよー
いつも、母《はは》がおせわになっております
あら、おうちのかたがいらしていたんですか
飯島《いいじま》さんよかったわねー
はい、ベッドのふちにこしかけてくださーい
車《くるま》イスにうつりますよー
いよっと
なにか、おてつだいしましょうか
ありがとうございます
はい、できました
しょくどうへ、いってきまーす
てきぱき
はやっ…

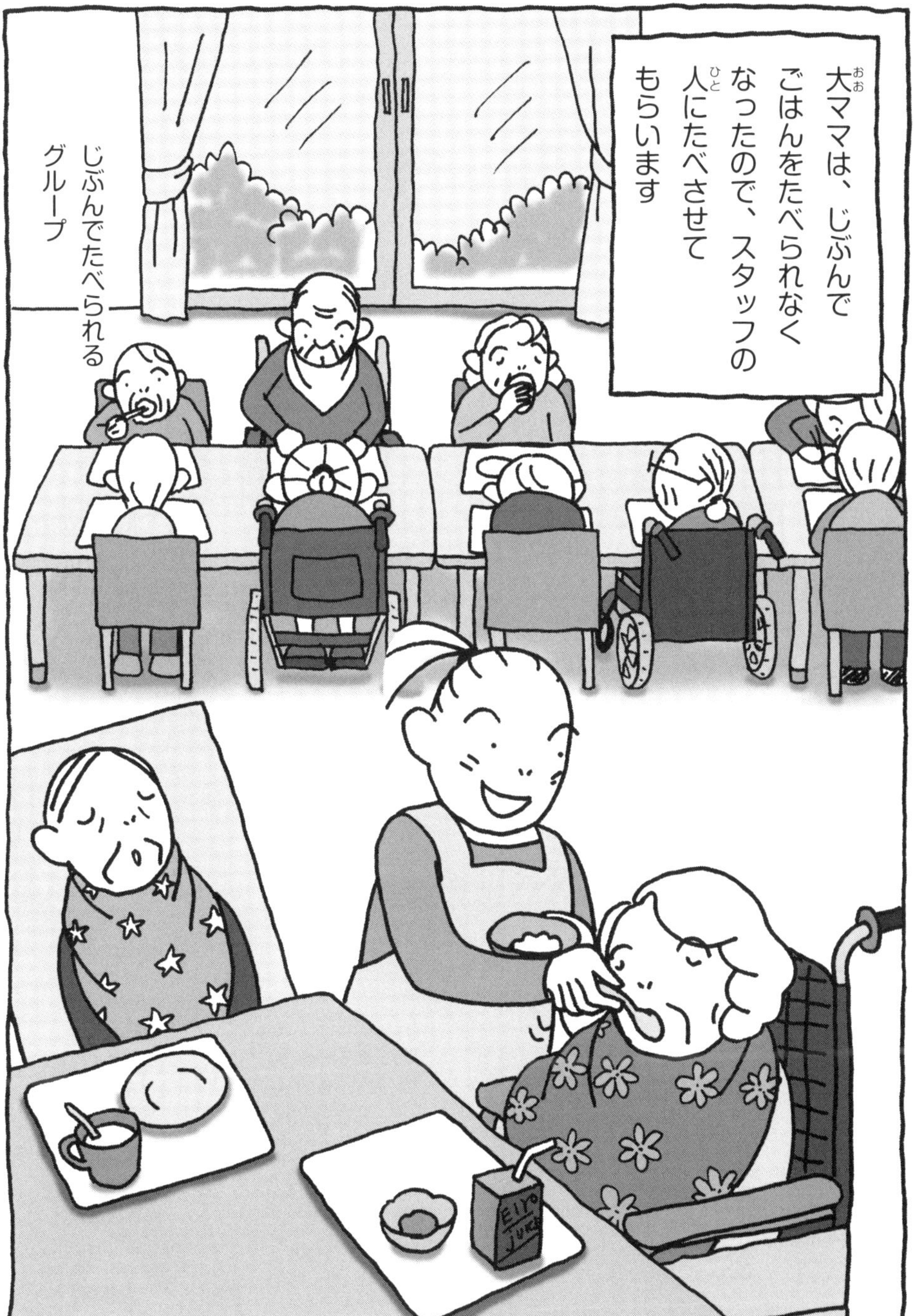
大《おお》ママは、じぶんでごはんをたべられなくなったので、スタッフの人《ひと》にたべさせてもらいます
じぶんでたべられるグループ
EIYO JUICE

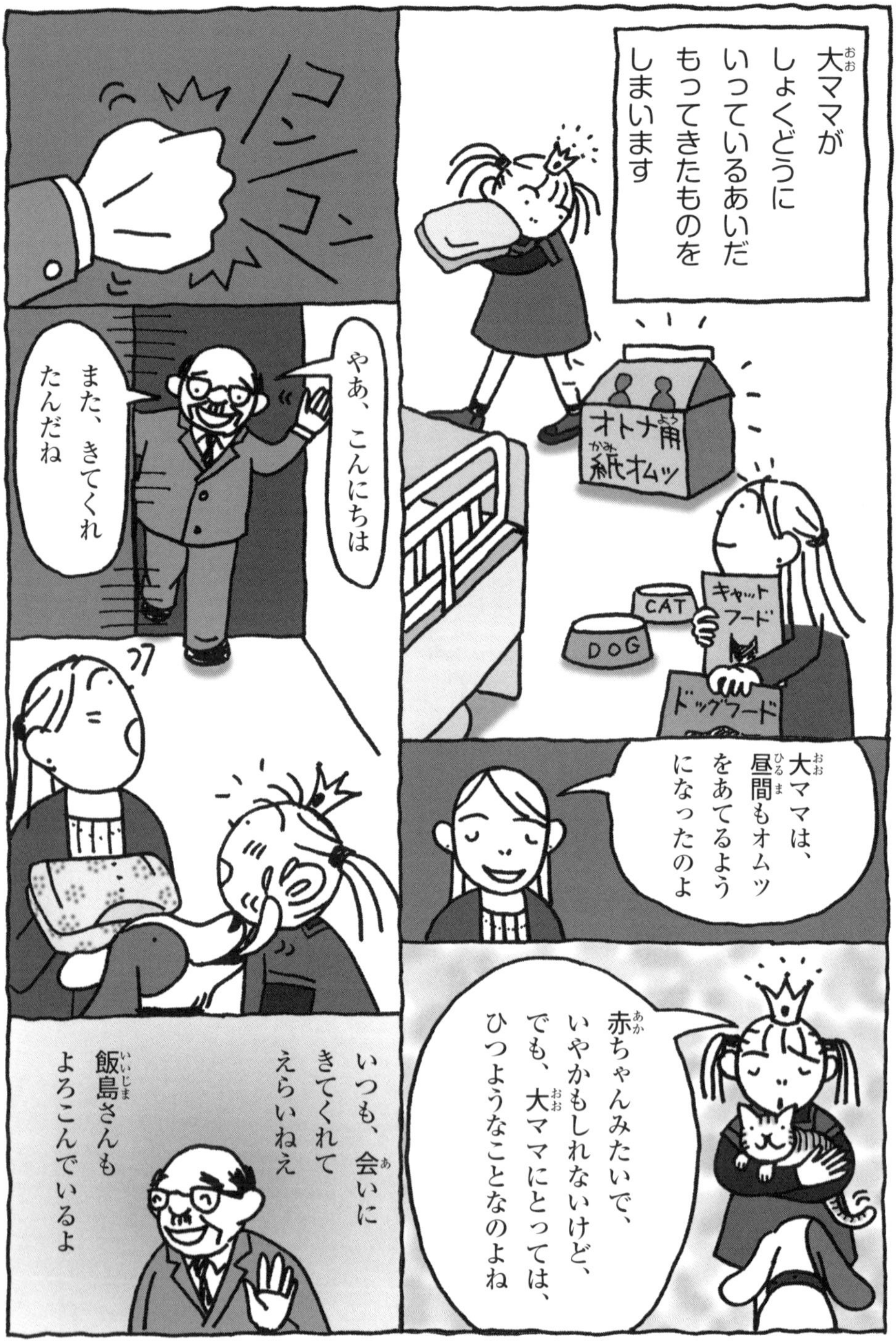
大《おお》ママが
しょくどうに
いっているあいだ
もってきたものを
しまいます
コンコン
オトナ用《よう》
紙《かみ》オムツ
キャットフード
CAT
DOG
ドッグフード
やあ、こんにちは
また、きてくれたんだね
大《おお》ママは、
昼間《ひるま》もオムツ
をあてるよう
になったのよ
赤《あか》ちゃんみたいで、
いやかもしれないけど、
でも、大《おお》ママにとっては、
ひつようなことなのよね
いつも、会《あ》いに
きてくれて
えらいねえ
飯島《いいじま》さんも
よろこんでいるよ

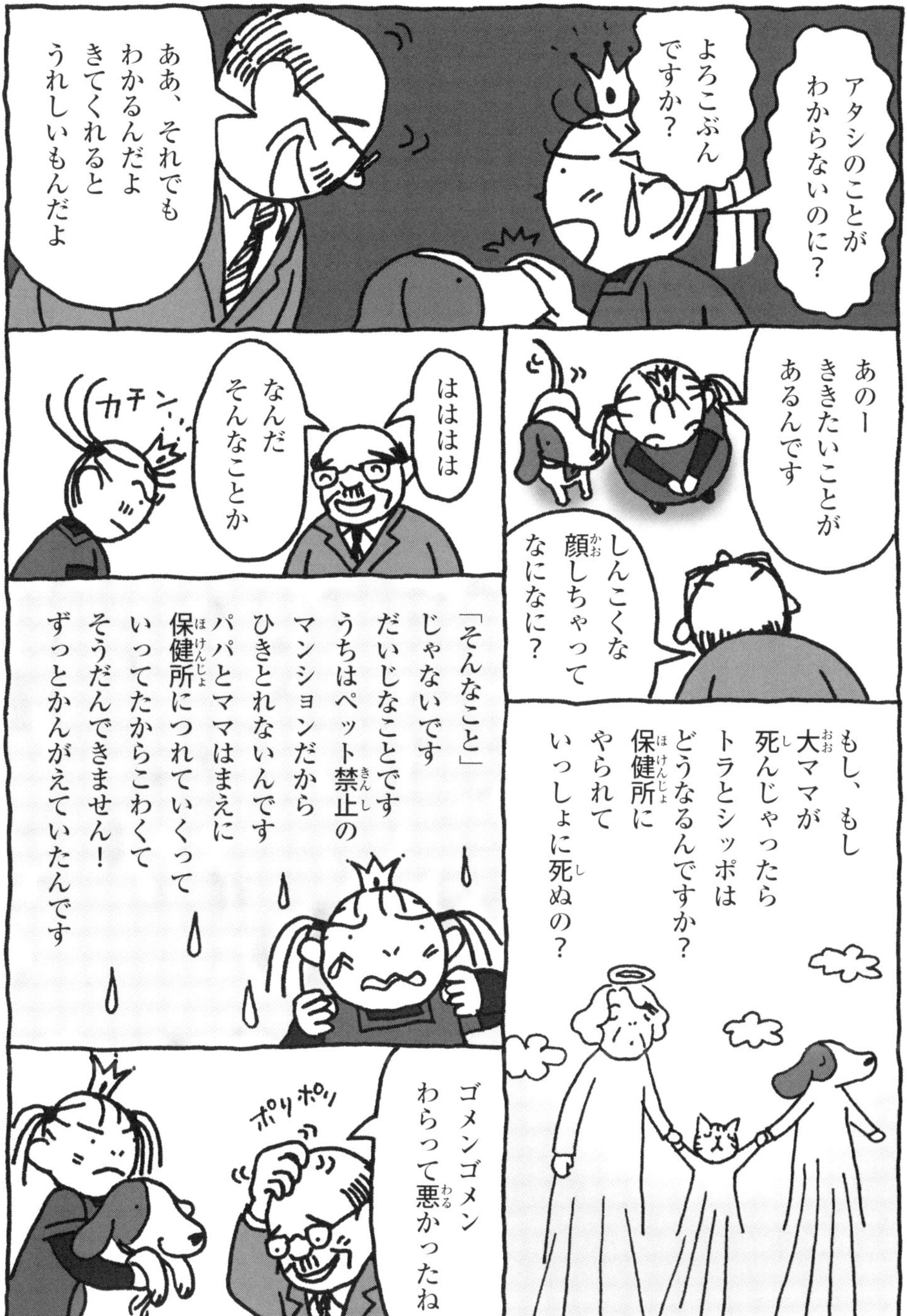
アタシのことがわからないのに？
よろこぶんですか？
ああ、それでもわかるんだよきてくれるとうれしいもんだよ
あのーききたいことがあるんです
しんこくな顔《かお》しちゃってなになに？
ははは
なんだそんなことか
カチン
もし、もし大《おお》ママが死《し》んじゃったらトラとシッポはどうなるんですか？保健所《ほけんじょ》にやられていっしょに死《し》ぬの？
「そんなこと」じゃないですだいじなことですうちはペット禁止《きんし》のマンションだからひきとれないんですパパとママはまえに保健所《ほけんじょ》につれていくっていってたからこわくてそうだんできません！ずっとかんがえていたんです
ゴメンゴメンわらって悪《わる》かったね
ポリポリ

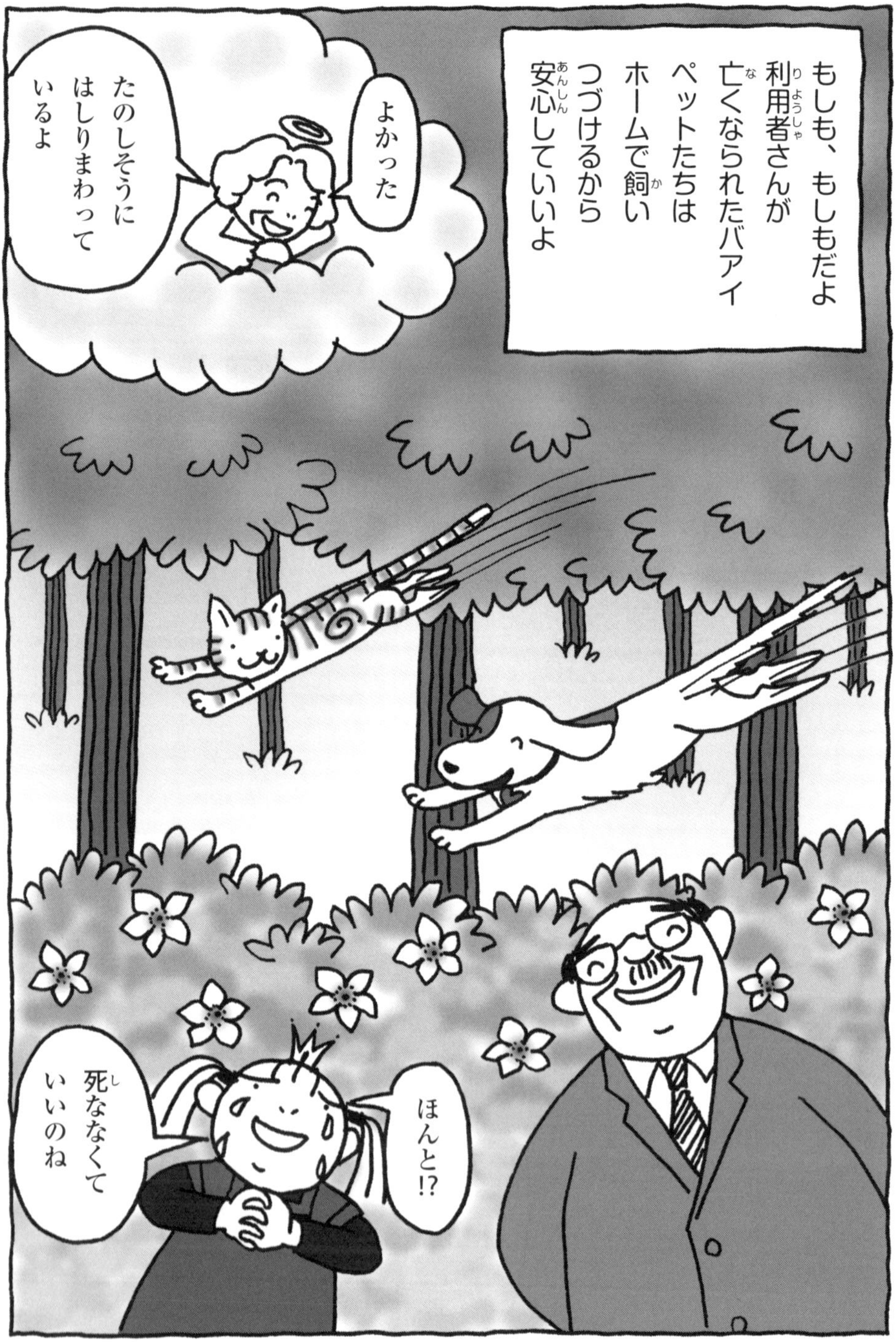
もしも、もしもだよ
利用者《りようしゃ》さんが
亡《な》くなられたバアイ
ペットたちは
ホームで飼《か》い
つづけるから
安心《あんしん》していいよ
よかった
たのしそうに
はしりまわって
いるよ
ほんと!?
死《し》ななくて
いいのね

15 施設長《しせつちょう》に、れもインタビュー

ここ数年で、ペットといっしょに入れる老人《ろうじん》ホームは、ふえてきました。ざんねんながら入居者《にゅうきょしゃ》さんが亡《な》くなられた場合、引きとってください（ペットを帰される）というホームがほとんどです。

愛犬のゆく末が心配で病院に行かないでいたら、ガンが悪化して亡くなられた高齢者《こうれいしゃ》さんがいます。愛猫《あいびょう》をおいて、老人《ろうじん》ホームに入るふんぎりがつかない高齢者《こうれいしゃ》さんもいます。ペットは家族ですから、いっしょにいるのがアタリマエですね。

「ニンチショウ大使れもが、日本でたった一カ所という、『ペットと入居《にゅうきょ》できる特養ホーム さくらの里山科』の施設長《しせつちょう》、若山三千彦さんにおうかがいいたします」

「うちには、保護犬《ほごけん》もいるんですよ」

「えっ、ホゴケン？　それ、なんですか？」

「保健所で死ぬ運命だった子です。ほかに、東日本大震災《だいしんさい》で飼主《かいぬし》とはなればなれになった子もいます」

「えぇっ!?　それはスゴイことです！」

「ははは」

「でも、イヌやネコの、オシッコ・ウンチの片づけはたいへんじゃないですか？」

「ぜんぜん！　人間にくらべたら、量も少ないし、トイレの片づけなら慣《な》れたもんですよ」

「力強いオコトバ！　たしかに、老人《ろうじん》ホームだとトイレの片づけが多いですもんね」

「うちでは、ベッドにもいっしょに入っていいんですよ」

「ええっ？　それはスゴイ！　ネコやイヌにとっても、すごくウレシイことですね」

「ただし、ごはんの時間の時だけは別にしています」

「なぜですか？」

「ほしがるからです。人間の食べ物は、イヌやネコにとっては味《あじ》が濃《こ》いからね。イヌやネコの健康《けんこう》を考えてのことなんですよ。あと、イヌのおやつも寒天《かんてん》とかにしています。太るからね」

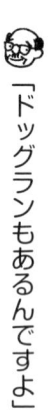

「なるほど～。ヘルシーなんですね」

「ドッグランもあるんですよ」

これもは、施設長《しせつちょう》のあとをついて歩き、窓《まど》の外を見ました。

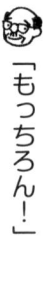

「どれどれ。あ、草地で、広いじゃないですか！」

「一日に五回は、行ってますよ。朝夕の散歩は別で、ふつうの道を歩かせます」

「え？　毎回、イヌの足をふくんですか？」

「もっちろん！」

「でも、七回もたいへんじゃないですか？」

「ぜ～んぜん！」

「そっかあ、イヌにとって理想的なところですね」

「まあね、イヌに聞いたわけじゃないから、わからないけど。ははは」

「こういう所が、たくさんあったらいいですね」

マンガは、ストーリー・内装《ないそう》などフィクションですが、こちらはリアルに存在《そんざい》しています。もし、お住まいがはなれていたとしても、他市区町村でも、受け入れてくださる可能性《かのうせい》はあるそうなので、ぜひ相談《そうだん》してみてくださいね。

【連絡先】
「特別養護老人ホーム　さくらの里山科《やましな》」
〒238-0311 神奈川県横須賀市大田和5-86-1
電話：046（857）6333
FAX：046（857）7799

とはいえ、すごく遠いと家族が通いにくくなりますね。このような老人ホームが日本中あちこちにできたらいいなあ、とねがっています。

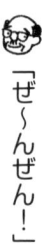

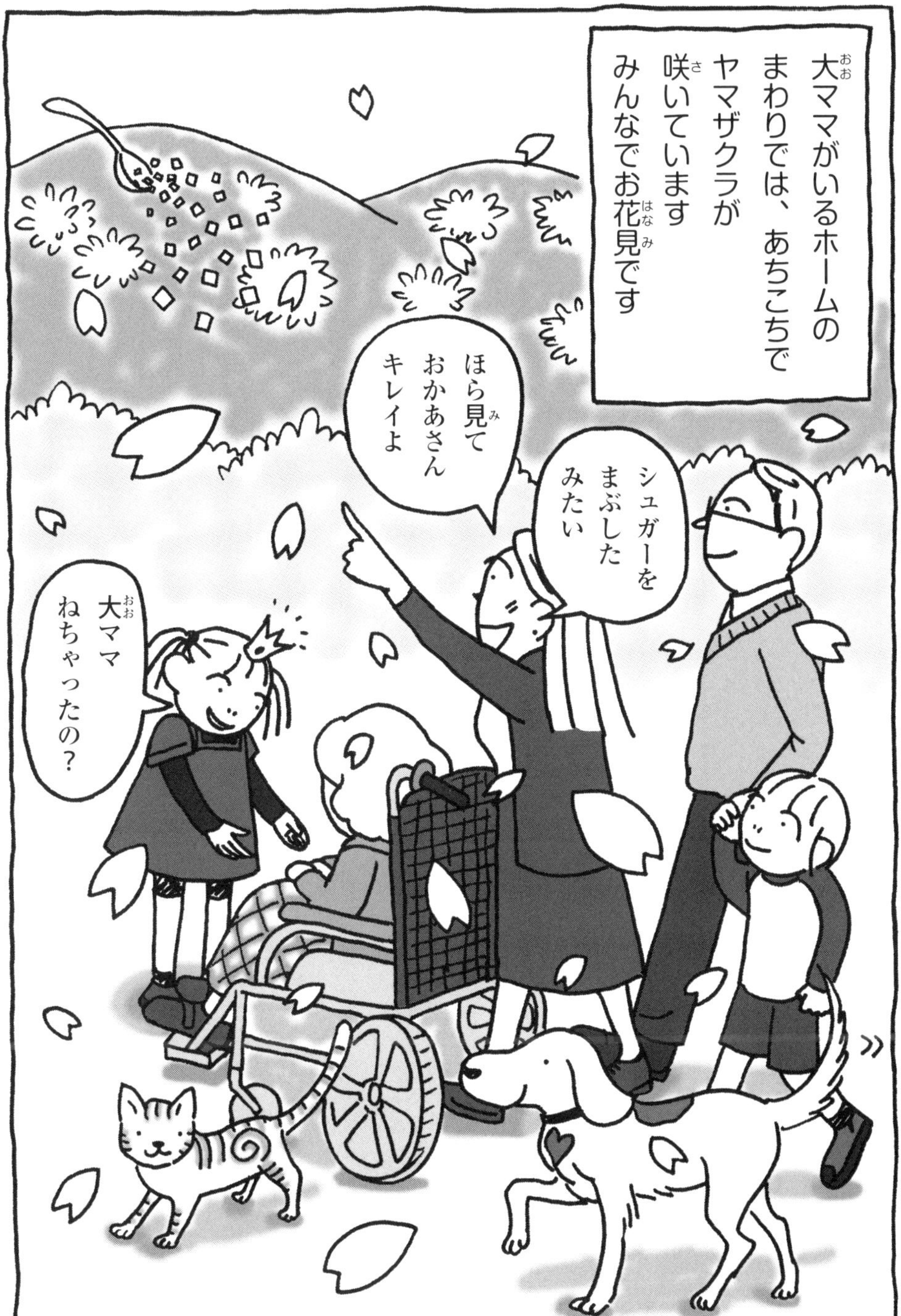
大《おお》ママがいるホームのまわりでは、あちこちでヤマザクラが咲《さ》いていますみんなでお花見《はなみ》です
ほら見《み》ておかあさんキレイよ
シュガーをまぶしたみたい
大《おお》ママねちゃったの？

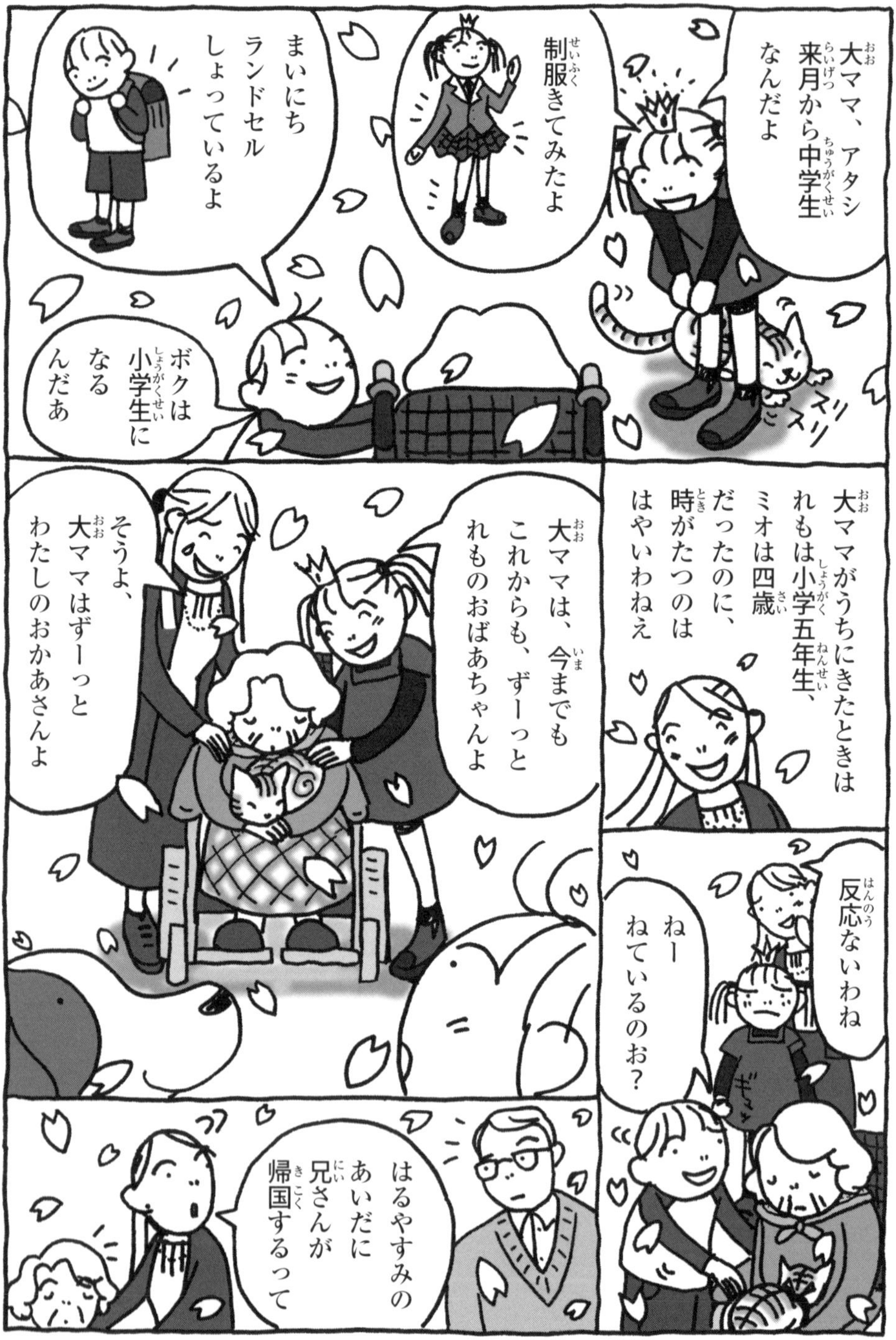
大《おお》ママ、アタシ来月《らいげつ》から中学生《ちゅうがくせい》なんだよ
スリスリ
制服《せいふく》きてみたよ
まいにちランドセルしょっているよ
ボクは小学生《しょうがくせい》になるんだあ
大《おお》ママがうちにきたときはれもは小学《しょうがく》五年生《ねんせい》、ミオは四歳《さい》だったのに、時《とき》がたつのははやいわねえ
大《おお》ママは、今《いま》までもこれからも、ずーっとれものおばあちゃんよ
そうよ、大《おお》ママはずーっとわたしのおかあさんよ
反応《はんのう》ないわね
ねーねているのお?
ギュッ
はるやすみのあいだに兄《にい》さんが帰国《きこく》するって

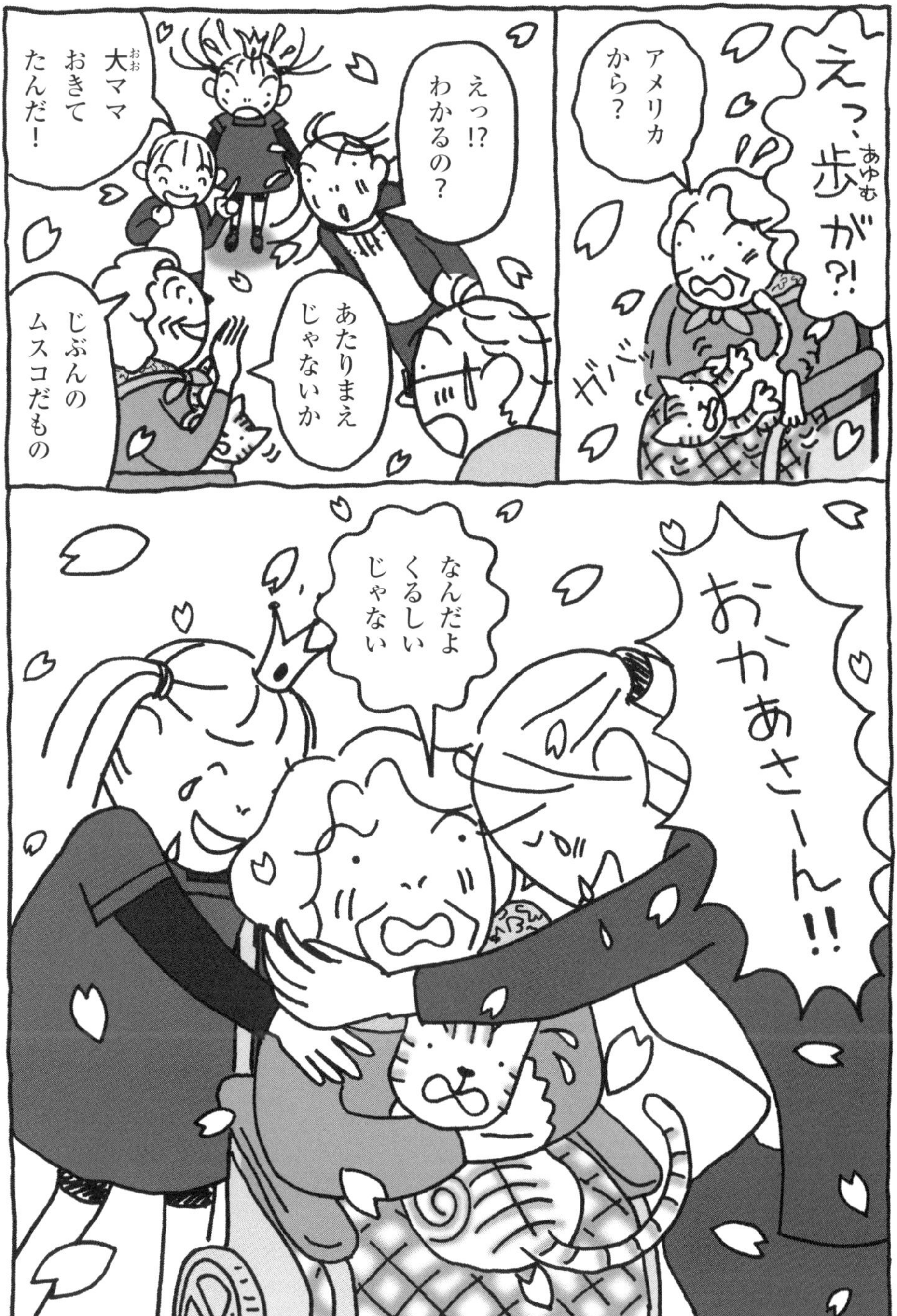
えっ、歩《あゆむ》が?!
アメリカから？
ガバッ
えっ!? わかるの？
大《おお》ママおきてたんだ！
あたりまえじゃないか
じぶんのムスコだもの
おかあさーん!!
なんだよくるしいじゃない

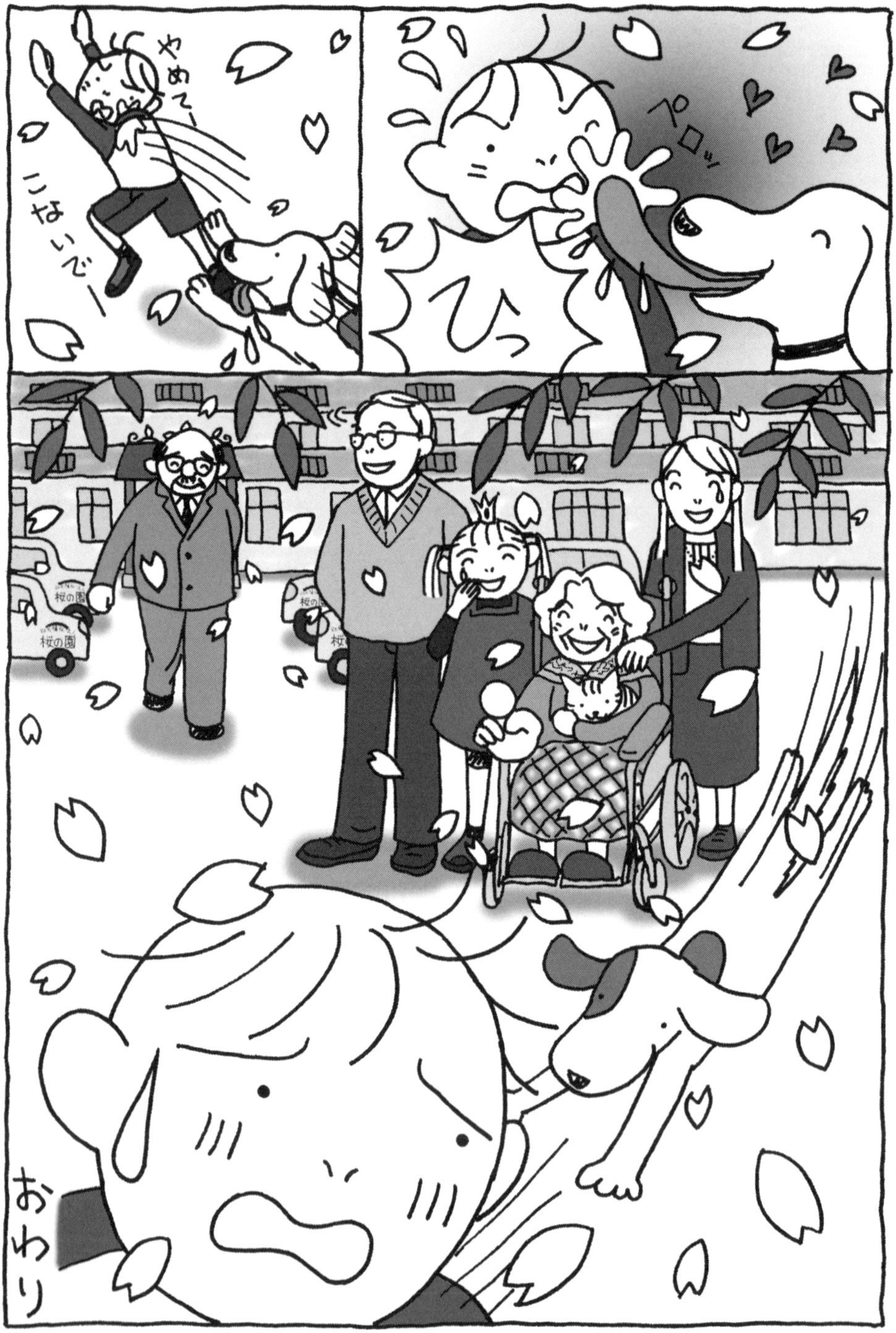
やめてー
こないでー!
ひっ
ペロッ
桜の園
おわり

解説

　著者の高橋由為子さんとの出会いは私が小学生の頃です。自然豊かな三浦半島で育った私は、山に川に海に生き物と親しむのが何より好きな一風変わった子どもでした。そんな私に興味を持っていただいたのも縁というもの。田圃で一緒に見たトウキョウサンショウウオが忘れられません。それから四半世紀がたち、ひょんなことから再会し、今回監修させていただく運びとなりました。

　我が国に少子高齢化が叫ばれてどれくらいがたつでしょうか。日本は既に12年前から人口が減少に転じています。子どもは減っているのに高齢者は増えているのです。これからは否応なしに多くの高齢者を少ない若者が支えていく社会になります。

　認知機能の低下は、程度の差こそあれ誰しも年を取れば進行します。体の他の部分と同じく、脳も老化するからです。認知症患者と健常者の違いはその速さの違いに過ぎません。認知症を発症しなかった高齢者でも、脳内には認知症の原因となる蛋白質が増えていたり、小さな脳梗塞がたくさんできていたり脳が萎縮していたりします。そもそも我々は生まれてから平均80年程度の人生を、仏教で「生老病死」というように、ひたすら老化と病、死に向かって歩き続けています。もちろん20代にかけて身体機能は頂点に達しますが、それ以降は老化により徐々に衰えていきます。老化とは何でしょうか。私は「生命の時計仕掛け」だと思っています。新しい世代に、子ども・孫たちに命を譲るため、我々の身体は不死身になれないように作られているのです。体細胞の分裂回数には限度があります。脳・神経細胞に至っては一部の例外を除いて生後しばらくすると細胞分裂は止まってしまいます。それは誰しも生まれた時から持っている「私が私であるという意識」を維持するためといわれています。「私が私であるために」脳細胞は世代交代をせず、ネットワークを増やすことで機能を拡充します。記憶も知識もこのネットワークに溜め込まれます。脳細胞は1日に

10万個死んでいると言われますが、細胞が死んでもネットワークがそれをカバーするのですぐに認知症になることはありません。高齢になるとそのカバー能力が失われて、脳細胞の特性が裏目に出てくるのです。現在日本では4種類の認知症治療薬が認可されていますが、どれも脳内物質に作用することにより進行を若干遅らせる効果に留まり根本的な治療はできません。しかし、このような生命の在り方を考えると、完全に治療することが「不老長寿の薬」を作るのと同じくらい難しいことはおわかりでしょう。逆に認知症は生命としてごく自然な過程であると考えることもできるかもしれません。

私は認知症外来を担当し、認知症の患者さん、ご家族と接してご家族の苦労を目の当たりにしてきました。認知症患者を支える家族は介護に時間をとられて仕事すら十分にできなくなり、ひどい場合は「介護離職」となる可能性もあります。また、施設を利用するにせよ、充実したケアを求めるほど高額となります。認知症患者・家族を支える社会制度は決して十分とはいえません。しかし、かつてのような経済成長が望めない現在、残念ながら大幅な社会福祉の拡充を望むのは困難です。家族は適切な社会資源を利用しつつも、今後もある程度の負担をしていかなければならないでしょう。

認知症は誰しもなる病気であり、誰しも身近に抱える可能性がある病気であるからこそ、他人ごとではないのです。高橋さんはお母様を看病された経験から、当事者にしかわからない様々な苦労や葛藤をこの物語に織り込まれています。また、小さなお子さんから大人の方まで幅広く読むことができる内容になっており、認知症患者や家族が頼る社会資源・施設についても細かく説明してありますので、できるだけ多くの方がこの本を手に取ることによって認知症について理解を深めていただき、身近な認知症を持つ方にも優しく接するきっかけとなることができれば幸いです。

菊地蔵乃介

あとがき

この本を読んで、「認知症」ってなんか大変だなあ、と感じましたか？　どうせ忘れちゃうなら、やさしくしたって意味ないよなあ、と思いましたか？

認知症の人は、すぐに忘れても、その瞬間は悲しい瞳をします。冷たくされたことは心にささります。どうせなら、お互いに楽しく、気持ちよく過ごしませんか？「ちょっと、なんでよー？」と頭にくる気持ちもわかります。だけど、やさしくしてあげてください。

私の母はアルツハイマー型認知症でした。私はひとりっ子だから、老人ホーム探しやお金の管理、膨大な書類にサインして…なんでも全部ひとりでやらなければならず、大変で必死な四年間でした。

しょっちゅうホームから呼び出され、予定も見通しもたたず、仕事も断りつづけ。ホームにいた母は、いつも「もう帰っちゃうの？」とさびしそうでした。なのに私は鬼のような形相で「また忘れちゃったの？」と言い、取り合いませんでした。どなったこともありました。

余裕がなかった、なんて言いワケです。あの時この時、もっとやさしくできたのに、話を聞いてあげればよかった、と後悔ばかり。他界して二年経った今も、です。

私のように後悔しないために、みなさんにお話ししています。認知症の祖父母、その介護に明け暮れる父母に、あるいは近所のお年寄り、街で見かけた方々に、どうか温かい気持ちで接してください。

たしかに、同じことを何度も言いつづけ、月日が経つほどに、その頻度は短くなっていきます。最初は怒り爆発、そのうち諦め、やがて開き直る。そういうもんだ〜とラクになってくるものです。がんばってください。

最後に、菊地蔵乃介さん、木村晴美さん、杉山輝恵さん、戸栗誠司さん、小田恵美子さん、岩永修一さん、かわいいデザインをしてくれたシマダチカコさん、支えつづけてくれた堀切リエさん、ありがとうございました。

二〇一七年九月　曼珠沙華を見つめて　高橋由為子

プロフィール

【作／マンガ】
高橋由為子（たかはし ゆいこ）

1958 年東京生まれ。
多摩美術大学大学院修了、O型的イラストレーター。
海を見晴らす家で、3匹の犬、夫と暮らし　無農薬の草ぼーぼー菜園主、
小脳出血サバイバー　認知症の母と悪戦苦闘の4年。
白河夜船流モノづくりがシュミ。帽子、スヌード、ぬいぐるみ、
アフリカンビーズアクセ、犬服…。
著書●
『セイリの味方スーパームーン』（偕成社）、『バリ島晴ればれ絵日記』（河出書房新社）、挿絵『コンビニ弁当16万キロの旅』（太郎次郎社エディタス）、『学校のトラブル解決シリーズ　2・5巻』（大月書店）ほか

【解説／監修】
菊地蔵乃介（きくち くらのすけ）

1981 年生まれ。神奈川県横須賀市出身。栄光学園高校卒業後、横浜市立大学医学部医学科卒業。同大学での臨床研修修了後、国立病院機構久里浜医療センター、神奈川県立精神医療センター、横浜市立みなと赤十字病院で精神科医として診療に従事し、認知症治療にも携わる。2017 年 10 月より小田急小田原線渋沢駅前で開院した青山会四十八瀬クリニック院長。精神保健指定医、日本精神神経学会認定専門医・指導医、医師会認定産業医。

本文デザイン／ DTP ●シマダチカコ

知ってる？認知症 マンガ ニンチショウ大使れも参上！

2017 年 12 月1日　第1刷印刷
2017 年 12 月1日　第1刷発行

著　者●高橋由為子
発行者●奥川　隆
発行所●子どもの未来社
〒113-0033　東京都文京区本郷 3-26-1 本郷宮田ビル4F
TEL：03-3830-0027　FAX：03-3830-0028　振替　00150-1-553485
E-mail：co-mirai@f8.dion.ne.jp　HP：http://comirai.shop12.makeshop.jp/
印刷・製本●中央精版印刷株式会社

ISBN978-4-86412-127-9　C0036